Gian Mario Migliaccio Ph.D

FORMULA
HIIT

Sport Science
A C A D E M Y

A Giulia e Nicolas

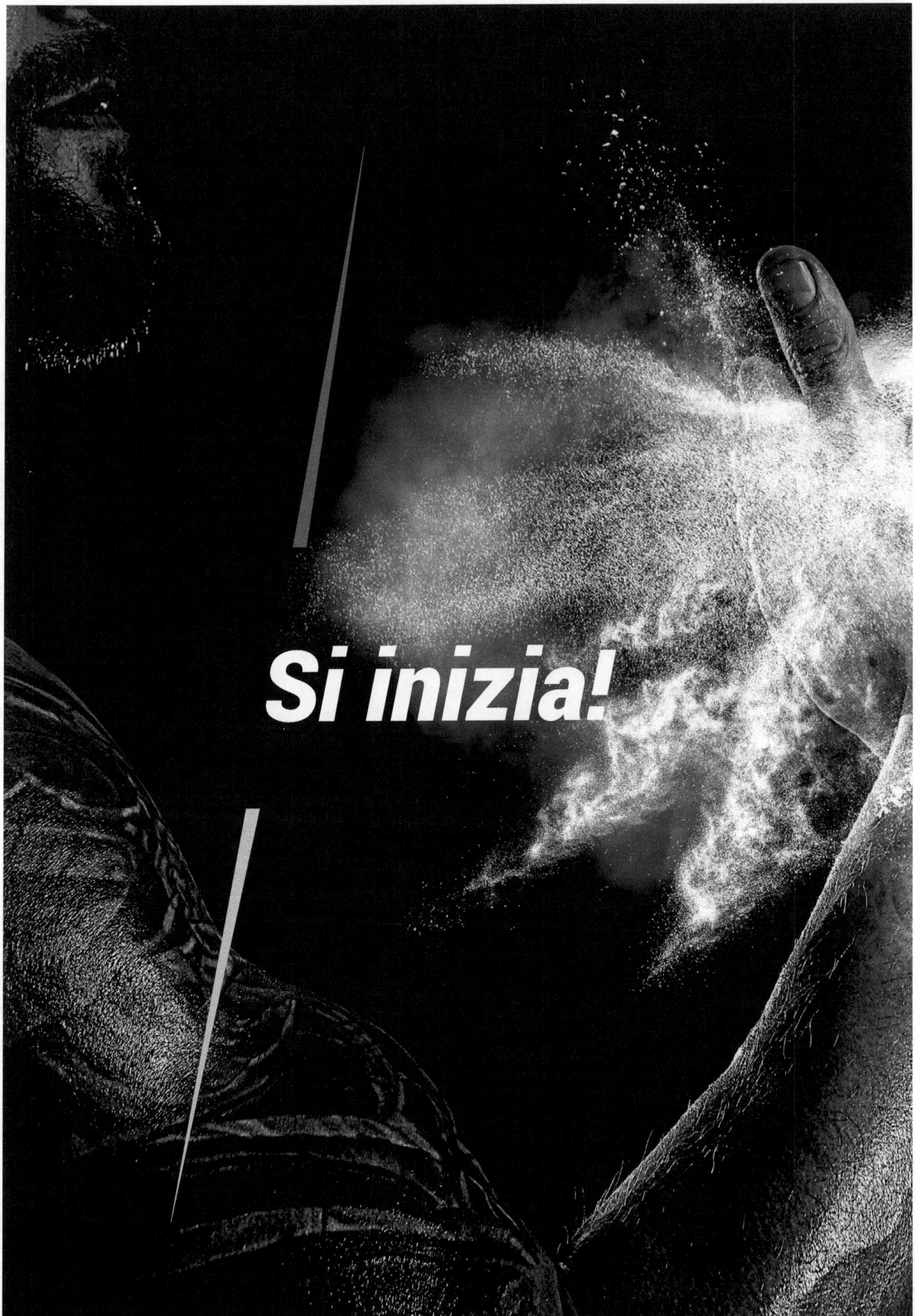
Si inizia!

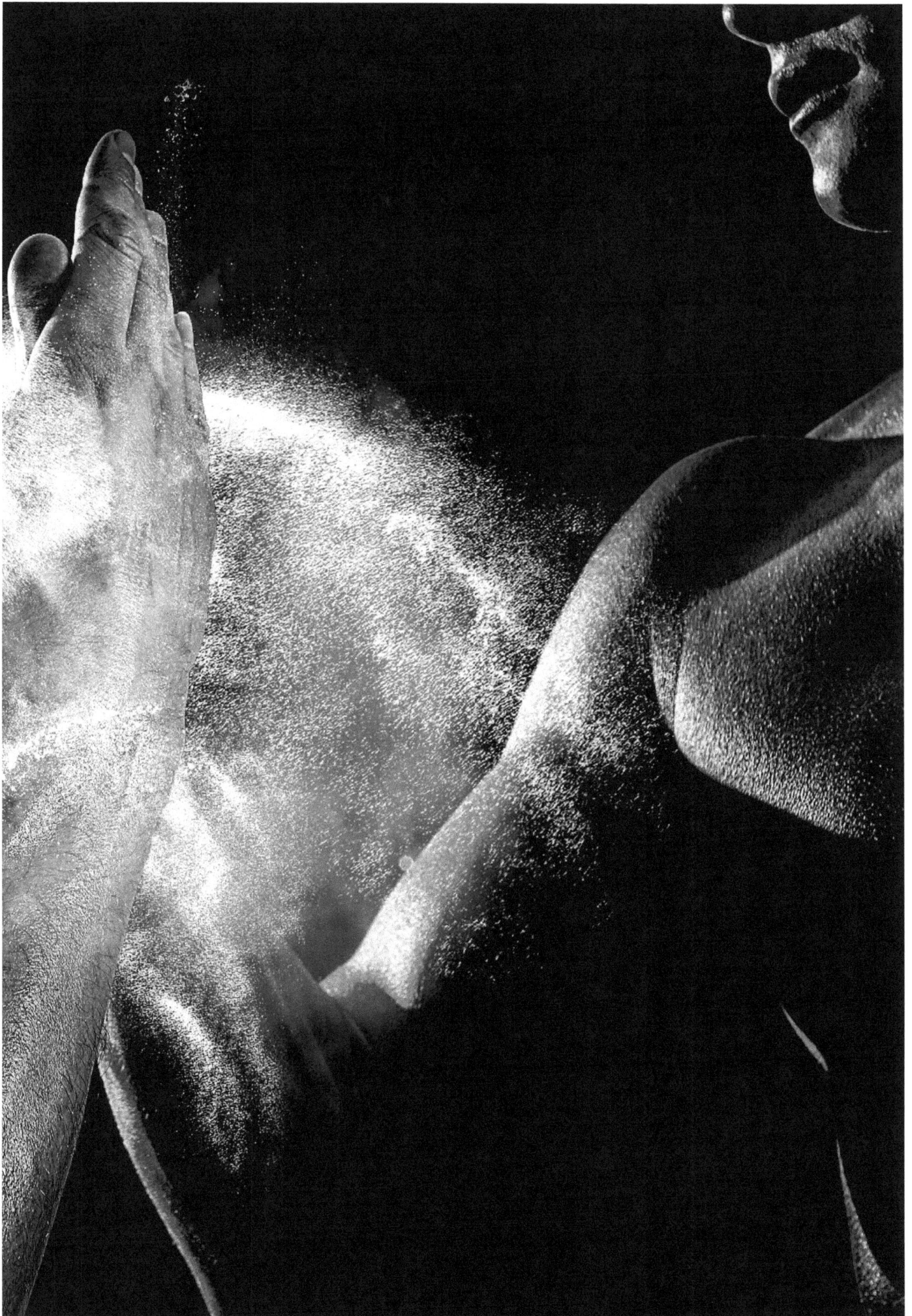

Titolo originale: "Formula HIIT"

Autore: Gian Mario Migliaccio Ph.D
Proprietà Letteraria Riservata: © 2019 Sport Science Lab S.R.L.
Linea Editoriale: Sport Science Academy
ISBN: 978-88-942463-9-1

www.formulahiit.com / www.migliaccio.it
info@sportsciencelab.it

Hanno contribuito all'edizione italiana:

Supervisione editoriale: Aldo Ballerini

Revisione scientifica: Johnny Padulo Ph.D, Giuseppe Coratella Ph.D, Luca Russo Ph.D, Antonio Buglione Ph.D, Andrea Sivieri Ph.D
Revisione medico sportiva: Dott. Gianfranco Beltrami
Revisione tecnico sportiva e nutrizione: Paolo Penso, Fabio Vedana, Giuseppe Chiapparino, Maurizio Zomparelli, Stefano Cocchi, Mauro Guenci, Mauro Covre, Paolo Pani, **Luigi Angelini**, Marco Cosso e Michele Spreghini

Influencer della *Sport Science Academy*
Franco Impellizzeri, Mike Maric, Luca Mazzucchelli, Francesco Casillo, Francesco Avaldi, Gennaro Cirillo, Massimo Omeri, Mauro Lucchetta, Fabio Nakamura, Raffaele Milia, Alessandro Viceconti, Alessio Beltrami, Fabrizio Olla

Membri della *Sport Science Academy*
Contributi tecnico sportivi e itness: Luca Riceputi, Luca Peri, Luigi Cervone, Gabriele Bagattini, Giovanni Carofiglio, Antonio Mastrolonardo, Giuseppe Spinosa, Luigi Celano, Salvatore Petrone, Riccardo Munaretto, Alessandro Brancato, Leonardo Rocca, Beppe Loria, Max Baù, Giorgio Pinna, Donato Mottura, Alberto Bianco, Ronny Olivotti, Tiziana Granara,

Alberto Lentola, Pierapolo Notaro, Daniele della Tommasina, Biagio Coppola, Stefano Gardin, Alex Baldaccini, Mauro Eduardo Schiavone, Umberto Raimondi, Riccardo Dragotti, Alessandro Canciamilla, Lorenzo Mordeglia, Antonino Micali, Giorgio Gandelli; Massimiliano Biallo, Stefano Bianchi, Alberto Bazzu

Contributi vari: Maurizio Falasconi, Vincenzino Silenzi, Giorgio Bonfigli, Alex Lombardi, Enzo Iodice, Marco Perugini, Andrea Romeo, Rosaria de Blasio, Giorgio Oliveri, Andrea Iacobino, Andrea Baldini, Alessandro Esposito, Giovanni Manigrasso, Sergio Pederzolli, Francesco Ragone, Luca Frau, Giorgia Collu, Roberto Viganò, Lorenzo Mosca, Antonio Petillo, Fabio Occhipinti, Manuel Matteo, Giulia Pedà, Luca Ottino, Manuel Favaron, Riccardo Dragotti, Ruggero Bosco, Antony Laera, Gianluca Bartoli, Andrea Delvecchio, Gilberto Rocchetti, Emanuele Palmieri, Alessandro Incandela, Luis Cioni, Carlo Bellicanta, Pietro Morici, Eros Losa, Fabio Gabbiani, Carmine Colombo, Francesco Calcagni, Andrea Bortolotti, Mattia Alberico, Dario Migliorini, Marco Armenise, Sebastian Zaccaro, Umberto Minini, Marco Grinzato, Flavia Iannicelli, Nicolò Zanetti, Nicole Villani, Davide Palermo, Giorgio Iannelli, Daniele Pirrello, Roberto Rech, **Thomas Pacher**

Foto quarta di copertina: Danilo Anedda

Immagine di copertina: ©Mike Orlov-stock.adobe.com
Immagini: ©stock.adobe.com

Progetto grafico e impaginazione Alfredo Scrivani e Laura Corda

FORMULA
HIIT

Sommario

5

5

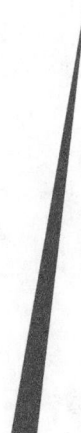

L'High Intensity Interval Training **HIIT**,
l'allenamento intervallato ad alta
intensità, è uno dei metodi
di allenamento più efficaci
e innovativi degli ultimi anni.
Per la prima volta nel 2014,
e poi nel 2018, la ACSM
(American College Sports Medicine)
ha indicato l'HIIT come il trend
di maggiore sviluppo per il futuro
dell'esercizio fisico.

È un metodo adatto sia agli amatori
che agli atleti di élite ma a tutt'oggi,
nonostante anni di studi e applicazione
in numerosi settori, non è ancora
particolarmente approfondito.

Questo libro aiuta a conoscerlo
più a fondo, per applicarlo
con maggiore consapevolezza.

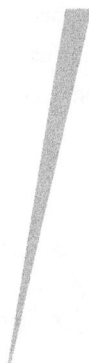

Perché questo libro?

La passione per l'esercizio fisico e per lo sport mi ha sempre accompagnato dall'età di cinque anni, quando imparai a nuotare e, unendola allo studio, mi ha portato fino al dottorato di ricerca.

Nutrire la curiosità e la scoperta delle cose nuove mi affascina, ho sempre cercato di fare qualcosa di nuovo e di diverso, soprattutto che ritenessi *utile per lo sport*. Negli anni ho avuto l'opportunità di dirigere progetti di laboratori di ricerca e partecipato a centinaia di studi scientifici internazionali nelle aree della fisiologia, della psicologia e della biomeccanica, studiando l'esercizio fisico dagli *over65* agli atleti olimpici.

Ho anche un passato di oltre quindici anni come atleta agonista e di oltre trenta di esperienza come tecnico e allenatore. Non ho la presunzione di poter insegnare a tutti, ma in questi anni mi sono fatto qualche idea di come ci si muove sul campo dello sport e di come si svolgono le attività nei laboratori.

Oggi scienza e sport sono ancora due mondi diversissimi e distanti tra loro, che parlano lingue diverse, e a volte manca un pizzico di umiltà, ognuno pensa di dover spiegare all'altro come funziona il tutto. Ho scelto di scrivere *Formula HIIT* con l'idea di fornire uno strumento per le esigenze dei professionisti che operano nel mondo dello sport, del fitness e della nutrizione, per rispondere alle domande di chi deve programmare un piano di allenamento che permetta a un atleta di raggiungere i suoi obiettivi agonistici, ma anche per rispondere alle esigenze di riabilitazione di un paziente o, più semplicemente, per migliorare il generale stato di salute.

Lo scrivo con la consapevolezza che rimarrà comunque un tassello nell'approfondimento dell'HIIT. È un libro che, nella *piramide della conoscenza scientifica*, viene identificato come "expert opinion" che rappresenta cioè l'opinione di un esperto, basata su evidenze scientifiche ma elaborata senza le modalità delle "meta analisi". [1,2]

All'apice della piramide della conoscenza abbiamo infatti le review meta-analisi (interpretazioni sistematiche di dati statistici) mentre alla base ci sono i test sugli animali; tra questi due estremi c'è tutto il resto, studi basati sempre su dati scientifici ma con un valore diverso.

Questo libro non si posiziona quindi all'interno della piramide della conoscenza per rappresentare un nuovo contributo scientifico, ma è un'ampia e commentata

Quality of Evidence

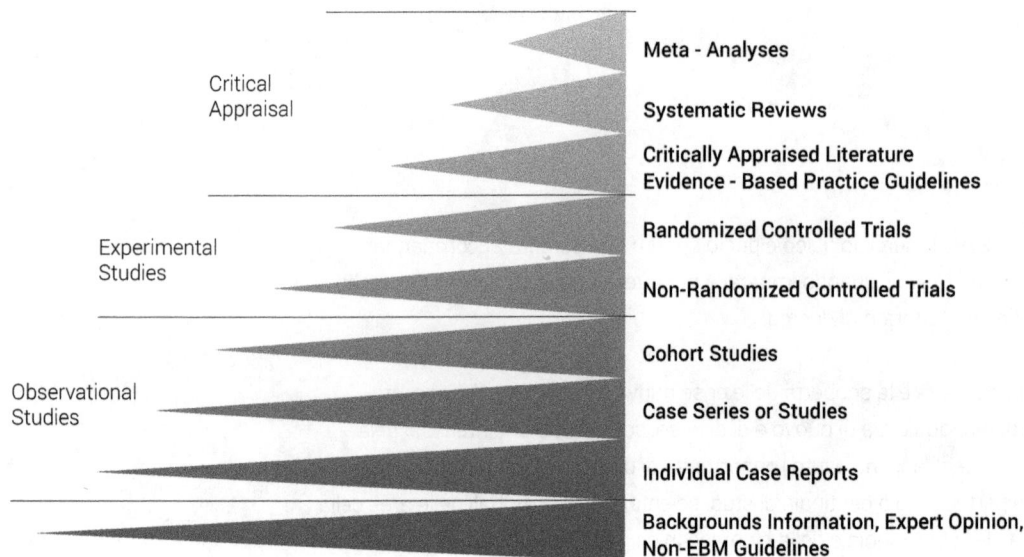

La piramide della conoscenza

selezione di studi che ho messo a punto dopo circa 10 anni di ricerche, discussioni, esperienze e confronti con colleghi e atleti, sia sul campo che in laboratorio.

Questo è un passaggio importante che diverrà chiaro proseguendo nella lettura: nell'applicare il *tuo* protocollo HIIT dovrai valutare il peso scientifico di ogni elemento, il margine di errore e l'influenza dell'opinione dell'autore. Nulla di quello che leggerai dovrà quindi essere preso come "verità assoluta" da usare con il copia/incolla.

"Non hai veramente capito qualcosa fino a quando non sei in grado di spiegarlo a tua nonna"

L'obiettivo che mi sono proposto con Formula HIIT è condurti passo passo nel nuovo mondo EBT (Evidence Based Training), allenamento basato sulle evidenze scientifiche che ti farà compiere un salto di qualità nelle competenze, proiettandoti a livelli di conoscenza internazionali, e che svilupperà al massimo il tuo potenziale.

Con questo libro avrai infatti l'accesso alle stesse informazioni note ai più grandi e aggiornati allenatori professionisti, di Londra, Los Angeles, Mosca, Sydney, anche Roma o Milano. La tua nuova gara basata sull'allenamento HIIT partirà così sulla stessa linea di tutti gli altri, ovunque nel mondo.

Qui non troverai tabelle già pronte per ogni contesto. Questa modalità non esiste nel mondo EBT, perché l'allenamento basato sull'evidenza impone di partire da dati scientifici, scegliere la metodologia più idonea non solo al raggiungimento dell'obiettivo da cogliere, ma anche nel rispetto delle singole esigenze dell'atleta: quando si parla di dose-risposta si parla sempre di risposte individuali.

Ogni argomento è svolto in modo semplice e comprensibile, mantenendo però il contenuto scientifico, ed è corredato con grafici, icone e disegni esplicativi che ti consentiranno di ottenere una chiara visione d'insieme fin dalla prima lettura. In aiuto ci sono anche i box, che sono di tre tipi: quelli degli approfondimenti, se vorrai leggere ulteriori dettagli sul tema trattato; quelli dei suggerimenti per l'applicazione del metodo sul campo; quelli che approfondiscono i concetti trattati nel testo.

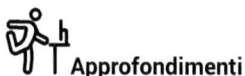

Ricerca **Approfondimenti** Pratica

"Non hai veramente capito qualcosa fino a quando non sei in grado di spiegarlo a tua nonna". Nel mio lavoro di divulgatore mi ha sempre ispirato questa frase di Albert Einstein, e su questo concetto ho costruito il mio progetto Sport Science Academy, che in poco più di due anni, con più mille video divulgativi, ha raggiunto oltre tre milioni di persone, coinvolgendo oltre 200 mila follower solo in Italia.

L'idea di rendere facile un concetto difficile la condivido pienamente, e mi ritengo un *ambasciatore moderno* perché se una persona vuole acquisire una grande conoscenza non deve incontrare alcuna barriera difficile da superare. Per questo ho scritto Formula HIIT per renderlo chiaro fin dalla prima lettura, cosa che mi auguro, e ti consiglio di tenerlo a portata di mano, di leggere e rileggere anche dopo qualche mese gli argomenti che ti interessano di più, e di farne un pensiero tuo.

Anche se alcuni passaggi che oggi non ti potrebbero colpire, o interessare, potrebbero essere importanti per risolvere alcuni tuoi dubbi nel futuro.

In questo libro ti spiegherò tutto quello che ho ritenuto utile tra le innumerevoli informazioni sull'HIIT. Il risultato di oltre cento anni di applicazione nel campo e nella ricerca, e la descrizione di tante prove e anche degli errori che molti hanno compiuto, in modo che tu li possa evitare. Ti racconterò perché è nato e in base a quali specifiche esigenze, e arriverai a ragionare sul motivo che ha portato l'allenatore, e poi il ricercatore, a sviluppare un protocollo con una manipolazione precisa dei vari parametri e capirai come si è arrivati ai risultati.

Troverai, inoltre, numerosi approfondimenti, concetti importanti da tenere in mente, e preziosi suggerimenti risultati dalla più avanzata ricerca scientifica, ma ho scelto di non usare, se non in minima parte, i complessi grafici delle analisi statistiche. Non mancano comunque tutti i riferimenti bibliografici, che ti permetteranno di approfondire l'argomento che più ti interessa.
Grazie a questo percorso ti aiuterò a ragionare in ottica EBT per arrivare alla definizione del metodo più utile al tuo contesto e adatto alla tua specifica esigenza.

"Formula HIIT è basato su dati scientifici che dimostrano come raggiungere gli adattamenti fisiologici che ti consentiranno di ottenere una grande differenza nella prestazione, per lungo tempo."

"Formula HIIT ti fornisce gli strumenti per programmare il tuo allenamento sugli adattamenti centrali, periferici o neuromuscolari, per la massima prestazione, nello sport, nel fitness e nella salute."

Formula HIIT è basato su dati scientifici che hanno dimostrato come ottenere gli adattamenti fisiologici, ovvero le trasformazioni croniche all'organismo del tuo atleta che consentiranno di ottenere una grande differenza nella prestazione per lungo tempo.

Arriverai a ragionare su come orientare il tuo allenamento sugli adattamenti centrali, periferici o neuromuscolari, e infine sarai in grado di inserire l'HIIT in una programmazione finalizzata al raggiungimento della massima prestazione, per lo sport, per il fitness e anche per la salute.

Nella sezione finale ti lascerò la "formula", una serie di tracce di riferimento, testata migliaia di volte, che ti consentiranno di realizzare il tuo personale modello EBT basato sugli studi scientifici che avremmo visto precedentemente, modificando la metodologia in base alla tua sensibilità ed esperienza.

Con le tracce della *formula* riuscirai a capire se sei in un'area prettamente aerobica, anaerobica o neuromuscolare, oppure se stai ricercando adattamenti di tipo centrale periferico o altro, o se stai intervenendo sui metabolismi energetici oppure sulle variazioni muscolo-scheletriche. Capirai, quindi, a quale intensità, e con quale durata, potrai ottenere una migliore efficienza cardiovascolare qualsiasi sia lo sport di tuo interesse.

Saprai quale "stanchezza" ti consentirà di lavorare sul miglioramento della produzione lattacida in sala pesi o in canoa o sul tatami. Saprai a quale ritmo potrai lavorare per migliorare le prestazioni per poi salire sul ring, su una mountain bike o su un windsurf.

L'HIIT è un mezzo per migliorare il tuo organismo, qualunque sia il tuo sport.

Grazie alla formula avrai così la certezza di andare verso una direzione precisa, magari diversa da quella virtualmente migliore, ma con la consapevolezza che la strada migliore non esiste. Tu però sarai in grado di creare per primo, come uno sciatore sulla neve fresca, il percorso più opportuno, veloce ed efficace.

Sbaglierai? Sicuramente. Così come ho sbagliato io nel passato e sbaglierò ancora nel futuro. Ma lo farai con la consapevolezza di sapere che il tuo obiettivo non è di applicare uno studio scientifico pedissequamente, ma di ragionare sulla *tua* soluzione, che sarà tanto più accurata quanto più si avvicinerà al modello dello studio scientifico di riferimento.

Devi sapere che passare da un laboratorio di ricerca ad una condizione più comunemente detta *da campo*, che sia una pista, una piscina, una palestra, è una trasformazione che aggiunge una serie di variabili e quindi può portare a degli errori, ma l'importante è sapere che ci possono essere e riconoscerli, così da evitare che i risultati siano fuori dal nostro controllo.

Formula HIIT ti darà quindi la consapevolezza di poter applicare l'HIIT, basato su evidenze scientifiche ma trasformato alle esigenze di campo, con tutte le opportunità e le incertezze che questa trasformazione comprende.

Nella stesura di questa prima edizione di Formula HIIT mi sono avvalso della collaborazione di tanti professionisti che fanno parte della Sport Science Academy.

Questo libro è distribuito in tutto il mondo in numerose lingue, ed è costantemente arricchito dall'esperienza di tante culture sportive, molto differenti tra loro.

A corredo di questo libro c'è infatti un sito, costantemente aggiornato (www.formulahiit.com), dal quale potrai scaricare aggiornamenti, schemi, tabelle, contenuti multimediali e tanto altro prezioso materiale proveniente dai feedback che otterremo dai professionisti che lavoreranno con noi da tutto il mondo, tecnici che parteciperanno alle presentazioni, ai seminari e ai corsi online di Formula HIIT.

Gian Mario Migliaccio
Dottore di ricerca

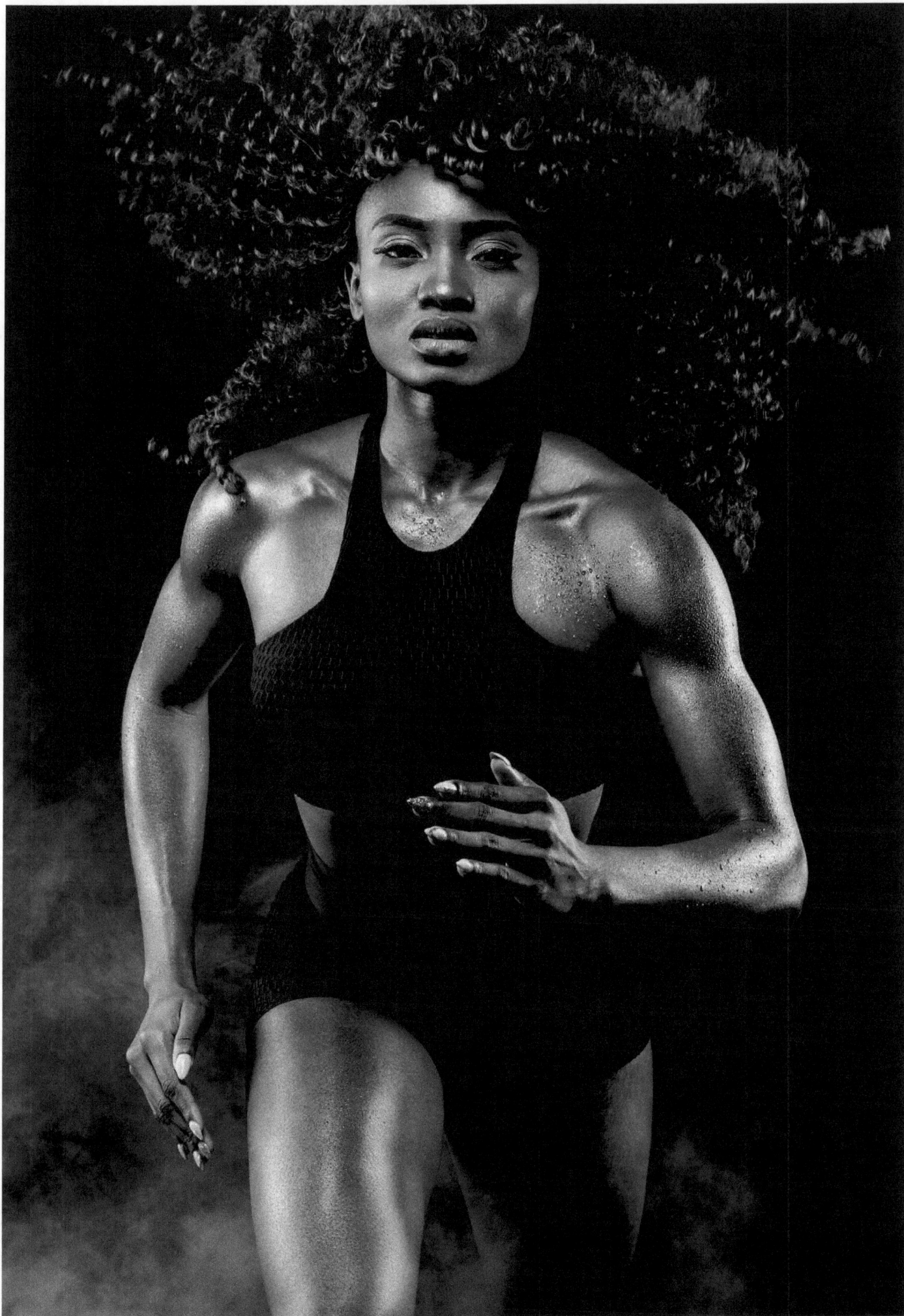

1 Introduzione all'HIIT

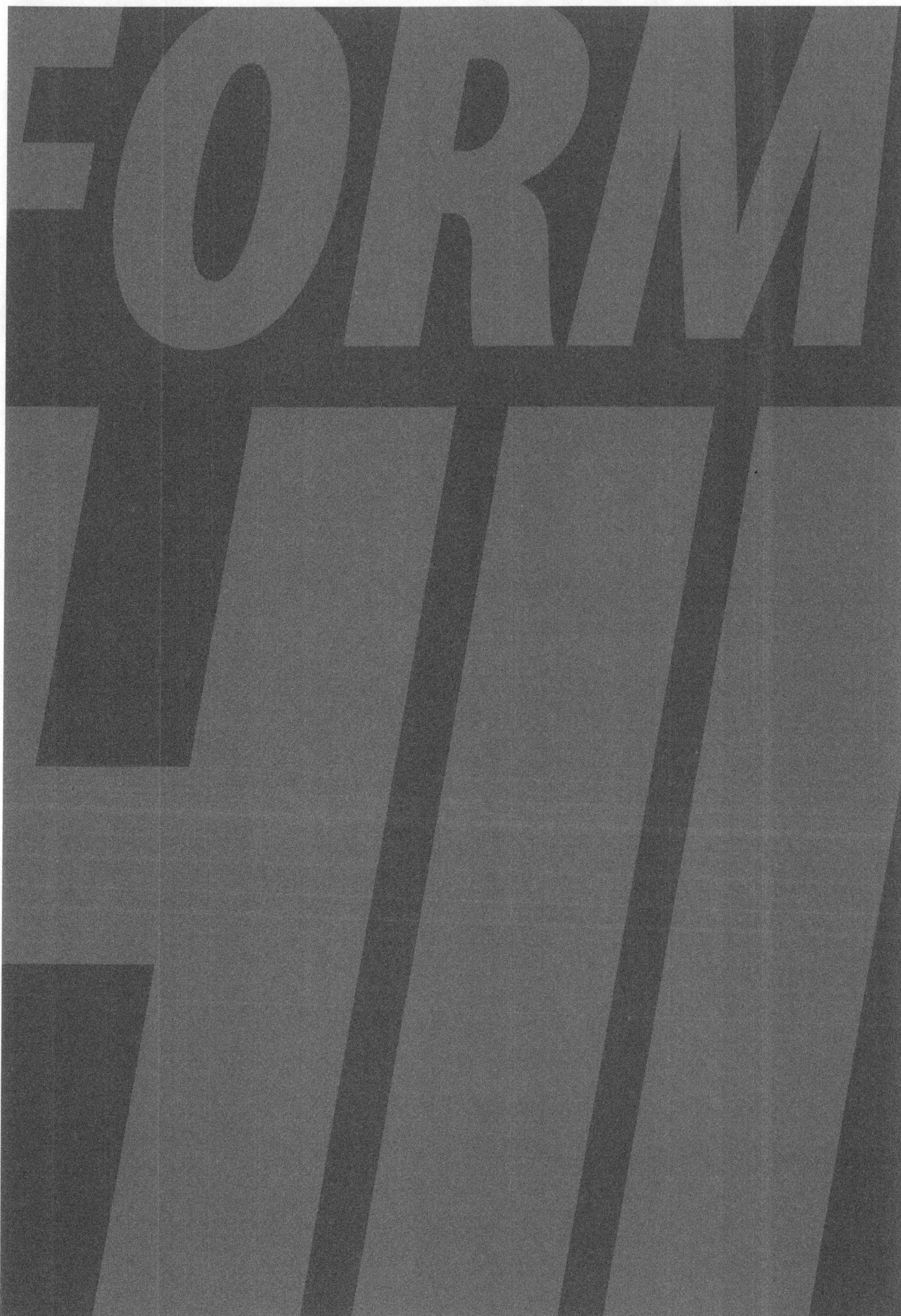

FORM

Evoluzione dell'HIIT

Oggi lo sviluppo tecnologico ci permette di vivere in un mondo molto evoluto, ma in realtà siamo ancora uomini delle caverne. È vero che in milioni di anni ci sono state numerose variazioni genetiche legate anche all'ambiente, che ci hanno trasformato in quello che siamo oggi, ma quanto siamo cambiati dalla preistoria?

Ci dobbiamo porre una domanda: l'atleta di oggi vive nel genoma della sua reale evoluzione? Forse. Forse perché se confrontiamo il genoma dell'Homo sapiens con quello dell'atleta che ha vinto le ultime Olimpiadi vediamo infatti che le differenze sono minime, se non inesistenti, mentre l'ambiente nel quale oggi si vive e ci si allena è completamente trasformato rispetto a quello inospitale dei nostri antenati.

Per salvarsi dai predatori, per procurarsi il cibo o per trovarsi un riparo, l'Homo sapiens era costretto a percorrere distanze di oltre 15 chilometri al giorno a varie intensità, camminando in pianura, correndo in collina o tra le rocce, arrampicandosi sugli alberi, superando dossi, fiumi, ruscelli. Il cibo non era sempre garantito, né variato, e altrettanto si può dire del recupero e del sonno, periodi di allerta costante si alternavano infatti ad altri passati in grotta per nascondersi o per proteggersi.

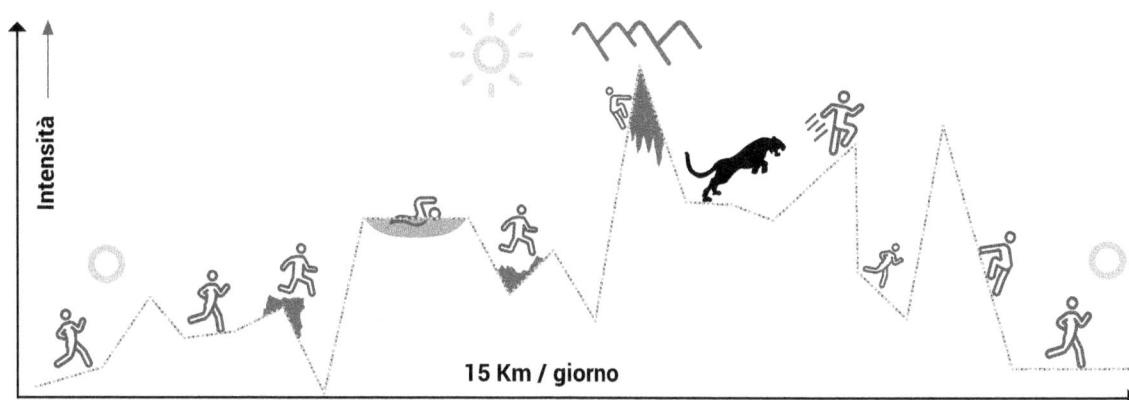

Intensità · **15 Km / giorno**

L'uomo del nostro passato ha quindi vissuto una vita atletica e intervallata. L'uomo moderno, invece, quello che negli ultimi anni, migliaia di anni, ha iniziato a competere anche in forme che si avvicinano allo spirito olimpico dei giorni nostri, ha solo messo in pratica l'esigenza di confrontarsi non più per il mantenimento di se stesso e della specie, ma per puro agonismo e competizione. [1]

Una vita intervallata
A differenza dell'uomo dei giorni nostri il dispendio calorico dell'Homo sapiens era molto più alto con una vita attiva ed intervallata.

Possiamo pensare di essere moderni, possiamo pensare di aver raggiunto alti livelli nella ricerca scientifica, nei metodi di allenamento, nella nutrizione, ma la verità è che viviamo a tutt'oggi nel *contenitore* Homo sapiens.

Numerosi studi che hanno affrontato questo aspetto ci hanno messo nella condizione di capire che mentre i cambiamenti genetici avvengono molto lentamente, le nostre abitudini alimentari e l'attività fisica di tutti i giorni hanno subito dei cambiamenti molto rapidi nel giro di pochi secoli, in particolare negli ultimi 50, 60 anni.

Quando parliamo di atleti dobbiamo infatti considerare che le esigenze competitive non possono essere tanto diverse dai suoi metodi di allenamento, e che una sola seduta nell'arco della giornata non può essere fondamentale ai fini della prestazione: la nostra vita moderna differisce nelle intere 24 ore dalla vita dell'Homo sapiens, un allenamento quindi non sposta nulla.

Siamo quindi degli uomini moderni imprigionati in un contenitore vecchio di 200.000 anni.

Anche il cambiamento dello stile di vita condiziona positivamente o meno lo sviluppo fisiologico e psicologico, in questa visione è giusto pensare che l'atleta di oggi, pur se avvolto da tecnologia, tessuti leggeri e idrodinamici, scarpe ultralight e quant'altro è comunque geneticamente identico all'Homo sapiens.

I nostri antenati vivevano prevalentemente in condizioni di moderata ipossia, che vuol dire bassa pressione dell'ossigeno, mediamente ad altitudini tra i 1000 e i 2000 metri, con una alimentazione giornaliera che, oltre a non essere costante e abbondante, era più limitata in apporto di carboidrati rispetto a quanto è il normale fabbisogno energetico dell'uomo dei paesi moderni. [4]

Solo recentemente la ricerca scientifica applicata all'atleta è andata a focalizzarsi nelle aree di sviluppo che riguardano le condizioni di ipossia, considerando l'allenamento ad alta quota, e con digiuno intermittente. Vivere in un corpo nato per una vita diversa da quella che facciamo oggi crea anche dei fraintendimenti. Per esempio, è ampiamente dimostrato che i carboidrati sono fondamentali per il raggiungimento di ottime prestazioni, soprattutto negli sport ad alta intensità, ma i nostri antenati non ne facevano largo uso.

Alcuni ricercatori hanno infatti riportato che l'uomo di Neanderthal del Belgio aveva un apporto calorico differente dai tempi moderni più alto in proteine 19/35%, basso in carboidrati 22/40% con il grasso compreso tra il 28 ed il 58%. Alcune popolazioni, sempre alla stessa datazione ma presenti in Spagna, non sembra avessero la carne nella propria dieta. [5, 6]

È stato dimostrato che alcune caratteristiche molecolari sono più efficaci quando l'apporto di carboidrati non è particolarmente alto. [7, 8, 9] ed è stata validata la stretta relazione tra le aree motorie e le aree cognitive, confermando l'ipotesi che l'attività fisica ha aiutato anche la capacità di ragionamento dei nostri antenati e la conseguente evoluzione tecnologica. [6, 7, 8]

Ragionando su queste considerazioni dobbiamo riflettere che non esiste una dieta miracolosa, e nemmeno una tabella di allenamento miracolosa, per questo dobbiamo imparare a capire, atleta per atleta, quali sono le soluzioni più efficaci.

Quale nutrizione potrebbe darci i migliori risultati?

L'Homo sapiens del passato aveva quindi la necessità di poter correre ad alte velocità sia nei giorni in cui aveva fatto dei pasti abbondanti, sia quando aveva affrontato dei lunghi digiuni.

Un ulteriore aspetto importante riguarda i momenti di riposo. Gran parte dei tecnici e degli allenatori dedicano attenzione esclusivamente alle ore in cui l'atleta è sottoposto ai precisi regimi di lavoro calcolati per l'allenamento, ma gli scienziati ritengono che se dobbiamo rispondere all'esigenza dell'atleta moderno, e promuovere gli adattamenti fisiologici specifici, dobbiamo considerare il suo genoma anche nei momenti in cui egli non si allena, e prevedere sempre un minimo livello di intensità, evitando cioè di passare molte ore seduti o sdraiati. [3]

Cosa avviene quindi a un corpo geneticamente evoluto che passa a una vita intervallata e movimentata decisamente diversa da quella dei tempi moderni? La dissonanza tra quello che viviamo e il nostro contenitore è alla base di quella che viene chiamata *ipotesi mismatch*[4] che viene usata per spiegare numerose patologie dei tempi moderni: ci ammaliamo perché viviamo diversamente da quello che è il risultato della nostra evoluzione.

Il corpo umano è predisposto per mantenere l'*omeostasi*, soprattutto quando immagazzina energia sotto forma di grasso. Questo tratto funge da base per l'ipotesi del "gene risparmiatore", ovvero l'idea che "le condizioni di carestia durante lo sviluppo evolutivo umano sono naturalmente selezionate per le persone i cui corpi sono efficienti nell'uso delle calorie del cibo". [1]. Pertanto, seguendo questa ipotesi, coloro che consumano un elevato quantitativo di calorie potrebbero immagazzinare l'energia extra come accumulo di grasso, dal quale attingere in tempi di fame.

Tuttavia, il moderno essere umano si è evoluto in un mondo con stile di vita più sedentario, con una sempre crescente disponibilità di cibi pronti, perdendo così questa opportunità. Questa teoria comunque, seppur non smentita totalmente, non è ancora supportata da evidenze scientifiche, mentre più recentemente nuovi studi hanno avanzato l'ipotesi che il rischio di obesità sia un effetto collaterale della selezione di qualche altro tratto, come la capacità dell'organismo di produrre calore, o che sia la conseguenza di una mutazione

Ricerca

Ipotesi mismatch
La mancata corrispondenza evolutiva , nota anche come teoria della mancata corrispondenza o trappola evolutiva, è un concetto di biologia che si riferisce a tratti evoluti che in passato erano vantaggiosi ma che sono diventati disadattivi a causa dei cambiamenti nell'ambiente. Questo può avvenire in esseri umani e animali ed è spesso attribuito a rapidi cambiamenti ambientali. [10]

Approfondimenti

Omeostasi
L'omeostasi è la condizione d'equilibrio interno degli organismi che deve mantenersi anche al variare delle condizioni esterne attraverso meccanismi autoregolanti. L'omeostasi è una caratteristica che è propria di tutti gli esseri viventi. Il principale centro di controllo è rappresentato dal sistema nervoso centrale, che determina il tipo di risposta più appropriata tra quella endocrina, immunitaria e così via.

casuale nei geni che controllano i limiti superiori del peso corporeo. [12, 13]

È un dato di fatto che le persone ormai vivono e lavorano sempre più in una posizione seduta e inattiva, e meno attività fisica significa meno calorie bruciate. Le diete per l'uomo sono cambiate considerevolmente nel corso degli ultimi diecimila anni dall'avvento dell'agricoltura, con sempre più alimenti trasformati che, mancando di valore nutrizionale, portano a consumare più sodio, zucchero e grassi.

Questi cibi ipercalorici e disadattivi, carenti di sostanze nutritive, fanno sì che le persone assumano più calorie di quelle che bruciano. Il fast food, combinato con una diminuzione dell'attività fisica, porta il metabolismo, che un tempo avvantaggiava i nostri antenati, a funzionare ora *contro* di noi, favorendo sovrappeso ed obesità.

L'obesità è uno dei fattori di rischio che porta alla "sindrome metabolica", associata anche ad altri problemi di salute, inclusa l'insulino-resistenza, condizione che si verifica quando il corpo non risponde più alla secrezione di insulina, non consentendo ai livelli di glucosio nel sangue di abbassarsi, il che può portare al diabete di tipo 2. [14]

Quando ci alleniamo ad alta intensità andiamo a ricercare una energia immediatamente disponibile, questa energia arriva evidentemente dall'apporto nutrizionale che noi abbiamo messo in atto per rispondere a questa esigenza.

Extra consumo calorico giornaliero

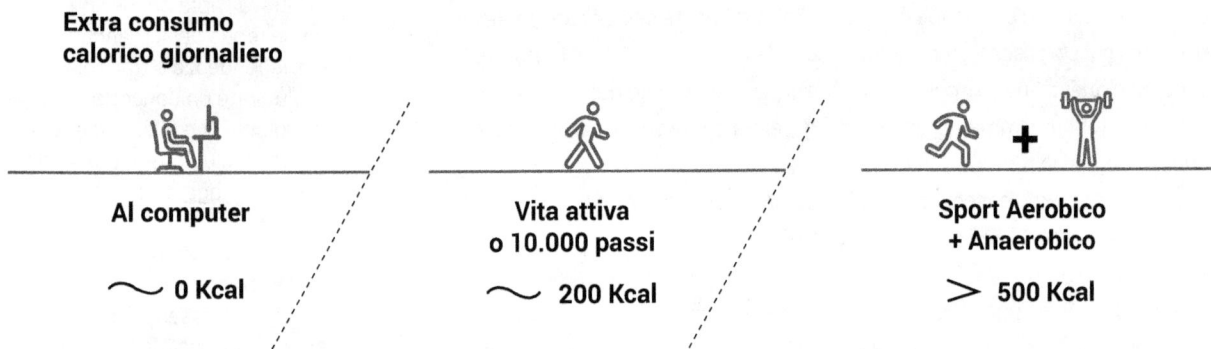

Al computer	**Vita attiva o 10.000 passi**	**Sport Aerobico + Anaerobico**
∼ 0 Kcal	∼ 200 Kcal	> 500 Kcal

Vita attiva e sedentaria
Una persona che dorme 8 ore, lavora al computer 8 ore e svolge relax 8 ore non aggiungerà alcun extra consumo calorico alla giornata. Ma se la vita diventa più attiva il consumo diventa progressivo.

Quale energia è necessaria per l'HIIT?

L'HIIT non si differenzia dalle altre modalità di esercizio fisico nelle esigenze di richiesta energetica, attivando i nostri sistemi energetici. Chiamati anche *metabolismi energetici*, sono la via metabolica attraverso la quale il muscolo scheletrico riesce a ricavare energia per l'attività fisica, rispondendo allo stimolo del sistema nervoso centrale.

Possiamo dividerli in due forme:

- Metabolismo aerobico, che fornisce l'energia con la presenza di ossigeno (O_2). Si divide in *aerobico glicolitico* con l'utilizzo di substrati energetici provenienti prevalentemente dai carboidrati (piruvato) e *aerobico lipolitico* che utilizza prevalentemente i grassi.

● Metabolismo anaerobico, che fornisce energia senza l'immediata necessità di ossigeno. Si divide in *anaerobico alattacido* (o sistema dei fosfageni o della fosfocreatina), e *anaerobico lattacido* (o sistema anaerobico glicolitico). Qualunque sia il metabolismo energetico attivato in quell'istante, esso concorre alla produzione della molecola di ATP, adenosina trifosfato. L'ATP è una fonte di energia immediata per l'attività muscolare.

Approfondimenti

Il sistema anaerobico alattacido

Detto anche sistema dei fosfageni o sistema ATP-CP, è attivato in ogni inizio attività, anche non intensa. In caso di massima intensità tende ad esaurirsi progressivamente verso i 10 secondi, impiegando l'ATP immagazzinato e la fosfocreatina come substrati energetici. Quello che succede è che la molecola di ATP viene decomposta dall'enzima creatina chinasi per diventare adenosina difosfato (ADP). Tutte le attività che richiedono forza, balzi o sprint sono basate su questo meccanismo ma anche attività intra-gara, come fuga o contropiede, sono possibili grazie anche all'efficienza di questo meccanismo.

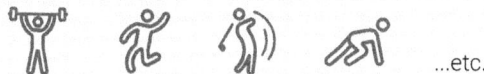

...etc.

Il sistema anaerobico lattacido

Detto anche *glicolisi anaerobica*, è attivato in attività intense fino a circa quattro minuti, impiegando i carboidrati depositati nel muscolo, sotto forma di glicogeno muscolare, con la produzione di piruvato che, in condizioni di alte intensità, verrà trasformato in lattato e ioni idrogeno.

È alla base della prestazione negli sport ciclici con sforzi massimali entro i due minuti e di tutti gli sport aciclici, o di situazione, che hanno fasi intense separate da recuperi molto brevi per periodi fino a 5/6 minuti.

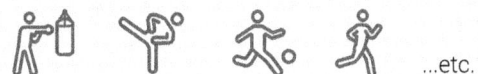

...etc.

Il sistema aerobico glicolitico

Interviene durante prestazioni in steady state (andatura costante) di una durata fino a circa 40 minuti, che dipende dall'allenamento dell'atleta, risultando in continuità tra il sistema anaerobico lattacido e quello aerobico lipolitico. In questo caso il muscolo genera energia impiegando primariamente il piruvato (proveniente dalla glicolisi), che viene utilizzato dal ciclo TCA (dell'acido citrico o ciclo di Krebs). È impegnato per attività ad intensità submassimale, tendenzialmente alla soglia del lattato, ovvero a quella intensità dove la produzione e lo smaltimento di lattato si equivalgono.

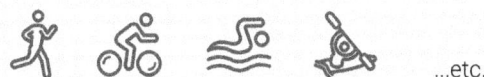

...etc.

Il sistema aerobico lipolitico

Il sistema aerobico lipolitico è fondamentale nelle prestazioni prolungate, di durata maggiore di 40 minuti, dove rappresenta il metabolismo energetico prevalente. È prevalente ma non unico, perché parallelo a quello anaerobico lattacido, impiegando quindi non solo acidi grassi per produrre energia, cioè ATP. È predominante nelle attività di lunga durata come la maratona, il nuoto in acque libere, il triathlon e gli sport di ultra endurance, ma è la principale fonte energetica anche nel camminare, dormire o guardare la TV.

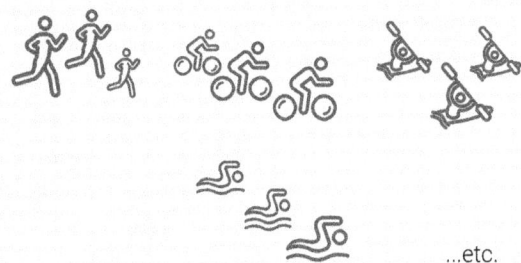

...etc.

Inizia il viaggio

È più importante il viaggio o la destinazione? Molte volte consideriamo l'allenamento come una somma di ripetizioni cicliche o meno da fare quotidianamente, settimanalmente o mensilmente, e non ci preoccupiamo più di tanto di cosa succederà a destinazione.

Questo è un *viaggio*: sappiamo cosa prendere prima di partire, cosa prevedere per il tragitto, come calcolare i rifornimenti da fare.

Nello sport è molto più importante invece, concentrarsi sulla destinazione. Perché significa ripensare, ripensare, e riscrivere più volte quello che normalmente siamo abituati a pensare in funzione dell'allenamento. Ci dobbiamo chiedere: *cosa succederà quando sarò arrivato a destinazione? Come mi sentirò nel corpo e nella mente? Sarò soddisfatto del risultato? Potrò ambire a nuove prestazioni?*

Non importa se son stato scrupoloso nella preparazione, avrò fatto il pieno, gonfiato i pneumatici, pulito il parabrezza più volte e scelto il percorso meno trafficato. Quello è solo il viaggio, occorre guardare oltre.

Guardare oltre, alla destinazione, significa disegnare il nostro allenamento pensando non solo alla componente fisiologica ma anche a quella motivazionale, a volte trascurata nello sport e leggermente più valorizzata nel fitness.

Che cosa motiva un atleta ad arrivare a destinazione? E cosa motiva un atleta ad arrivarci in quel giorno esatto, in quell'orario, in quella determinata condizione?

La differenza tra il viaggio e la destinazione è nell'approccio, significa riuscire a disegnare un percorso che ci consentirà di ottenere determinati risultati adottando quelle strategie e quelle metodologie che garantiscono la migliore efficacia in termini di dose-risposta.

Ci dobbiamo porre questa domanda: *siamo sicuri che l'allenamento di oggi ci consentirà di arrivare a destinazione nei tempi e nei modi che vorremmo?*

Nel capitolo precedente abbiamo visto come nell'evoluzione dell'uomo il nostro contenitore non sia tutto sommato cambiato negli ultimi 200.000 anni; la posizione dell'uomo a stazione eretta è stata adottata circa 2,5 milioni di anni fa dall'Homo erectus, [15] l'Homo sapiens è emerso sulla soglia dell'età della pietra circa 300.000 anni prima di Cristo.

Si è stimato che gli uomini del paleolitico camminavano mediamente per 15 chilometri al giorno da 1 a 4 volte alla settimana, sempre in maniera variata. Il cacciatore primitivo invece aveva adottato azioni quotidiane in funzione della strategia di caccia legate a periodi di lunghe percorrenze, fino a 24 chilometri, unite a lunghi appostamenti in posizione di riposo e attacchi rapidi per sottomettere l'avversario o la preda. [16]

In pratica l'uomo dell'antichità difficilmente svolgeva la sua attività primaria con movimenti prevalentemente aerobici e continui. Era molto probabile che dovesse stimolare caratteristiche di corsa sprint accompagnata da recuperi attivi e passivi. Aveva un modello di vita che, in sostanza, è oggi riprodotto nei sistemi di allenamento intermittente, ai quali si è giunti perché le attività basate sul solo cammino continuo a bassa o moderata intensità per 30 o 60 minuti non riflettono un naturale modello di contrazione e decontrazione fisiologica, si è quindi riscontrato che non sembrano corrispondere ad attività che portano un effettivo guadagno funzionale. [3]

La destinazione del nostro antenato era sopravvivere, ogni sua azione l'ha compiuta verso quella direzione e possiamo ringraziarlo. Ma oggi qual è la nostra destinazione?

Una storia di ricerca, di campo e viceversa

L'HIIT è tutt'oggi tra i principali trend mondiali delle aree Sport Science & Medicine. Non c'è Congresso o Rivista che non tratti anche gli effetti dell'allenamento HIIT in qualsiasi area della biologia. Allo stesso tempo non esiste palestra o piscina dove, in forme diverse, non si stia applicando una forma di allenamento intervallato ad alta intensità.

L'HIIT però, soprattutto per chi lo sta conoscendo solo in questi anni, non è una moda ma una progressiva ricerca del miglioramento dove, come in una perfetta staffetta, le esperienze di campo lasciano il passo agli studi in laboratorio, per poi utilizzare nuovamente i risultati nei metodi di allenamento. Un processo virtuoso che vede oggi, alla scrittura di questo libro, un puzzle composto da centinaia o migliaia di pezzi non sempre di facile collocazione.

Tutto nasce alla fine del 1800 con atleti, allenatori e poi ricercatori sempre più focalizzati nel capire questo nuovo "metodo ad intervalli". Tra le tantissime esperienze, note ed evidenze che in oltre cento anni hanno fatto questo pezzo di storia, ho selezionato quelle che ho ritenuto più interessanti, ma ti invito ad approfondire seguendo i testi e le ricerche che ti segnalo alla fine del libro, nelle referenze.

TABELLA ACSM 2018

1. HIIT High Intensity Interval Training

2. Wearable Sport Device

3. Group Training

Trend HIIT
L'allenamento intervallato ad alta intensità è denominato, nel mondo, HIIT. In questi anni è balzato nei trend più innovativi e discussi ed inserito nelle classifiche di tendenza dell'American College Sports Medicine.

1800

La storia moderna riporta degli aneddoti in cui si parla di metodologie molto vicine agli allenamenti intervallati, proposti sia negli ambienti militari che sportivi. Si narra che il Comandante Michael Andreas Barclay de Tolly tenesse in esercizio le sue truppe per la campagna di Russia del 1812 con lunghe camminate combinate a mezzo miglio percorso alla massima velocità, sia prima di colazione che dopo cena.

1850

Verso la metà del 1800 alcune influenze arrivarono dagli allenatori americani Dean Cronwell, Lawson Robertson e Mike Murphy, che proponevano sessioni con parti alla massima velocità alternate e pause di recupero. Oggi non è nulla di nuovo, ma allora fu una pratica in forte controtendenza rispetto ai metodi abitualmente applicati; iniziò così a diffondersi la cultura dell'allenamento "frazionato" anche Oltreoceano. Erano gli albori dell'allenamento intervallato, con proposte basate più sull'istinto che sulla consapevolezza dell'azione dose-risposta focalizzata all'effetto desiderato. [17, 18]

1902

L'atleta Joe Binks attribuì i meriti del suo unico allenamento settimanale di 30 minuti a un lavoro ad intervallo con 5 o 6 ripetute da 110 yards, circa 100 metri, alla massima velocità con un'ultima ripetuta da 220 o 330 yards.

1912

Da questo periodo l'allenamento intervallato inizia a diventare particolarmente interessante. È infatti da attribuire all'allenatore Lauri Pihkala il "metodo finlandese", più orientato al raggiungimento di precisi risultati grazie al cosiddetto "concetto dell'onda" o "ondulatorio". Il suo metodo prevedeva di correre da 4 a 5 volte distanze comprese tra i 100 e i 200 metri, con pause tra i 10 e i 20 minuti, solitamente di recupero passivo. Il suo atleta di maggior successo fu Hannes Kolehmainen che vinse, stabilendo il record mondiale, sia i 5000 che i 10.000 metri alle Olimpiadi di Stoccolma, la gara di cross sui 12.000 metri e la Maratona di Anversa nel 1920.

L'allenatore Lauri Pihkala può essere considerato il primo, o tra i primi, a riconoscere l'efficacia dell'interval training, e a individuarne le caratteristiche:
- Era adatto a mezzofondisti e fondisti;
- Era composto da periodi brevi intensi seguiti da periodi lunghi di recupero;
- Consentiva un incremento progressivo sia della qualità che della quantità dell'allenamento

1920

Nel 1920 lo studioso tedesco Krummel iniziò a indagare sulle differenze tra forza ed endurance, tra stimolo continuo e intervallato, ipotizzando che era possibile acquisire resistenza endurance anche con allenamenti sulle brevi distanze. Sempre in quell'anno l'atleta Paavo Nuurmi, allenato da Pihkala, fu probabilmente il primo che basò la sua completa preparazione sugli allenamenti intervallati ad alta intensità: eseguiva fino a sei ripetute da 400 metri in 60" a una velocità di 24 chilometri orari, seguite da un periodo di corsa lenta.

Ancora nel 1920 Il medico e fisiologo Archibald Vivian Hill studiò le differenze tra i meccanismi energetici aerobici e anaerobici, ipotizzando un limite massimo per l'assorbimento dell'ossigeno dovuto alla capacità dei sistemi circolatori e respiratori (ciò che oggi indichiamo con VO_2max). Hill definì le terminologie "massimo consumo di ossigeno" e "stato stazionario nell'esercizio", lo *steady state*. Gli studi sugli adattamenti fisiologici e sull'esercizio fisico gli valsero il premio Nobel per la medicina nel 1922, insieme al biochimico tedesco Otto Meyerhof. [19, 20]

1930

Il cardiologo tedesco Herbert Reindell utilizzò dei protocolli basati su sprint intervallati da pause di riposo nei pazienti con ipertrofia cardiaca, dimostrando un aumento della gittata cardiaca e del consumo di ossigeno.

1936

Sulla base degli studi di Reindell l'allenatore tedesco di Friburgo, Woldemar Gerschller applicò un sistema di interval training, denominato "friburgese", con sessioni che alternavano corse di breve e lunga durata alternate da intervalli controllati. Utilizzò questa metodologia per l'allenamento di Rudolf Waldemar Harbig, che nel 1939 riuscì a battere il record del mondo sia dei 400 che degli 800 metri. Gershller si focalizzò principalmente sul periodo di recupero anziché sull'esercizio, lasciando raggiungere il picco più alto della frequenza cardiaca (basata a 180 bpm) e monitorando il recupero fino al raggiungimento di 120 bpm per la ripartenza. Questo allenamento si basava quindi su un'intuitiva forma di "carico interno" e non sul tempo definito dal cronografo. [21, 22]

1937

Nasce in Svezia il Fartlek, che vuol dire "gioco di velocità". È una tecnica di allenamento introdotta dall'allenatore svedese Gösta Holmer, che la mise a punto ricercando nuove strade per portare i suoi atleti a vincere nelle competizioni di corsa campestre.
Il Fartlek è una strategia di allenamento che alterna periodi a intensità costante, steady state, con altri anche ad alta intensità. Questa combinazione di modalità consente l'utilizzo integrato dei sistemi energetici sia aerobici che anaerobici. La differenza tra questo tipo di allenamento ad intervalli e lo steady state consiste nel fatto che l'intensità dell'esercizio subisce variazioni periodiche e costanti nel tempo (proprio come fosse un gioco), alternando il sistema aerobico e anaerobico, anticipando così ciò che accadrà con l'HIIT. C'è da segnalare che il Fartlek adottava i periodi di recupero in forma attiva e non passiva.

1956

Emil Zatopek, un corridore campione olimpico, oro a Helsinki nel 1952, nei 5000 metri, nei 10.000 metri e nella maratona, iniziò ad applicare l'interval training influenzato dall'ungherese, Klement Kerssenbrock. Definì la "velocità critica", calcolandola sull'85% del suo personale sui 10.000, e la utilizzò poi per ripetere 100 x 400 metri ogni giorno, separati da 200 metri di recupero a bassa intensità. [23]

1959

Il primo articolo scientifico che descrisse l'interval training è da attribuire Reindell & Roskamm, che lo pubblicarono grazie alle esperienze maturate sul campo anche con l'osservazione dei risultati di atleti come Zatopek. Ulteriori studi furono poi pubblicati negli anni seguenti sempre da Reindell, Roskamm e Gerschller.

1960

Oløf Astrand contribuì alla conoscenza dell'interval training con la pubblicazione di uno studio dove veniva calcolata una velocità intermedia tra quella critica e quella al VO_2max (circa 90-95% del VO_2max). Il protocollo prevedeva un'ora di lavoro intermittente su un cicloergometro con periodi di riposo di 30", 1, 2 o 3 minuti. Durante lo sforzo furono calcolati il massimo consumo di ossigeno, la ventilazione polmonare totale, il numero totale di battiti cardiaci e la concentrazione di lattato nel sangue. Lo studio dimostrò che uno sforzo massimale intervallato da brevi periodi di riposo (della durata di 30" o 1 min), si trasforma in un carico submassimale sulla circolazione e sulla respirazione, ed è perfettamente tollerato dall'atleta. Con periodi intensi più lunghi (della durata di 2 o 3 minuti) la produttività del lavoro si avvicina al limite massimo delle prestazioni, quello che si raggiunge con il massimo sforzo. [24]

1960

Alla fine degli anni Sessanta, il gruppo di ricerca americano di Edward Fox studiò gli effetti dell'allenamento intervallato con recuperi attivi, comparandolo con quello in steady state. L'osservazione di Fox, nata da esigenze di allenamento militare, dimostrò che un periodo di recupero al 60% della velocità al VO_2max migliorava le prestazioni. Questo risultato era attribuito a un più lento accumulo di acido lattico, e al conseguente ritardo nell'insorgere della fatica, ma anche a un parziale recupero delle riserve di fosfageni, che consentiva di eseguire un ulteriore lavoro ad alta intensità. Le intensità erano però maggiori ed efficaci se il recupero era di tipo passivo.

1980

Sebastian Coe, atleta britannico allenato dal padre Peter, è probabilmente il primo caso di allenamento "evidence based". Già allora non era un segreto che tutti gli allenamenti (che portarono Sebastian a stabilire dodici record mondiali e due ori Olimpici nell'80 e nell'84) furono ispirati dalla ricerca scientifica. Non solo si parlava di interval training, ma anche di forza e potenza neuromuscolare.

1996

Lo studio sulle velocità, grazie anche alla progressiva evoluzione tecnologica, consentì agli scienziati di indagare sempre più a fondo la relazione tra la velocità e il VO_2max, in questo periodo ci fu la pubblicazione di numerosi studi e review di riferimento. [25]

Uno di questi, nel 1996, porta la forma del Professor Izumi Tabata, e nacque con l'obiettivo di analizzare nuovi sistemi di allenamento per migliorare il condizionamento anaerobico e aerobico degli atleti del pattinaggio su ghiaccio. Il team di Tabata mise a confronto due diversi protocolli sul cicloergometro: il primo in steady state a frequenza costante (70% VO_2max per 60 minuti); il secondo intermittente, della durata totale di 4 minuti, che comprendeva fasi sovramassimali (circa il 170% del VO_2max) di 20 secondi, alternate a un periodo di riposo passivo di 10 secondi, il tutto ripetuto fino ad 8 cicli senza interruzioni. Il gruppo che svolse lo steady state ottenne un aumento sensibile del VO_2max (10% circa) ma nessun beneficio sul miglioramento della capacità anaerobica. L'altro gruppo, che sperimentò il protocollo più intenso, chiamato poi negli anni con il cognome del Professore, "Il Tabata", ottenne un incremento del 14% del VO_2max e un incremento del 28% della capacità anaerobica. [26]

2018

Nel corso degli anni 2000 l'incremento del numero delle pubblicazioni su PubMed relative all' High Intensity Interval Training è salito in modo esponenziale, portando l'American College of Sports Medicine, ACSM, a definire l'HIIT il Trend Topic di tendenza nel campo del Fitness Mondiale nel 2014 e nel 2018, scavalcando di oltre 20 posizioni la classifica precedente, e rimanendo nella top List fino all'edizione inclusa in questo libro (2019) dove è tuttora al 3° posto. [27, 28]

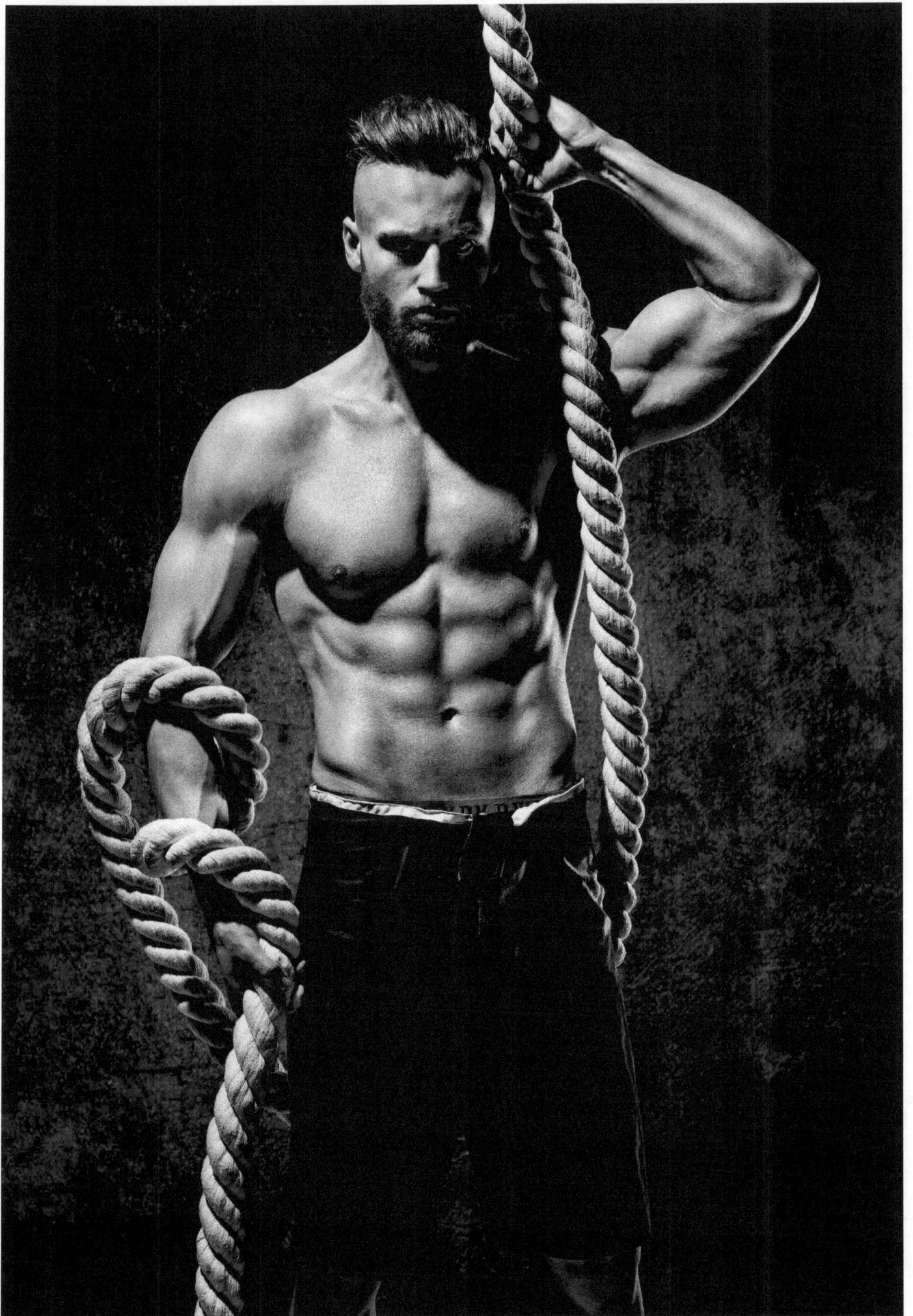

2

L'HIIT
in 30 domande

Le risposte sull'allenamento HIIT

1 Cos'è un allenamento "intervallato"?

L'allenamento intervallato ad alta intensità (high intensity interval training: HIIT) alterna periodi di intenso esercizio fisico a periodi di recupero, completo o parziale. Per gli effetti che comporta alle prestazioni e agli adattamenti fisiologici viene spesso confrontato con l'allenamento continuo ad intensità moderata (moderate-intensity continuous training: MICT).

L'HIIT è definito un protocollo a *basso volume*, e ciò significa non stabilire più il proprio allenamento in ore o chilometri ma focalizzarsi sull'intensità, per esempio lavorare 10 minuti ad alte intensità, in 15 minuti nella *red-zone* (sforzo ad alta intensità), oppure arrivare a bruciare 600 kcal.

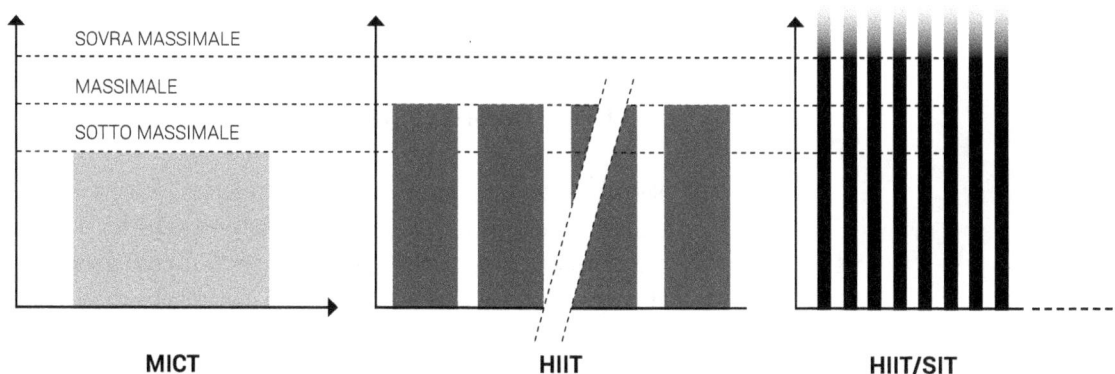

SOVRA MASSIMALE
MASSIMALE
SOTTO MASSIMALE

MICT   HIIT   HIIT/SIT

L'allenamento intervallato ad alta intensità è diventato un caso di successo in tempi rapidi, anche se nel 99% dei casi non sono noti i contenuti scientifici. Nonostante questo i praticanti non hanno avvertito l'esigenza di approfondire l'argomento. Perché? Semplice: l'HIIT è motivante.

Nell'evoluzione dei programmi di allenamento degli ultimi cento anni una grande attenzione è stata volta alle metodiche, valutando i carichi, le ripetizioni, le serie, i recuperi. Sono state assegnate tabelle precise fin nel minimo dettaglio, e monitorate con strumenti di valutazione sofisticati, che però non sono utili a dare una risposta a ogni domanda. Neanche l'HIIT consente di rispondere a tutte le domande, ma limita l'incertezza, e offre una via più chiara da seguire restringendo le opzioni disponibili ed eliminando le strade non più efficaci.

⬥ Approfondimenti

La red-zone

L'allenamento HIIT ha dimostrato di essere efficace quando gli atleti rimangono per almeno 15 minuti nell'area definita *red-zone*, che è compresa tra il 90 e il 100% del VO_2max. Nel calcolo dello sforzo speso nella red-zone non andrebbero inclusi i periodi di recupero attivo o le prime 2-3 ripetizioni del set, poiché, considerata la cinetica del VO_2, non si è ancora raggiunta la fascia superiore al 90%. [29]
C'è però una semplificazione: nella standardizzazione della terminologia e della ricerca per HIIT si intende l'attività con "intensità minima vicina al massimo" ovvero tra l'80 e il 100% della massima intensità, riferita al VO_2max. [30]

VO_2max

Il VO_2max è il massimo consumo di ossigeno, ovvero la quantità massima di O_2 che può essere captata, trasportata e utilizzata dall'organismo, e rappresenta la capacità di un individuo di produrre e utilizzare l'energia generata dal sistema ossidativo aerobico. Il VO_2max viene utilizzato nei laboratori di ricerca come indicatore del carico interno, e può rappresentare l'efficienza del sistema cardiocircolatorio di un individuo.

2 L'HIIT favorisce l'attività fisica?

Nella letteratura tecnica le linee guida sull'esercizio fisico sono innumerevoli e complete, e riescono a dare le risposte ad ogni esigenza, o patologia, con una solida base di evidenze scientifiche. Se la popolazione mondiale sfruttasse davvero l'esercizio fisico come medicina probabilmente non aumenterebbe l'aspettativa di vita, oltre la sua genetica, ma senza dubbio la qualità. Allora perché oltre l'80% della popolazione mondiale non segue queste raccomandazioni? Perché gli effetti dell'inattività sono a lungo termine, e andrebbero prevenuti con una serie di abitudini corrette, perché sono proprio quelle che permettono di compiere un salto di qualità, non esiste la bacchetta magica. [31,32]

In questo anche i professionisti dello sport dovrebbero interrogarsi: *"Perché, e per chi, facciamo questa professione?"*. Qual è la visione che ispira un personal trainer, un allenatore, un preparatore quando pensa al suo atleta? Punta davvero al risultato finale, che sia il migliore possibile, prevenendo anche precoci abbandoni nelle fasi giovanili?
E qual è il nostro ruolo? Cercare il campione costi quel che costi, spremendo le masse di piccoli atleti/soldati (sempre più ridotte) o scoprirlo tra migliaia di atleti motivati, in salute e soddisfatti della loro vita? Siamo noi che dobbiamo chiedercelo, e quindi scegliere la strada più idonea.

L'HIIT consente di aiutarci in questa via perché unendo il tempo (ridotto), le intensità (alte), le risposte adrenergiche soprattutto di adrenalina (alte) ci consente di avere un ottimo alleato per mantenere le persone in attività e vedere i risultati passo dopo passo.

Sfruttare quindi l'HIIT anche per favorire l'attività fisica è possibile. Ma non semplice.
Vedremo nei prossimi capitoli quanto la competenza e la prevenzione medica siano due pilastri insostituibili, per ora il messaggio è "sì, possiamo farlo".
Poi vedremo come.

3 L'HIIT è per velocisti o per fondisti?

È sbagliato chiedersi se l'HIIT sia adatto ai velocisti o ai fondisti: lo è per entrambi. Tra le due categorie cambiano ovviamente gli obiettivi primari, ma non si deve estremizzare la preparazione. Se un velocista si concentrerà sulla prestazione nella singola gara, seguirà un programma di allenamento che valorizza l'aspetto neuromuscolare, alattacido e lattacido, trascurando la contribuzione aerobica. L'obiettivo è corretto, ma attenzione: non basta concentrarsi sulla singola prestazione, perché una fatica massimale, come può essere quella che si affronta nella velocità o nella pesistica, si manifesta in pochi secondi ma si recupera in ore, a volte in alcuni giorni. Se l'atleta non ha adeguati adattamenti aerobici, non avrà mai un veloce e buon recupero, e non riuscirà mantenere il suo alto livello nelle successive prestazioni.
Quindi, tornando al velocista, se egli pensa di non avere necessità dei vantaggi del VO_2 si ritroverà in una situazione in cui i suoi tempi di recupero rimarranno sempre alti, eventualità che diventa particolarmente importante negli sport dove tra eliminatorie, semifinali e finali è necessario ripetere in brevi periodi almeno tre prove.

Viceversa, se un fondista pensa di non aver bisogno della velocità si troverà a soffrire nelle partenze, a reagire in ritardo nelle fughe o nei contropiedi, a cedere nelle fasi finali nei testa a testa. Nelle discipline olimpiche, anche di resistenza, la situazione è ancor più critica: la prestazione si basa su intensità superiori all'85% del massimo consumo di ossigeno, e mantenere un ritmo di questo livello richiede atleti resistenti alla fatica intensa, quella che stimola un significativo metabolismo anaerobico. [34]
In questi casi così estremizzati questi atleti si troverebbero quindi in una situazione svantaggiosa: sia i velocisti, sia i fondisti sarebbero completamente disallenati, sia negli aspetti neuromuscolari che metabolici. [36, 37, 38]

La soluzione è facile: entrambe le tipologie di atleti dovrebbero mantenere una visione più completa degli adattamenti, senza escludere a priori quelli che, apparentemente, non fanno parte del proprio modello di prestazione. Una cosa sono infatti i requisiti di gara, un'altra i prerequisiti di gara, che si riflettono nell'allenamento, ed è qui che assume importanza l'HIIT.
Il velocista ha una ragione in più per curare gli adattamenti aerobici: se non

Approfondimenti

Le catecolamine
Le catecolamine, adrenalina e noradrenalina, sono due ormoni secreti dallo strato midollare del surrene e da alcune terminazioni nervose. Si attivano quando le intensità dell'attività fisica sono elevate (oltre l'85% del VO_2max) per una reazione di difesa dell'organismo chiamata "fight or flight", ovvero combatti o scappa. Questa reazione, innata, ci consente di reagire ad uno stato di pericolo preparando l'organismo ad uno sforzo psicofisico in tempi rapidi. L'attività delle catecolamine aumenta:
- il battito cardiaco, il flusso di sangue ai muscoli e l'efficienza della respirazione;
- l'uso dei substrati energetici muscolari;
- l'efficacia della rimozione dei cataboliti;
- l'apporto energetico agli organi vitali e all'apparato muscolo scheletrico;
- il ripristino delle riserve energetiche.

preparato in questo aspetto non avrà mai un recupero completo, e in questo stato svolgerà ogni allenamento a una ridotta percentuale delle sue possibilità. Se egli prosegue con questo meccanismo potrebbe arrivare al sovrallenamento temporaneo (overreaching non funzionale), e se perdura potrebbe entrare in overtraining. Da quel momento la sua stagione finisce, ed entra in un'area che è di competenza medica.

Ricerca

Tipologia delle fibre muscolari

La semplice catalogazione delle fibre muscolari, bianche o rosse, è ormai superata. Recenti biopsie eseguite su atleti hanno dimostrato che la prima tipologia si è man mano evoluta in una innumerevole sottogamma di sfumature. Nelle più recenti pubblicazioni scientifiche si è arrivati identificarne ben sette tipi di fibre muscolari, che oltre a fornire all'atleta un'ampia potenzialità di predominanza genetiche, offre la possibilità di allenare le fibre "miste" per migliorare le prestazioni nelle diverse azioni dinamiche. [33]
E allora perché chi è fondista non è veloce? Il più delle volte la causa non è genetica, perché semplicemente, a parità di patrimonio, alcuni atleti non si sono allenati per quelle caratteristiche.

Approfondimenti

Overtraining

L'overtraining è una fase dagli effetti disastrosi, non solo nello sport ma anche nella vita. Porta a un'alterata percezione della fatica e ad altalenanti stati dell'umore, della concentrazione, del sonno, dell'appetito. Problemi che causano difficoltà anche nella sfera sociale, con familiari e amici. Si raggiunge dopo tre fasi ben distinte, che si possono raggiungere se si trascurano i sintomi che ce le segnalano:
1) *Fatica acuta*: stanchezza del singolo allenamento, è naturale averla e si recupera senza problemi dopo un giorno.
2) *Overreaching funzionale*: stanchezza persistente ma ricercata con l'allenamento, dura due o tre giorni, ma anche questa si recupera.
3) *Overreaching non funzionale*: è la fase più delicata, si credeva di aver recuperato ma il corpo continua a mantenere lo stress ancora molto alto.
4) *Overtraining*: risultato di un'attività troppo intensa e prolungata oltre i limiti fisiologici, non si riesce a recuperare la fatica accumulata. Il problema della fase *Overreaching non funzionale* è che non ci si accorge di aver raggiunto questo stato, e così si passa il segno, arrivando, dopo dieci o venti giorni, all'ultima fase, l'overtraining. [35]
Parleremo più volte dell'overreaching non funzionale, che si indica anche con la sigla NFOR (non functional overreaching).

Ultima osservazione: ogni atleta può sviluppare ottime doti di velocista e di fondista. La vecchia suddivisione del muscolo in fibre bianche (velocista) e rosse (fondista) è ormai superata, sono infatti stati identificati ben sette tipi di fibre muscolari, ed è dimostrato che permettono di allenarsi efficacemente nelle due specialità.

4 L'HIIT è influenzato dalla nutrizione?

L'HIIT è un allenamento molto intenso. Serve tanta energia subito disponibile, quindi una grande quantità di glicogeno muscolare, che a sua volta proviene dal glucosio, ovvero dai carboidrati, ovvero dal pasto. La risposta è quindi sì: l'HIIT è fortemente influenzato dalla nutrizione.
Ed è un elemento fondamentale, che deve essere definito considerando il dispendio energetico dell'allenamento, quello del post esercizio, lo stress neuromuscolare e il carico interno. Solo sulla base di queste valutazioni si dovrà quindi programmare una strategia nutrizionale che fornisca il corretto apporto di energia, e che contribuisca al recupero, al sonno e alla supercompensazione.

La nutrizione è quindi alla base dell'allenamento, ma non si può ritenere che sia uno strumento di "manipolazione", ovvero non si può stimolare un maggior consumo dei grassi limitando solamente il dosaggio dei carboidrati, non è una scelta supportata da solide evidenze. Infatti non tutti gli effetti causati dalla dieta sono ancora ben compresi poiché mentre alcuni sono evidenti nell'atleta, anche nel breve periodo, altri, non desiderati, si potrebbero manifestare nel medio e lungo periodo.

5 L'HIIT è scienza o marketing?

L'HIIT è scienza, ma il marketing lo ha reso famoso, a volte con una distorsione della realtà. Abbiamo visto nella descrizione storica come nel 1990, in Giappone, ci si domandava come usare la scienza ai fini prestativi e l'attenzione si focalizzò verso la squadra delle pattinatrici della squadra nazionale, che puntavano a una medaglia olimpica. La sfida venne colta dal professor Izumi Tabata che, nel 1996, sulla prestigiosa rivista MSSE dell'*American College of Sport Medicine* pubblicò il suo primo studio su un allenamento intervallato ad alta intensità. [26]

In sostanza Tabata aveva dimostrato che il suo protocollo aveva ottenuto effetti che andavano decisamente oltre le aspettative. Lo studio però l'aveva eseguito su un gruppo campione di persone non particolarmente allenate, ed era evidente che si sarebbero ottenuto risultati di rilievo, ma la grande differenza era che, utilizzando un protocollo definibile come anaerobico, riuscì ad ottenere effetti concomitanti anche sul meccanismo aerobico.

Un risultato inatteso, ma cosa fa la vera differenza del Tabata? L'intensità. Il protocollo non si basa sulle ripetizioni, ma sull'intensità. È questo l'elemento fondamentale: infatti quando non è più la stessa delle fasi iniziali l'esercizio viene interrotto; se invece non si osservano decrementi, si aumenta l'intensità, per arrivare comunque a dare il massimo negli 8 cicli. L'atleta deve dare sempre il massimo anche a ogni ripetizione, e non finire la serie con cali di potenza. Il Tabata non è un allenamento da 8 ripetizioni, ma una ripetizione alla massima intensità, ripetuta esattamente come la prima, fino a 8 volte. Sembra simile ad un allenamento tradizionale, ma non lo è.

La ricerca di Izumi Tabata rappresentò il punto di svolta, e di non ritorno, della comunità scientifica internazionale: l'allenamento intervallato ad alta intensità diventò il nuovo trend da seguire. Da allora ci sono stati più di mille studi sugli effetti fisiologici dell'HIIT, e ora l'attenzione si è spostata anche su altre aree della ricerca, compresa la psicologia.

Ricerca

Dieta e genetica

Nella preistoria l'alimentazione forniva una limitata quantità di carboidrati, ed oggi non ci sembra possibile che l'uomo, alimentandosi così, riuscisse a svolgere attività prolungate e intense, anche sopra la soglia al lattato. Ma le nozioni che abbiamo oggi non si possono applicare all'uomo preistorico, poiché in decine di migliaia di anni ci sono stati importanti cambiamenti genetici. La genetica è fondamentale per spiegare alcuni fenomeni. Oggi le popolazioni degli Eschimesi Inuit seguono una dieta proveniente dalla pesca, ricca di proteine e acidi grassi, in particolare acidi grassi polinsaturi omega-3, che non prevede carboidrati. Ma il loro caso è unico, le difficili condizioni ambientali dell'Artico hanno probabilmente imposto forti selezioni nell'evoluzione con la comparsa di varianti genetiche legate all'assorbimento degli acidi grassi, non presente in altre popolazioni terrestri. [40]

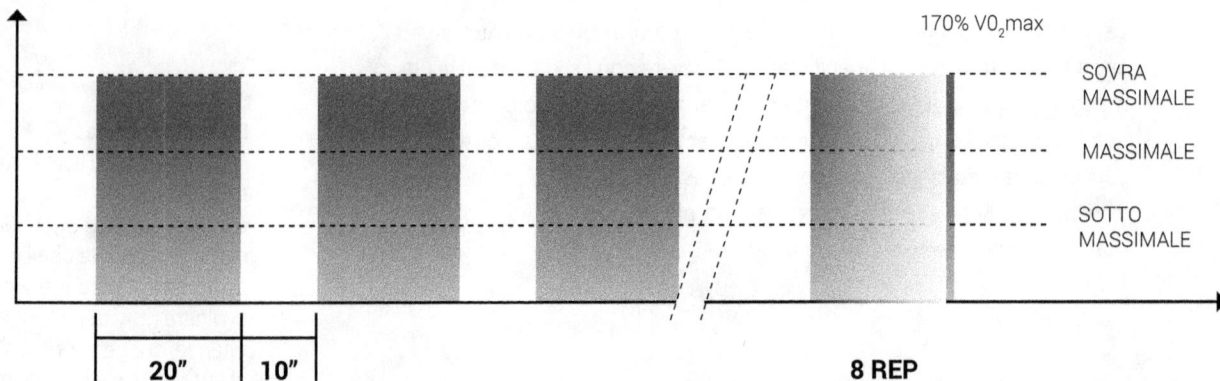

170% VO$_2$max

SOVRA MASSIMALE

MASSIMALE

SOTTO MASSIMALE

20"   10"

8 REP

6 Cos'è l'effetto dose-risposta?

L'effetto dose-risposta è un concetto che viene dalla farmacologia. La *potenza* di un farmaco, infatti, è un indicatore della sua attività, che determina la concentrazione richiesta per provocare una risposta di una certa intensità: un farmaco potente provoca una risposta con dosi minime, sempre prevedibili e ripetute nel tempo.

L'attività fisica basata su evidenze scientifiche ha le aspettative di un farmaco nell'azione dose-risposta, ma solo se sappiamo la dose, cioè la corretta intensità dello sforzo nel tempo, avremo la possibilità di migliorare. Se invece pensiamo alla *quantità*, ovvero se ci riteniamo soddisfatti al termine delle nostre serie, 10 x 100 o 6 x 6 che siano, abbiamo lavorato per la giusta quantità di ore, o di chilometri, o chili, ma non è detto che ci saremo allenati.

L'HIIT non si basa su questo presupposto, ma sul mantenimento dell'intensità prefissata, se questa cala il lavoro non è proficuo, l'effetto si interrompe. Sarà poi l'allenatore a valutare se agganciare una seconda serie di HIIT o meno e sarà sempre l'intensità a guidare le sue scelte.

L'intensità guida.
È un concetto molto chiaro, vediamo di spiegarlo un esempio pratico.
Prendiamo un pacco di spaghetti e leggiamo le istruzioni:
"Mettere l'acqua sul fuoco, aspettare l'ebollizione, buttare la pasta,
dopo 10 minuti, scolare, condire, mettere nel piatto".

Così otteniamo una pasta buona, ben cotta, al dente. La temperatura dell'acqua il tempo di cottura sono condizioni certe, sempre uguali, così si ottiene il risultato. *E se l'acqua fosse a 82°? Quanti minuti occorrerebbero per cuocerla al dente esattamente come nel primo caso? E sarebbe buona allo stesso modo?* Non sappiamo rispondere a queste domande, non sappiamo in quanti minuti sarebbe al dente e neanche che gusto avrà. Magari ogni tanto assaggiamo... Se usassimo questa strategia in un allenamento sarebbe come andare alla cieca, solo a destinazione potremmo vedere i risultati. L'allenamento che si basa sulle evidenze deve invece produrre effetti sull'organismo con le stesse regole, certe e chiare, riassunte in usa sola: dose-risposta. [41]

7 Quali sono le variabili dell'HIIT?

L'HIIT si organizza in variabili, fino a 10. Solo la corretta e opportuna scelta ci
farà migliorare. Vediamole e mettiamole in ordine:

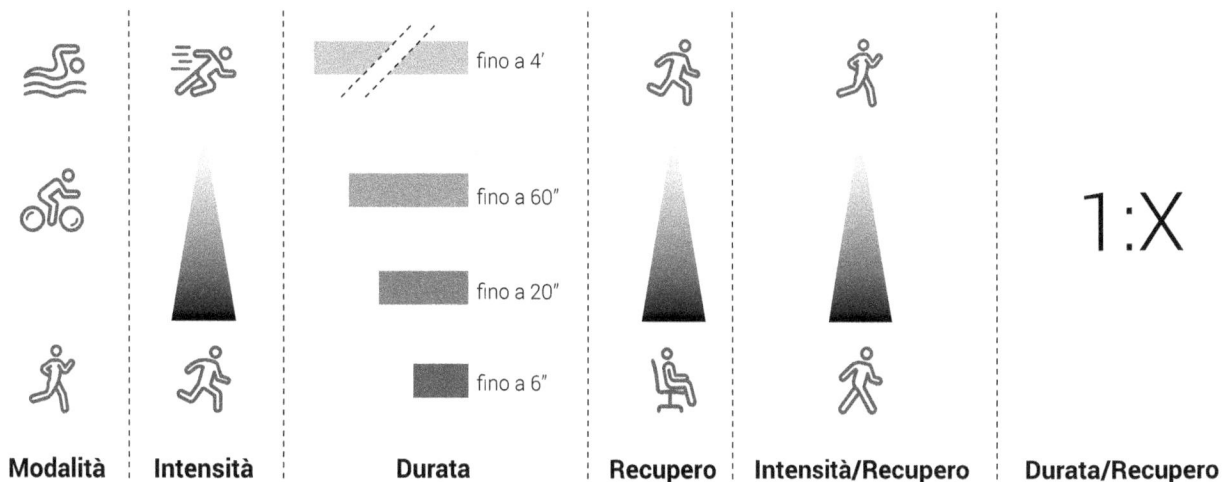

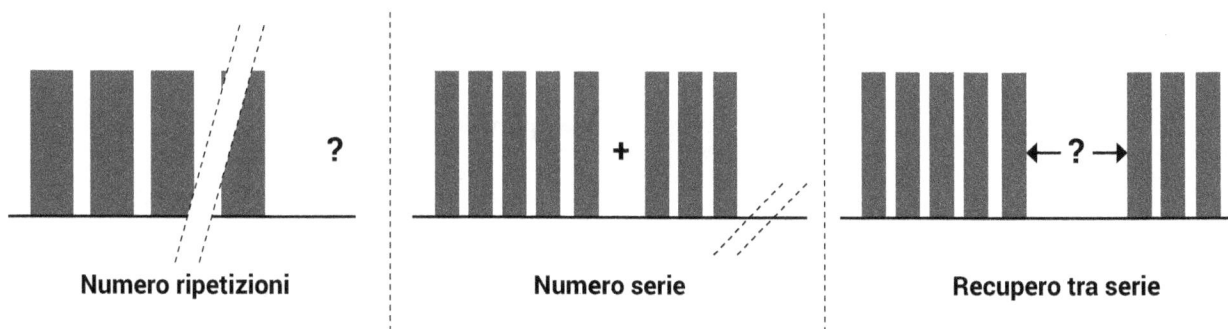

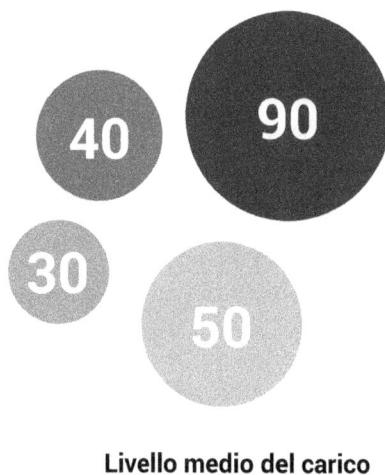

Modalità	Intensità	Durata	Recupero	Intensità/Recupero	Durata/Recupero

fino a 4'
fino a 60"
fino a 20"
fino a 6"

1:X

Numero ripetizioni ?

Numero serie +

Recupero tra serie ←?→

40 90 30 50

Livello medio del carico

Variabili dell'HIIT
*La perfetta calibrazione di queste
variabili, studiata in base alle
esigenze dell'atleta, farà ottenere gli
adattamenti fisiologici desiderati. Una
sola variazione, ad esempio cambiare
il recupero da attivo a passivo, potrà
invece rendere vano l'intero percorso
verso l'obiettivo.*

1) Modalità. È consigliato, almeno inizialmente, eseguire una attività ciclica, ovvero la corsa, il ciclismo, il nuoto e così via. Possono anche essere usate attività a corpo libero come la corsa sul posto e altre ma se si allontanano da queste forme, diventando acicliche, si perde l'affinità con l'HIIT.

2) Intensità della fase intensa. Si può fare un all-out, correre al massimo delle possibilità pensando alla belva che ti vuole sbranare, oppure raggiungere una percentuale definita della propria massima intensità. Attenzione: si parla della *reale* massima intensità, non di quella che si può stimare con una formula.

3) Durata della fase intensa. Si può calcolare con questo schema:
- HIIT micro: fino a 6"
- HIIT corto: fino a 20"
- HIIT medio: fino a 60"
- HIIT lungo: fino a 4'

In questi quattro blocchi ci sono tutte le possibili soluzioni. Nei primi tre o quattro mesi di allenamento si ottiene un buon risultato anche se si fa un mix dei precedenti protocolli, procedendo con la preparazione, però, la scelta non deve essere casuale, ma legata all'obiettivo. In questo caso il livello di applicazione dell'HIIT diventa *expert*.

4) Modalità del recupero. Il recupero può essere attivo o passivo, e la scelta è cruciale e dipende dall'obiettivo. Se è preciso si deve scegliere la giusta modalità, qui le strade si dividono e non si incrociano più; se si vuole un miglioramento generico allora va bene una qualsiasi delle due.

5) Intensità del recupero. Se si è scelto il recupero attivo occorre definirne l'intensità. Si può camminare, tenere un passo sostenuto, oppure correre, anche se lenti. A ogni andatura corrisponde un preciso adattamento.

6) Durata del recupero. Anche in questo caso la scelta deve essere ponderata. Con un recupero lungo si creano adattamenti che favoriscono l'incremento della potenza; con un recupero corto si va verso una maggiore capacità.

7) Numero delle ripetizioni. Quante se ne devono fare? 4, 8, 12? Anche qui dipende dall'obiettivo. Prima si deve definire quante se ne devono fare, poi, capire fino a quanto far durare la serie, applicando sempre la regola del *doppio fallimento*. L'importante è sapere che la serie, anche se l'abbiamo ipotizzata a 12, deve terminare quando non si è più in grado di sostenere l'intensità scelta, non importa se si è arrivati a 7 o a 11.

8) Numero delle serie. Abbiamo fatto 7 ripetizioni, quindi una serie. Ci basta? Forse no. E allora è utile agganciare una seconda serie dove ripeteremo il set precedente, con la stessa regola del *"doppio fallimento"* anche se probabilmente non riusciremo a terminare lo stesso numero di ripetizioni. Ottimo.

9) Recupero tra le serie. Dopo il recupero tra le ripetizioni passiamo a definire il recupero tra le serie. Anche in questo caso dobbiamo sapere la nostra destinazione, a che risultato puntiamo e in quanto tempo vogliamo raggiungerlo.

10) Livello medio del carico. Questa variabile, proposta recentemente, considera il rapporto tra il picco dell'intensità del carico, il picco della durata del carico, il carico del recupero, la durata del recupero. [42]

8 L'HIIT è aerobico o anaerobico?

L'HIIT è un allenamento anaerobico che produce adattamenti fisiologici misti, anche quelli tipicamente ritenuti aerobici. Se abbandoniamo la divisione, che poi è solo mentale, tra lavoro aerobico e anaerobico, qualche dubbio può sorgere quando si parla di HIIT perché alla prima occhiata può sembrare un allenamento per velocisti. Ma la fisiologia non la pensa esattamente così.

Proviamo a fare un esempio utilizzando due libri, molto diversi ma altrettanto autorevoli, che definiscono il concetto di lavoro aerobico: il dizionario di italiano e un libro di fisiologia dell'esercizio. La differenza non è da poco:

Aerobico nel dizionario della lingua italiana: "Si dice di esercizio ginnico, di intensità moderata e di lunga durata, che comporta un consumo di ossigeno da parte delle cellule, specialmente delle fibre muscolari: ginnastica aerobica". [43]

Aerobico in fisiologia dell'esercizio: "Che richiede adattamenti centrali e periferici atti al miglioramento dell'efficienza del metabolismo". [38, 44, 45]

Quindi, al bar con gli amici diremo che l'HIIT non è aerobico, perché in italiano sarebbe errato, ma se parliamo da professionisti diremo il contrario. Esattamente il contrario.

Per puntare al miglioramento delle prestazioni un atleta deve seguire un programma di allenamento che porti a una considerevole serie di modificazioni croniche. Tra le tante:
- la riduzione dell'accumulo di lattato
- l'incremento del consumo di ossigeno
- dell'attività della pompa sodio-potassio
- dell'attività dei trasportatori di membrana
- degli enzimi ossidativi e glicolitici
- delle catecolamine
- un efficace utilizzo di grassi e zucchero.

Queste modificazioni si possono ottenere con una sola modalità di allenamento aerobico come descritto sul dizionario? È vero che gli adattamenti fisiologici riportati come esempio sono coerenti con il miglioramento del sistema aerobico, ma non possiamo dire in maniera netta ed univoca *quale* allenamento li abbia generati.

Il problema è che in italiano si è data una doppia interpretazione, unendo una risposta fisiologica a un *metodo di allenamento,* mentre nella fisiologia dell'esercizio non si dà alcuna indicazione del metodo ma si descrivono gli adattamenti, che infatti possono essere ottenuti da vari stimoli ripetuti nel tempo, con volumi e intensità completamente diversi.

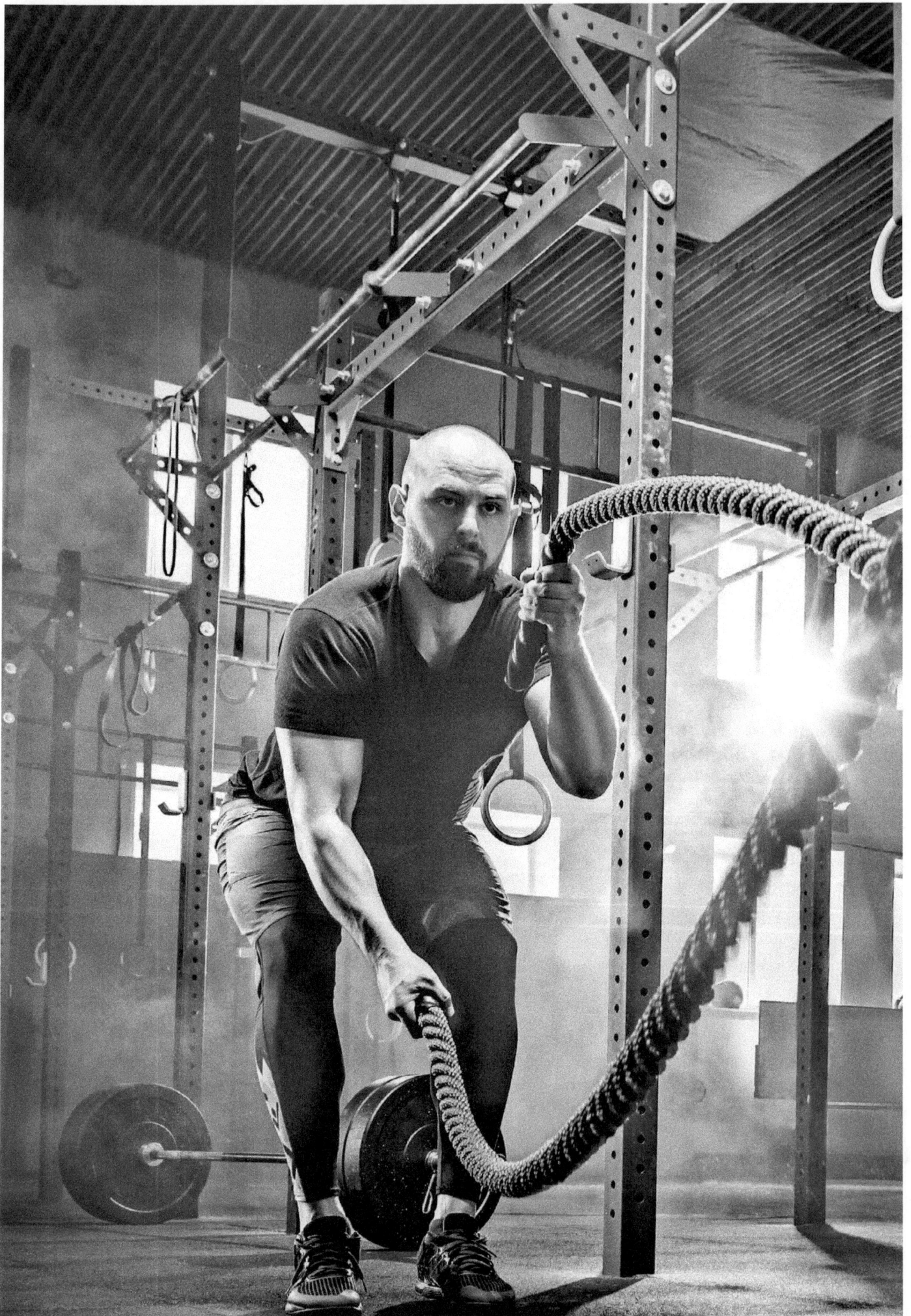

Se fatichi
senza un risultato,
non è HIIT

9 L'HIIT quale sistema energetico attiva?

I metabolismi energetici sono sempre tutti attivi contemporaneamente, ma con differenti contribuzioni, che dipendono dalla tipologia della gara o dell'allenamento, in accordo con la fisiologia; vediamo degli esempi:
- Gara di atletica sui 100 metri: 95% ATP-PC; 3% glicolitico; 2% ossidativo; [49]
- Gara di atletica sui 1500 metri: 20% ATP-PCr; il 55% glicolisi; 25% ossidativo; [50]
- Maratona: 5% ATP-PC; 5% glicolitico; 90% ossidativo. [51]

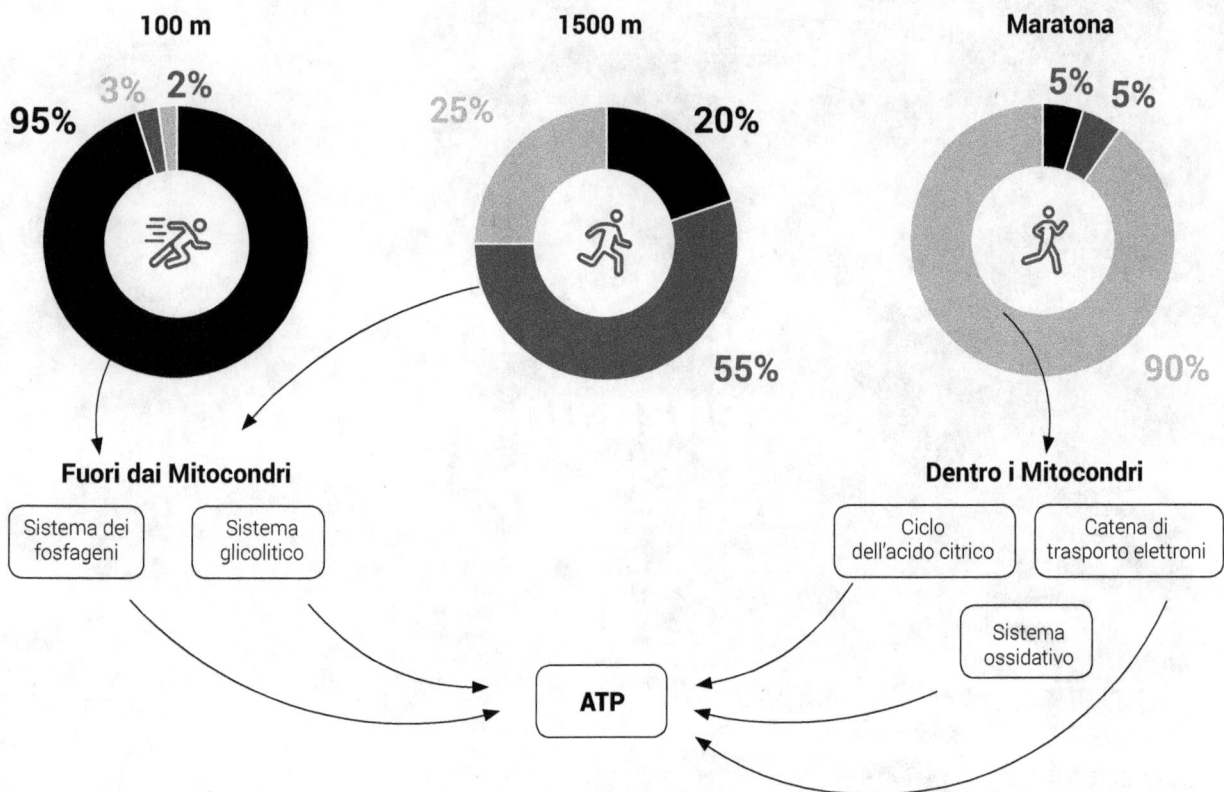

100 m — 95% — 3% — 2%

1500 m — 25% — 20% — 55%

Maratona — 5% — 5% — 90%

Fuori dai Mitocondri

Sistema dei fosfageni — Sistema glicolitico

Dentro i Mitocondri

Ciclo dell'acido citrico — Catena di trasporto elettroni

Sistema ossidativo

ATP

Sistemi energetici nel "tempo"
A seconda delle intensità cambia la percentuale di contribuzione dei vari metabolismi energetici:
• Breve durata, alta intensità (sistema dei fosfageni)
• Media durata, alta intensità (sistema glicolitico)
• Lunga durata, medio-bassa intensità (sistema ossidativo)

Tratto da "The Essentials of Obstacle Race Training by David Magida and Melissa Rodriguez. – Human Kinetics".

■ ATP-PC   ■ Glicolitico   ■ Ossidativo

Nel'HIIT i meccanismo sono però più complessi. A una prima rapida interpretazione del Tabata, per esempio, saremmo portati ad affermare che i 20" di all-out attivino i sistemi energetici anaerobico alattacido (ATP-PC) e anaerobico lattacido (glicolitico). È vero ma incompleto, perché si deve considerare anche il recupero intra-esercizio e post-esercizio. Il ripristino della fosfocreatina, infatti, avviene a carico del sistema aerobico, così come il ripristino del glicogeno, fonte primaria del metabolismo lattacido.

A questo dobbiamo aggiungere che non sempre è tutto così semplice e lineare, perché se da un lato può essere vero che un rapporto di 1:10, tra la fase attiva e il recupero attiva un buon ripristino della fosfocreatina, allo stesso modo il superamento dei 6" della fase intensa verso i 20" produce una diminuzione del pH cellulare, rendendone più difficoltoso il ripristino. [46]

In generale nelle fasi intense dell'HIIT sussiste una maggiore produzione di ATP da parte dei due metabolismi anaerobici, mentre nei momenti di recupero viene resa disponibile dal metabolismo aerobico. Anche in questo caso non è così lineare la causalità dell'effetto, cioè non basta un generico recupero per ottenere gli adattamenti voluti perché una delle chiavi primarie, oltre al tempo impiegato, è la modalità del recupero, se di tipo attivo o passivo. [47, 48]

Se facciamo alcuni esempi vediamo che il recupero passivo agevola il ripristino della fosfocreatina con un rapporto di circa 1:12, ovvero 10/12 secondi per ogni secondo di attività (al max 10" come visto).

Se però l'intensità è stata massimale, dai 10 ai 40/60 secondi, allora avremo anche un accumulo di lattato che produrrà una interferenza sul ripristino della fosfocreatina. Il glicogeno muscolare verrà ripristinato più velocemente con recupero passivo mentre il lattato, ematico, sarà smaltito più facilmente con recupero attivo.

L'utilizzo di una tabella "standard" non potrà quindi, con l'HIIT, portare a nessun nuovo adattamento fisiologico per l'atleta perché parte priva della valutazione individuale. Se non si conoscono i parametri di partenza — le sue esigenze, i suoi limiti e debolezze — non si può raggiungere alcun risultato migliorativo.

Pratica

Il rapporto X:Y
Nella terminologia dell'HIIT si utilizza per praticità la formulazione X:Y, dove X, il primo numero, corrisponde alla durata della fase intensa; il secondo, Y, a quella del recupero. Un Tabata, ad esempio, ha 20" intensi e 10" di recupero ed è quindi un 2:1. Se fosse un wingate con 30" di fase intensa e 4 minuti di recupero sarebbe, in minuti, un 1:8, e così via.

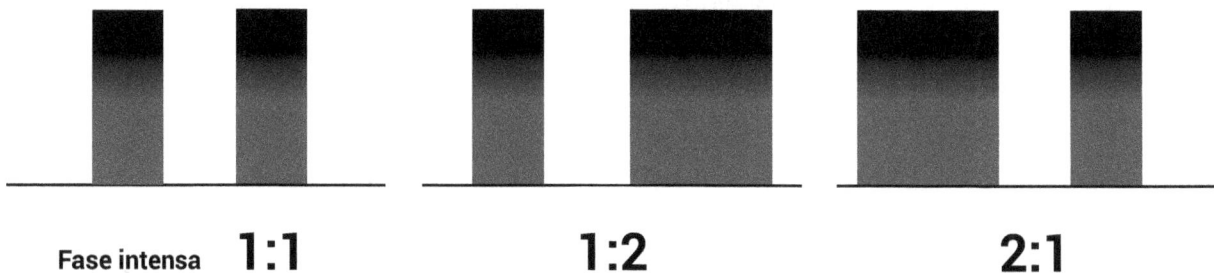

Fase intensa **1:1**   **1:2**   **2:1**

Quando si pianifica un allenamento si deve quindi iniziare con queste domande:

- Il nostro atleta ha bisogno dell'HIIT?
- Quanto dura la sua prestazione?
- Quanto durano i suoi allenamenti?
- Dove ha le maggiori problematiche?
- Quali sono i suoi punti di debolezza?

Rapporto Lavoro/Riposo
L'HIIT si rappresenta schematicamente con X:Y dove il primo valore rappresenta la durata della fase attiva ed il secondo la durata del recupero.
Le altre variabili viste in precedenza dovranno essere comunque integrate nella descrizione del protocollo.

Per iniziare con metodo si devono dare le risposte corrette, senza farsi condizionare dall'entusiasmo o dagli alibi. Vediamo di spiegare questo concetto applicando il metodo all'ipotetico caso in cui il nostro atleta faccia una gara che dura mediamente 4 minuti, e che il suo problema più evidente sia che, a fronte di una partenza al ritmo dei primi, soffra verso il primo minuto per poi ritornare sul passo, buono ma ormai lontano da quello delle posizioni di vertice.

In questo caso, come si vede nell'immagine, oltre la metà del problema è *fuori dai mitocondri*, ovvero sempre nella cellula muscolare ma nel citosol, dove avviene la glicolisi. È quindi coinvolto il sistema anaerobico, perché verso i 60-90 secondi la produzione di acido lattico sarà importante, causerà una drastica riduzione del pH intracellulare, alterando sia la produzione di ATP che la contrazione muscolare stessa. Ma potrebbe non essere solo questa la

L'acido lattico
Il corpo produce sempre l'acido lattico, anche quando si è seduto a leggere un libro. Nelle condizioni in cui produzione è inferiore allo smaltimento non si avverte alcun problema, ma quando si compie uno sforzo di elevata intensità l'accumulo potrebbe diventare maggiore dello smaltimento, e così iniziano i problemi e la prestazione cala drasticamente. Questo momento si può "spostare" in avanti con l'allenamento specifico.

causa della défaillance del nostro atleta, poiché il ciclo dell'Acido Citrico (o ciclo di Krebs) potrebbe non essere in grado di attivarsi per via glicolitica, ovvero utilizzando il Piruvato proveniente dalla glicolisi, e quindi non sarebbe in grado di contribuire al mantenimento della velocità. Il risultato è che il nostro atleta deve rallentare, per fare in modo che la sua produzione di ATP sia sufficiente a coprire la richiesta energetica.

In quella condizione il corpo dell'atleta produce energia con un sistema "buffer", come se avessimo un imbuto e travasassimo del vino da due bottiglie: anche se ne versassimo di più il flusso sarà sempre lo stesso perché la portata dell'imbuto non cambia, e si creerebbe così una riserva che garantisce un margine di sicurezza.

Il problema sorgerebbe se si smettesse di versare energia (nell'esempio il vino): a un certo punto il margine di sicurezza (nell'imbuto) si esaurisce, e il flusso si interrompe. Quella è la nostra ATP, l'energia necessaria al metabolismo energetico. Non importa che si formi per via glicolitica oppure ossidativa, basta che ce ne sia sempre a sufficienza per l'intensità alla quale stiamo gareggiando.

Nel caso dell'esempio l'imbuto del nostro atleta si era completamente svuotato, e l'atleta ha rallentato. Se non lo avesse fatto da lì a poco si sarebbe addirittura fermato.

10 L'HIIT è un allenamento faticoso?

L'HIIT è un allenamento molto faticoso: la *fatica* è il campanello d'allarme che l'organismo ci invia tramite il sistema nervoso centrale. È causata da innumerevoli fattori, gran parte dei quali possono essere intercettati, previsti e prevenuti. Anche allenati con l'HIIT. [52, 53, 54]

Si distingue in *fatica centrale*, causata dal sistema nervoso centrale, e *fatica periferica*, localizzata nel muscolo che si sta allenando.

Questa differenza è largamente usata nell'allenamento HIIT poiché ci induce a ragionare su cosa accade "dentro" l'atleta e quindi se nel metabolismo energetico dell'atleta il carico esterno, cioè l'allenamento che abbiamo predisposto, è calibrato al carico interno, il risultato dello sforzo. [21, 22]

Un allenamento HIIT che solleciti gli adattamenti glicolitici dovrebbe portare a una fatica periferica, percepita dall'atleta in fase acuta con fastidio e dolore localizzato nei muscoli maggiormente impegnati, a volte unita anche a nausea. [55]

Approfondimenti

Acido lattico o lattato?

Pur se spesso usati come sinonimi acido lattico e lattato non sono la stessa cosa ma l'uno il prodotto dell'altro. Ecco alcuni concetti da tenere in mente:

• L'acido lattico è sempre prodotto dall'organismo, in qualunque momento, ed è indipendente dalla presenza dell'ossigeno. In condizioni normali la velocità di produzione è inferiore a quella dello smaltimento, pertanto non si accumula.

• Quando si esegue uno sforzo molto intenso, e relativamente breve, l'acido lattico si accumula nel muscolo, con intensità molto elevate o massimali. In questo caso la velocità della produzione è più rapida di quella dello smaltimento e quindi si verifica un accumulo di piruvato, che si trasformerà a sua volta. Nell'opinione comune, non

più supportata da evidenze, è che l'acido lattico è la causa negativa primaria e principale sulle prestazioni muscolari e della sensazione di bruciore del muscolo, ovvero che sia un *nemico* e non un *amico*. [58]

Tale evenienza è invece causata dall'aumento di ioni idrogeno prodotti dalla dissociazione dell'acido lattico (in lattato più ioni H+) che genera un aumento di acidità; quando è eccessivo viene detto acidosi. Con opportuni allenamenti, anche HIIT, l'eliminazione diventa veloce quanto la produzione, non vi sarà accumulo e quindi si eviteranno gli effetti negativi sulla prestazione, sia nelle attività sportive cicliche e acicliche che nel fitness a corpo libero o con sovraccarichi. [59, 60, 61] Nel libro parleremo sempre di lattato.

Ritardare la fatica è uno degli aspetti che possono aiutare l'atleta sia in gara che in allenamento. Questo obiettivo si può raggiungere scegliendo un protocollo HIIT che incrementa la densità della pompa sodio-potassio prevenendo l'accumulo di potassio extracellulare. L'acidosi intracellulare è dovuta all'accumulo di lattato e ione idrogeno H+ (acido lattico), e causa un decremento del pH intracellulare con annessa inibizione della glicolisi, unita ad una interferenza sugli enzimi. Un basso pH contribuisce anche a un'altra delle cause di stanchezza dell'atleta: blocca il legame del calcio con la troponina, fondamentale nella contrazione muscolare. [56, 57]

Vedremo numerosi dettagli e protocolli in grado di migliorare questi aspetti specifici; per ora il concetto essenziale è l'importanza di ritardare la fatica, non è possibile evitarla. Si può fare aumentando l'attività del trasporto di membrana delle proteine coinvolte nello smaltimento degli ioni di idrogeno (H+), non si devono accumulare nella cellula, ritardando così l'affaticamento muscolare periferico. [58]

Possiamo raggiungere questo obiettivo progettando specifici protocolli HIIT.

Un atleta ben allenato è in grado di tollerare allenamenti molto impegnativi, e inizierà a svolgere la sua attività sportiva con maggiore soddisfazione, e sarà più motivato a continuare a impegnarsi. Il risultato inverso di questa situazione sarà invece una fatica immediata, intensa e non più compatibile con la prestazione e l'atleta, se non preparato ad affrontare queste situazioni, sarà quindi costretto a rallentare o interrompere. [62, 63]

Pratica

La fatica

La tecnologia oggi è in grado di offrirci numerosi sistemi di valutazione, anche indossabili, che ci forniscono un'enorme mole di dati. Averli a disposizione però non serve a nulla se poi non si sanno interpretare. Per iniziare è consigliato usare un solo strumento, approfondirne le potenzialità, acquisire competenze, e avere gran parte delle risposte necessarie per programmare il corretto allenamento basandosi sulla valutazione dell'atleta. Un parametro di valutazione è la fatica; se ne riconoscono due aspetti:

Fatica centrale. È sistemica, localizzata nel sistema nervoso centrale e quindi non percepita in una sola zona del corpo. È causata dall'attività intensa, prolungata e anche anche dalla temperatura. Provoca una *stanchezza generale* del corpo e riduce le energie complessive dell'organismo.

Fatica periferica. È locale, percepita in precise aree del corpo, nei muscoli impegnati nell'attività fisica. Oltre ai fattori descritti in precedenza produce una sensazione di bruciore localizzata nel muscolo. La fatica periferica arriva prima in atleti non allenati in attività sport-specifiche

11 L'HIIT modifica il metabolismo?

L'HIIT ha un effetto diretto su tutte le componenti molecolari grazie a interazioni complesse, che coinvolgono tutto il metabolismo, dall'apparato cardiorespiratorio agli enzimi, fondamentali in tutti i processi energetici visti finora. Con intensità dello sforzo inferiori al 60-70% del massimale non ci sono adattamenti enzimatici per il meccanismo anaerobico, che si manifestano solo oltre all'80%. [64]

L'enzima non altera la reazione chimica, ma la velocizza, effetto che nel metabolismo energetico dell'atleta porta a una maggiore produzione di ATP, contribuendo a creare una riserva di energia (ne abbiamo parlato nell'esempio dell'imbuto).

Gli Enzimi sono fortemente allenabili negli atleti nella fase di avvio della preparazione, e inversamente allenabili negli atleti di élite. Utilizzare il *fattore enzimatico* può essere fondamentale nell'ottenimento dei risultati dei primi tre mesi dove, anche a livello emotivo e psicologico, l'atleta sarà stimolato a continuare con allenamenti anche intensi.

Come si allenano gli enzimi? Facciamo un esempio con la creatinachinasi, enzima particolarmente attivo nelle attività di forza, potenza e velocità. Svolge una duplice azione, trasforma la creatina in fosfocreatina e la fosfocreatina in creatina, ed è quindi responsabile sia dei tempi di rilascio dell'energia che dei tempi di ripristino. Un'alta concentrazione ematica di creatinachinasi (CK) può essere legata anche a danni muscolari che richiedono una valutazione medico sportiva. [65, 66, 67]

La creatinachinasi si allena solo con protocolli che rispettano un rapporto tra fase intensa e recupero di 1:10. L'allenamento dovrà avere questi requisiti:
- Sforzo di massima intensità;
- Durata fino a 6 secondi;
- Recupero di 60 secondi (passivo);
- Numero di ripetizioni fino al mantenimento della prestazione (massimo 12).

12 L'HIIT ha bisogno di glucosio, sodio, potassio?

Durante l'HIIT l'apporto del glucosio plasmatico è modesto: il substrato energetico necessario ai metabolismi energetici è fornito da quello immagazzinato nelle molecole di glicogeno. Per favorire il trasporto del glucosio nella cellula occorre incrementare i trasportatori GLUT in volume e quantità: nello specifico assume importanza il GLUT4, trasportatore di glucosio localizzato nei miociti (fibra muscolare), negli adipociti (cellula adiposa) e nei cardiomiociti (tessuto muscolare cardiaco). L'HIIT può migliorare l'attività proprio del GLUT4, facilitando l'utilizzo di glucosio durante il recupero con protocolli passivi di lunga durata (1:8).

Spazio Extracellulare

Canale iconico

MEMBRANA CELLULARE

Carrier

Spazio Intracellulare

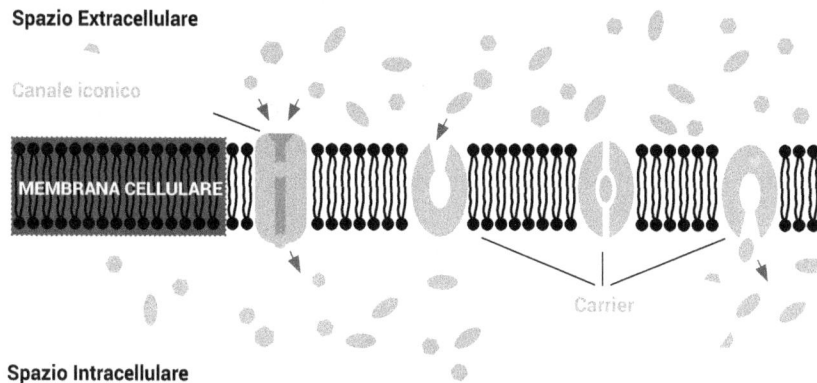

La membrana plasmatica
Regola gli scambi tra la cellula e l'ambiente esterno con un trasporto attivo o passivo.
Nel trasporto passivo alcune sostanze (ad es acqua) si spostano in base alla differenza di concentrazione per diffusione semplice verso la zona con maggiore concentrazione salina. Un'altra modalità di trasporto passivo avviene per diffusione facilitata grazie a proteine trasportatrici. Esse, variabili per numero, consentono il passaggio degli ioni. Le proteine canale consentono il passaggio di alcuni ioni tra gli spazi cellulari mentre le proteine carrier si legano alla molecola e la trasportano nell'altro spazio.
Nel trasporto attivo le molecole si spostano contro gradiente di concentrazione e quindi richiede energia per l'attivazione di particolari pompe, la più nota è quella sodio-potassio.

Per ritardare la fatica si deve elevare l'attività della pompa sodio-potassio (Na+/K+) a livello cellulare. Nei capitoli seguenti entreremo più in dettaglio su questo argomento, ma per avere una prima idea della tipologia di un protocollo HIIT con stimolo allenante della pompa sodio-potassio possiamo vedere questo esempio:
- 30" all-out, 90" recupero passivo (1:3);
- 6-12 x 30" 95%, 120" recupero passivo (1:4).

Anche le risposte ormonali sono importanti con l'HIIT, e possono variare a seconda del protocollo. Ci sono stati numerosi studi sugli effetti negli ormoni anabolici e catabolici dei protocolli crescenti o decrescenti.
Un esempio può essere:
- Da 100 a 800 metri di corsa all'80% della massima velocità;
- Da 800 a 100 metri all'80% della massima velocità.

Sono state riscontrate differenze importanti tra i due modelli: con i protocolli crescenti la fatica percepita dall'atleta è molto alta, a fronte di risposte fisiologiche ormonali non particolarmente efficaci; al contrario, con i protocolli decrescenti la fatica percepita è notevolmente ridotta, con soddisfazione da parte dell'atleta e anche una maggiore efficacia nelle risposte fisiologiche.

Con l'HIIT possiamo stimolare l'adrenalina, la noradrenalina e la dopamina, ormoni e neurotrasmettitori. Un esempio può essere questo:
- 10 x 6" all-out;
- recupero 30" (1:5).

Con questo protocollo sono stati rilevati incrementi di 14 volte nel plasma per la noradrenalina e 6 volte adrenalina; nessuno per la dopamina.

Se invece si punta a un'azione combinata tra adattamenti ossidativi e azione delle catecolamine, dobbiamo considerare che l'adrenalina incrementa la lipolisi, ovvero l'utilizzo energetico dai grassi.

Questo consente l'azione catabolica delle molecole di grasso, soprattutto viscerale. Anche protocolli più estesi ottengono lo stesso risultato, se mantenuti nella red-zone.

13 L'HIIT si allena con recuperi attivi o passivi?

Nell'HIIT i recuperi sono sia passivi, sia attivi, ma la scelta deve essere fatta con cognizione, poiché spostano gli adattamenti verso effetti molto diversi: non sono modalità intercambiabili. Scegliere un'opzione tra le due è come scegliere la direzione a un bivio: destra o sinistra? Le strade non si incontreranno mai.

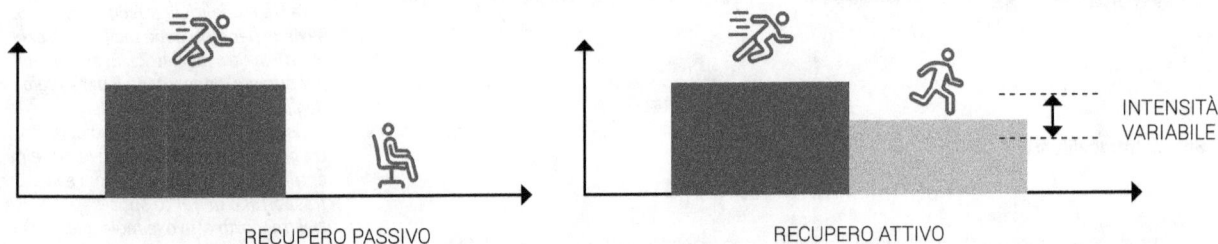

RECUPERO PASSIVO

RECUPERO ATTIVO

INTENSITÀ VARIABILE

Recupero attivo e passivo
L'HIIT richiede una fase intensa ed una di recupero. Quella di recupero può avvenire in forma passiva (fermi) o attiva (in movimento a diverse intensità).

Il recupero attivo fornisce numerose possibilità a seconda della modalità, intensità e durata della fase intensa precedente:

Nelle fasi all-out fino a 6", cioè massimali, il recupero attivo limita considerevolmente il ripristino della fosfocreatina, ovvero l'energia del meccanismo anaerobico alattacido visto in precedenza. Se un atleta volesse allenare la velocità di base non avrebbe benefici con il recupero attivo dopo questi sprint perché la fosfocreatina sarebbe solo parzialmente ripristinata, causando, man mano che le ripetizioni proseguono, uno spostamento verso il meccanismo anaerobico lattacido.

Nelle fasi all-out fino ai 40", cioè massimali, un tipo di recupero attivo consente il ritorno all'omeostasi in maniera più veloce, con una riduzione delle frequenze e del VO_2max in maniera più rapida. Venti secondi è un tempo che consente a entrambi i meccanismi anaerobici, alattacido e lattacido, di contribuire alla produzione energetica.
Un atleta che corre, o che esegue un'attività intensa fino a 40", vedrà attivarsi immediatamente il meccanismo alattacido, poi progressivamente diminuire mentre aumenta, sempre progressivamente, il meccanismo lattacido. Il punto di passaggio tra i due meccanismi non sarà visibile in soggetti bene allenati, ma sarà molto netto, anche senza strumenti, il calo di potenza subito dai soggetti non allenati in una delle due componenti energetiche.

Negli allenamenti di HIIT corti, medi o lunghi, come indicati in precedenza, un recupero attivo consente di stimolare maggiormente il meccanismo aerobico, utilizzato sia per la produzione di energia nella corsa a bassa intensità, che per il ripristino dell'energia spesa precedentemente e per lo smaltimento del lattato prodotto. Un recupero attivo in questo caso manterrà alto il VO_2 dopo la prima ripetizione, consentendo di ripartire per le successive a un VO_2 oltre il 70%, vicino alla soglia compresa tra il 90 e il 100% del VO_2max, cioè nella red-zone.

Pratica

Allenare la velocità
Negli sprint da 6" i sistemi energetici alattacido e lattacido forniscono velocità apparentemente simili, ma dagli effetti decisamente diversi. Allenare con il recupero attivo questo meccanismo è come avere un'auto che spunta sempre in seconda marcia, il meccanismo alattacido non verrà allenato in maniera ottimale.

Approfondimenti

Recupero attivo, recupero passivo

Il recupero passivo lo conosciamo bene, è quello più comunemente usato, fin da bambini: quando si è stanchi si chiede un "fermo gioco" e ci si ferma, fino alla nuova partenza. Il recupero attivo, invece, e quello in cui, una volta terminata la fase intensa, si riprendono le energie continuando nell'attività che stiamo svolgendo, con una corsa ciclica o similare, ma a un'intensità più bassa, mantenendo quindi il nostro corpo sempre in azione. Con questa modalità manteniamo più alte le frequenze cardiache, respiratorie e il VO_2, oltre a velocizzare lo smaltimento del lattato dal torrente ematico. [68, 48]

14 L'HIIT richiede motivazione?

L'HIIT è un allenamento molto intenso, e richiede quindi una forte motivazione. Possiamo studiare la migliore metodologia del mondo, applicare le evidenze scientifiche più attuali ed efficaci, ma se non si è motivati non si arriva ad alcun risultato.

"C'è una forza motrice più forte del vapore dell'elettricità e dell'energia atomica: la volontà". Tra le frasi famose che Albert Einstein ci ha lasciato per riflettere, questa è particolarmente adatta per spiegare perché l'HIIT assume un particolare fascino nello sport e nel fitness. Due mondi che, seppur accomunati dall'attività fisica, si prefiggono obiettivi diversi, dove la prestazione non è il comune denominatore.

Lo è però la motivazione, aspetto più chiaro nel fitness che nello sport. Si è visto che le persone tendono a fare attività fisica a causa di motivazioni *controllate*, in cui la partecipazione, in palestra o in forme spontanee di corsa, si basa sulla sensazione di *dovere* piuttosto che di *volere* partecipare. [69]
La motivazione è un fattore critico nel mantenere alta la partecipazione alle attività fisiche e sportive, che hanno evidenti effetti positivi sulla salute e sulla performance. Proprio per questo la ricerca sulla motivazione all'esercizio, dal punto di vista della teoria dell'autodeterminazione, è cresciuta considerevolmente negli ultimi anni, e si parla di motivazione intrinseca, più legata al mantenimento delle attività a lungo termine. [70]
Alcuni studi hanno dimostrato che in gruppi fitness alcune leve per la motivazione sono state:

- Il miglioramento del peso corporeo;
- Il miglioramento della forma fisica;
- Il miglioramento delle capacità motorie;
- Il miglioramento della salute;
- Il senso di realizzazione.

Nello sport le leve sono evidentemente diverse, ma la focalizzazione del tecnico verso queste aree della psicologia è particolarmente utile poiché un abbandono a causa di una bassa motivazione, di una limitata passione e di comportamenti negativi potrebbero compromettere tutti i benefici fisiologici previsti. [71, 72, 73]

15 L'HIIT è utile per la mente?

L'HIIT è utile per la mente perché la fisiologia e la psicologia sono strettamente collegate. Vediamo perché. Applicare un allenamento senza affrontare un obiettivo specifico significa scegliere i programmi solo sulla base di elementi o metodi che piacciono o che servono.

I metodi che piacciono sono essenzialmente quelli applicati al fitness, che portano la persona a essere motivata, divertita, alla fine stanca ma felice e sicuramente fidelizzata. I risultati però non sono prevedibili. I metodi che servono si applicano nello sport e mettono l'atleta sotto pressione, lo assoggettano ad allenamenti ciclici, lunghi e ripetitivi. Probabilmente migliorerà la prestazione ma con un rischio molto alto di abbandono. La ricerca di una motivazione "intrinseca" è quindi un obiettivo che, prevenendo l'abbandono e favorendo la motivazione, deve entrare a far parte della strategia dell'HIIT.

L'esercizio fisico ha dimostrato di migliorare vari aspetti delle funzioni cerebrali, inclusi l'apprendimento motorio, gli aspetti cognitivi e la regolazione delle emozioni. Rispetto al tradizionale esercizio fisico MICT, l'HIIT provoca però un aumento dello stress psicologico tra gli atleti non allenati, ed è un aspetto da non sottovalutare quando si decide di iniziare all'HIIT persone sedentarie o non allenate senza un adeguato e progressivo aumento del carico, poiché questi effetti possono portare all'abbandono. [74, 75]

Avere un atleta motivato, che migliora con allenamenti efficaci, ma anche variati e divertenti, che stimolano e utilizzano opportunamente enzimi, ormoni e nutrienti, è un obiettivo che può essere perseguito con l'HIIT, sia nello sport che nel fitness: migliorare la prestazione, facendo quello che serve in maniera (il più possibile) piacevole. [76]

Approfondimenti

La psicologia aiuta la fisiologia, ma la fisiologia rafforza la psicologia?

Nella ricerca si è visto come l'esercizio fisico intenso, e l'HIIT in particolare, possa intervenire sul miglioramento dell'umore e sulla riduzione dello stress. L'HIIT, a differenza dell'attività moderata, diminuisce significativamente il legame dei recettori degli μ-oppioidi (MOR) in modo selettivo nelle regioni frontolimbiche coinvolte nel dolore, nella ricompensa e nell'elaborazione emotiva (talamo, corteccia orbitofrontale, ippocampo e corteccia cingolata anteriore). Nei soggetti che hanno partecipato alla ricerca questo effetto ha generato euforia, oltre ad altri effetti coerenti con il rilascio di oppioidi e cannabinoidi endogeni [77, 78]

Già dagli anni '60 questa sensazione di gioia ed euforia era chiamata nei corridori come il "secondo vento" che faceva correre più a lungo e senza sentire fatica. La causa di questo sarebbe da attribuire alla soppressione mediata da oppioidi della neurotrasmissione del dolore, mentre il sistema cannabinoide, sempre endogeno, ha dimostrato di sopprimere il dolore non solo a livello centrale, ma anche a concentrazioni periferiche quindi con maggiore correlazione con i dolori muscolari dell'attività sportiva intensa. [78]

16 L'HIIT migliora tutti gli sport?

L'HIIT si basa su adattamenti centrali e periferici, e ciò significa che al miocardio, al sistema nervoso, alle arterie, così come ai globuli rossi e ai mitocondri, non importa più di tanto se siamo in acqua, sul tatami o sul K1 con la pagaia in mano. Questo non significa che un atleta delle arti marziali vincerà facendo il Tabata con il cicloergometro. Ma che forse non vincerà senza inserirlo nei suoi allenamenti.

L'applicazione sport-specifica alla forza, velocità o resistenza, per usare terminologie note e diffuse, è necessaria ma non obbligatoria. Un calciatore che vede un suo limite nella fatica periferica, causata probabilmente da un accumulo di ioni H+ nella fibra muscolare con un limite nei trasportatori di membrana cellulare, non si può allenare con l'HIIT utilizzando esercizi con la palla al piede a bassa intensità. Perché l'intensità sarà sempre ben al di sotto di quanto le evidenze scientifiche stabiliscono per modificare i trasportatori di membrana.

Durante le fasi intense di un esercizio HIIT si accumulano il lattato intracellulare e lo ione H+; in questo processo sono coinvolte delle particolari proteine, le MCT, in particolare la MCT1 e MCT4 per il deflusso di H+. [79]
La rimozione dello ione H+ diminuisce l'inibizione dell'attività della glicolisi. In sostanza, un allenamento specifico, alla corretta intensità, consente di rimuovere l'acido lattico della fibra muscolare, spostando in avanti la fatica e mantenendo alta la capacità energetica e contrattile senza dover necessariamente soddisfare la regola del "no pain, no gain". [80]

Ora la domanda che dobbiamo porci è: serve al nostro atleta?
Se la risposta è sì, si deve strutturare un protocollo che sia basato su evidenze scientifiche e che ci consenta, in una finestra temporale certa, di poter raggiungere ed instaurare questi adattamenti fisiologici. Ovvero che faccia "correre" quell'atleta anche nella fine dei tempi di gioco, senza perdere l'avversario nel contropiede. Lo vogliamo? Allora la strada è tracciata, bisogna percorrerla con sicurezza e senza girare a volte a destra, a volte a sinistra.

17 L'HIIT per i bambini deve essere più leggero?

La sensibilità sulle fasce giovanili è importante e, pur con qualche limite alla ricerca dovuti ad aspetti etici e metodologici nelle sperimentazioni di minorenni, lo studio delle risposte metaboliche e ormonali all'esercizio fisico in questa fascia di età è comunque noto, allo stato attuale, nelle sue parti essenziali. Per bambini intendiamo gli atleti pre-puberali e gli adolescenti/post puberali.
È stato riportato che rispetto agli adulti i giovani mostrano reazioni a breve e lungo termine dipendenti dall'età.
Nel meccanismo energetico alattacido, per esempio, i depositi di adenosina trifosfato (ATP) e fosfocreatina non sono dipendenti dall'età dei bambini e degli adolescenti, mentre nel meccanismo anaerobico lattacido i livelli di

Pratica

Non sono piccoli uomini
Pur se la consuetudine vuole che i bambini vengano seguiti talvolta da ex atleti o da istruttori di prima esperienza è importante invece considerare che per queste fasce di età chi insegna dovrebbe essere il più esperto e preparato.
Questo perché la fisiologia dell'accrescimento rende il bambino completamente diverso dall'adulto e non basta fare "qualcosa in meno" dell'allenamento degli adulti ma bensì fare "qualcosa di specifico" per proporre esattamente gli stimoli più adatti ad ogni fascia di età soprattutto pre puberale e fino alla completa maturità.

glicogeno muscolare a riposo sono meno importanti nei bambini, ma durante l'adolescenza, post puberale, raggiungono i livelli osservati negli adulti. [81]
L'immaturità del metabolismo anaerobico, e soprattutto della parte lattacida, nei bambini è quindi una considerazione importante da fare nella pianificazione dell'allenamento, con diverse possibili ragioni per questa ridotta attività glicolitica:

- La proporzione di fibre a contrazione lenta (tipo I) è più elevata nei bambini rispetto agli adulti non allenati, con la conseguente ridotta generazione di ATP anaerobica glicolitica durante l'esercizio ad alta intensità;
- i bambini in età prepuberale hanno una ridotta attività degli enzimi fruttochinasi e lattato deidrogenasi, che potrebbe anche spiegare la minore capacità glicolitica e la produzione limitata di lattato muscolare rispetto agli adulti.

I bambini e gli adolescenti sono adatti all'esercizio prolungato di intensità moderata, poiché la crescita e la maturazione inducono un aumento della massa muscolare, con proliferazione dei mitocondri e delle proteine contrattili. Tuttavia l'utilizzo del substrato durante l'esercizio fisico varia da bambino ad adulto, suggerendo adattamenti metabolici e ormonali.
I dati indicano che i bambini fanno più affidamento sull'ossidazione dei grassi rispetto agli adulti, e aumentano la mobilizzazione degli acidi grassi liberi. Il rilascio di glicerolo e l'aumento dell'ormone della crescita nei bambini preadolescenti supportano questa ipotesi. Le risposte glicemiche plasmatiche durante l'esercizio prolungato sono generalmente paragonabili nei bambini e negli adulti. Quando il glucosio viene ingerito all'inizio dell'esercizio moderato, i livelli plasmatici di glucosio sono più alti nei bambini che negli adulti. [81]

18 L'HIIT è adatto agli atleti delle fasce giovanili?

Questa domanda comune può avere risposte diverse, la maggior parte non correlate alle evidenze ma piuttosto alla sola esperienza sul campo. Proviamo quindi a fare un ragionamento complessivo per cercare di arrivare ad una soluzione basandoci sui parametri sufficientemente certi, iniziamo quindi dalla fisiologia.
I giovani atleti, in questo contesto per lo più preadolescenti, hanno diversi parametri e bisogni fisiologici. Prima di pianificare gli allenamenti si devono quindi considerare molti fattori, poiché la crescita dell'atleta è anche correlata ai cambiamenti ormonali che, se non completi, potrebbero influenzare i processi biochimici e la produzione e la rimozione del lattato durante e dopo l'allenamento.
Quindi, come allenare un atleta di questa fascia di età? Per rispondere alla domanda l'allenatore deve prima di tutto basarsi sugli aspetti pratici da risolvere, e sulla base di quello che avrà a disposizione saprà poi fissare un punto di inizio e quindi definire un punto di arrivo, nel rispetto dei miglioramenti fisiologici.
Il problema pratico principale è che un atleta di questa età spesso ha un programma giornaliero molto compresso, a causa delle attività scolastiche, quindi il tempo a disposizione per allenarsi è una delle prime cose da tenere in

considerazione quando un allenatore progetta il programma annuale.
Allo stato attuale la tendenza non è particolarmente "evidence based" ma
piuttosto basata sull'esperienza e sulla consapevolezza di non causare problemi
ai giovani atleti. Questa considerazione di "primum non nocere", mutuata
dalla medicina, deve essere parte integrante anche delle regole di condotta
di un allenatore. In questa circostanza tuttavia si tende a proteggere i ragazzi
effettuando riduzione dei normali allenamenti degli atleti adulti. [82]

Ma davvero è così? Vediamo alcuni aspetti legati all'allenamento dei giovani:

- **Il carico.** Per la fisiologia umana un giovane prepuberale non è un giovane
adulto, non è un "piccolo uomo", ma ha diverse caratteristiche fisiologiche,
quindi la dose-risposta normalmente applicata agli adulti può fallire
con i bambini, e potrebbe influenzare il processo di crescita a causa di
sovraccarichi eccessivi.

- **La durata.** Il tempo di allenamento di un giovane atleta, se agonista, è in
media di 8-15 ore alla settimana. Gran parte di questo viene spesa negli
sport ciclici a volume elevato, bassa intensità, anche quando le competizioni
principali sono fissate in distanze non particolarmente lunghe; in questo
contesto le ricerche sulla fatica indotta dall'esercizio fisico negli atleti delle
fasce giovanili è oggetto di interesse sempre crescente. [83]

- **La tecnica.** Le considerazioni cambiano per gli sport dove la tecnica è un
prerequisito importante. In questi casi l'aspetto metabolico è ulteriormente
compresso, pur richiedendo un livello settimanale di allenamento molto alto
per il consolidamento di aspetti tecnici e tattici, intensità che può portare
all'abbandono a causa di un cronico sovraccarico allenante. [84]

19 L'HIIT è vantaggioso per gli atleti delle fasce giovanili?

Se ci concentriamo sui bisogni dei bambini possiamo considerare i tre benefici
dell'utilizzo dell'HIIT nelle fasce giovanili, legati alla sfera sportiva ma anche
psicosociale.

Ottimizzazione del tempo

Gli effetti di un allenamento a bassa intensità e alto volume sono stati oggetto
di indagini per un lungo periodo. Le evidenze scientifiche hanno dimostrato che
raddoppiare il volume nel nuoto e in altri sport non ha portato alcun vantaggio
per i parametri fisiologici e le prestazioni di sprint, mentre la concentrazione di
lattato e la frequenza cardiaca si sono adattati all'allenamento ad alta intensità
e a basso volume. Ciò significa che un approccio "time-saving" può essere una
soluzione efficace per i bambini, senza compromettere le prestazioni. [30, 85]

Miglioramento della tecnica e meccanica

La sincronizzazione del ritmo di gara e l'allenamento di tecnica e di
biomeccanica può essere un approccio che consente di risparmiare tempo, e
può avere un doppio effetto sul miglioramento delle prestazioni. L'allenamento
ad alta intensità può fornire gran parte dei vantaggi di un allenamento a volume,
a una velocità e intensità più vicina al ritmo della competizione. Può aiutare

un giovane atleta a sincronizzare la frequenza e la lunghezza del suo gesto tecnico in maniera simile a quella di gara, seguendo una migliore efficienza biomeccanica, con la giusta sensazione di applicazione della potenza in ogni singolo gesto, con un netto miglioramento della tecnica. [86]

Miglioramento del recupero e dello smaltimento del lattato

L'approccio all'HIIT con riposo attivo può essere utile per i giovani atleti e fornire un modo efficace per aiutare la rimozione del lattato, perché migliora i percorsi anaerobici rispetto all'allenamento a bassa intensità. L'efficienza di un giovane pre-puberale nell'eliminare il lattato dopo lo sforzo è inferiore a quella di un adulto a causa della minore attivazione ormonale; il recupero attivo può migliorare questo aspetto in maniera sensibile.

Come mostrato in precedenza il rapporto tra l'attività e il recupero deve essere manipolato per essere efficace sia per l'obiettivo di gara, nella produzione di adattamenti cronici specifici, che per l'allenamento, favorendo ad esempio la riduzione di lattato in fase acuta. [68]

L'HIIT può essere utilizzato in molti modi, seguendo le evidenze e i principi di base che prevedono di rimanere nella zona rossa per un tempo adeguato nell'allenamento, mediamente stimato di minimo 15 minuti per la red-zone. [87]

20 Prescrivere l'HIIT: carico esterno o carico interno?

Il carico di lavoro che deve essere stabilito in un allenamento comprende sia le variabili esterne che quelle interne, con i carichi esterni che rappresentano il lavoro fisico svolto durante l'allenamento, e il carico interno che comprende la parte biochimica (fisica e fisiologica) e lo stress meccanico. Gli adattamenti acuti e cronici (aggiustamenti e adattamenti) che l'atleta avrà ottenuto in risposta all'allenamento sono il risultato di un carico cumulativo interno dell'atleta in un dato periodo di tempo, non da quello esterno. [55]

Il carico di allenamento negli sport, individuali e di squadra, può essere quindi suddiviso in risposte interne (valutabili con le frequenze cardiache, l'RPE o altri marker fisiologici) oppure esterne (espresse in carichi, distanze, tempi...); altre misure del carico esterno sono le stime della potenza metabolica ricavate dai dati di un GPS. Una comprensione del carico più individualizzata consente di poter ragionare su una relazione dose-risposta più accurata.

Approfondimenti

Carico interno e carico esterno
Agli inizi del 2000 alcuni ricercatori, soprattutto negli sport di squadra, hanno focalizzato l'attenzione sulla grande differenza tra i carichi: quello chiesto dall'allenatore e la risposta percepita dagli atleti. Questa tematica, definita "carico interno e carico esterno" è stata in questi anni fortemente studiata e rivista sia in laboratorio che in campo, anche in funzione della corretta quantificazione dell'allenamento per gli adattamenti e i recuperi. [21, 88, 89, 22, 90, 91]

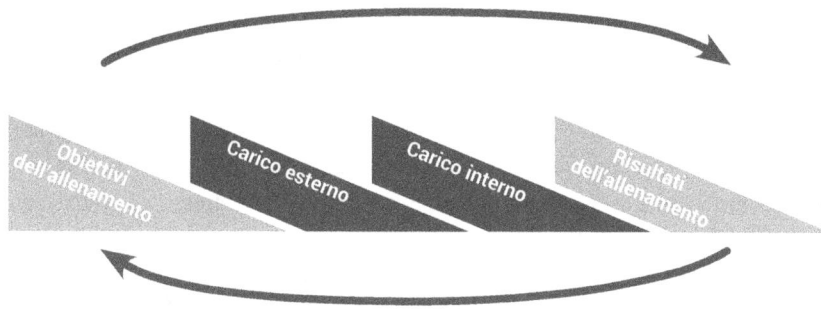

Carico interno e carico esterno
Nel processo che porta ad una migliore performance dell'atleta alcune componenti del carico sono da considerare con attenzione.
Il carico esterno comprende il volume, l'intensità, la durata definita da parte dell'allenatore.
Il carico interno è legato alle caratteristiche individuali dell'atleta, allo stato dell'allenamento, allo stato psicologico, allo stato di salute, alla nutrizione, all'ambiente ed anche alla genetica.

L'esercizio fisico stimola una risposta psicofisiologica da parte dell'organismo: è questa che fornisce lo stimolo per l'adattamento, non l'esercizio. La valutazione della risposta deve essere collegata alle variabili dell'allenamento, ovvero alla natura, alla durata, all'intensità.

La risposta dell'organismo ha due fasi, una acuta, funzione del singolo allenamento, e una cronica, che avviene dopo una ripetizione continuativa nel tempo del singolo allenamento con lo stesso stimolo.

La frequenza degli allenamenti servirà quindi a generare una risposta cronica, che dovrà essere adeguata a evitare le fasi (viste in precedenza) di overreaching non funzionale e overtraining e quelle, opposte, del detraining. [35, 92, 92]

In sostanza l'allenatore definisce un programma dove, secondo le sue aspettative, punta a raggiungere dei miglioramenti sulla prestazione grazie a nuovi adattamenti psicofisiologici e sarà il carico interno, individuale, che incorporerà tutte le risposte agli stimoli: se la risposta *interna* sarà coerente con quello che l'allenatore ha richiesto con il suo allenamento *esterno* allora i risultati raggiunti saranno funzionali alle aspettative.

Il carico esterno è per definizione difficilmente oggetto di modifiche individuali, 10 ripetute da 100 metri saranno le stesse anche in giorni successivi. Il carico interno invece dà una risposta diversa a seconda di numerosi fattori, alcuni dei quali sensibili alle variazioni nel breve periodo:

- Stato dell'allenamento
- Condizioni di salute
- Stato psicologico
- Nutrizione e idratazione
- Clima, umidità, temperatura

Occorre tener sempre presente che anche il più semplice elemento misurabile del carico interno, come la frequenza cardiaca, è influenzato dall'idratazione, dall'umidità, dalla temperatura ma anche dallo stato del sonno, e queste modifiche possono far variare i valori medi in pochi giorni — per gli atleti di endurance soggetti a disidratazione inter-allenamento anche in alcune ore — con una evidente deriva cardiovascolare. [93, 94, 95, 96]
La valutazione del carico interno è quindi molto più indicata per poter misurare l'effettiva risposta individuale all'allenamento.

La tecnologia, anche wireless, ci consente oggi di poter misurare tanti dati ma gran parte di questi sono comunque relativi al carico esterno. Nell'HIIT ad intensità sovramassimali di breve durata, in un all-out di 6 secondi, ad esempio, possiamo difficilmente valutare le frequenze cardiache perché la cinetica è più lenta del tempo impiegato nella singola ripetizione; è impraticabile utilizzare il VO_2 in campo e decisamente difficile misurare l'effettivo stress neuromuscolare. In questi casi si possono integrare ulteriori modalità di valutazione, ad esempio l'RPE, ed una integrazione tra i dati del carico esterno ed interno. [21]

21 L'HIIT brucia i grassi in minor tempo?

Con un protocollo HIIT si bruciano più grassi a confronto con un allenamento continuo a bassa intensità, MICT. Tuttavia, mentre le evidenze scientifiche relative agli effetti dell'HIIT sulla salute e sulla performance sono solide, pur se costantemente integrate da ulteriori studi, gli effetti sulla composizione corporea e sul dimagrimento sono stati probabilmente sovrastimati. [97, 98]

Come abbiamo visto precedentemente il raggiungimento di un'alta intensità può garantire effetti a livello cellulare che, per varie interazioni, portano ad un migliore utilizzo degli zuccheri e dei grassi. Ma il dimagrimento, inteso nel linguaggio comune, non può essere condizionato da un solo fattore, come l'esercizio fisico. Fin dagli anni '90 il marketing ha trovato questa via perché è sicuramente accattivante e il claim "l'HIIT è un allenamento brucia-grassi" pur non essendo ingannevole, tende a far pensare che abbia un effetto miracoloso anche se slegato a una corretta alimentazione. Il dimagrimento, quindi, è efficace solo con una contemporanea strategia nutrizionale adeguata al tipo di attività fisica prevista. [99, 100, 101, 102, 103]

Fatto salvo quanto detto ora l'HIIT è un allenamento che si è dimostrato più rapido nella riduzione dei depositi di grasso corporeo, compresi quelli della massa grassa addominale e viscerale, anche se la mancata standardizzazione e l'applicazione negli studi in diverse modalità di allenamento hanno portato a volte a risultati discordanti. [104, 105, 106]

L'efficacia dell'HIIT nel consumo dei grassi si comprende scendendo nel dettaglio del meccanismo della lipolisi, meccanismo che ci permette di poter utilizzare a fini energetici le riserve accumulate nel tessuto lipolitico. Si attiva grazie alle catecolamine, ormoni ad azione lipolitica nell'uomo; uno stile di vita sedentario, che di solito caratterizza l'obesità, può contribuire alla resistenza alle catecolamine limitando la lipolisi. [108]

L'esercizio fisico intenso comporta un immediato rilascio di catecolamine, in particolare di adrenalina, che hanno dimostrato di favorire la lipolisi e sono in gran parte responsabili del rilascio di grasso dai depositi di grasso sottocutaneo — il principale deposito di grassi nei soggetti obesi — e intramuscolare, suggerendo di poter intervenire significativamente sulla riduzione del grasso addominale e viscerale. Le catecolamine generate durante l'HIIT possono influenzare il metabolismo dei grassi anche nel post esercizio ma l'azione più efficace, legata al fenomeno noto come " fight or flight " (combatti o scappa) interviene quando l'intensità supera il punto di crossover e soprattutto è superiore all'85% del VO_2max. [111, 112, 113, 114, 115]

Ricerca

La scissione dei trigliceridi
Durante l'esercizio fisico, o il digiuno, la lipolisi genera la scissione dei trigliceridi in molecole più piccole di glicerolo e acidi grassi liberi. È direttamente indotta negli adipociti dal glucagone, epinefrina, noradrenalina, ormone della crescita, peptide natriuretico atriale, peptide natriuretico cerebrale e cortisolo. [109, 11]

Approfondimenti

Grasso bianco e grasso bruno

Il *grasso*, ovvero il tessuto adiposo, è formato da uno specifico tipo di cellule, gli adipociti, è un organo ed è diviso in *bianco* e *bruno*, tipologie che svolgono funzioni differenti:

- Il tessuto adiposo bianco è il più diffuso nell'organismo umano, svolge una funzione di protezione e rivestimento dei nervi, dei vasi e dei muscoli. È termoisolante, limita cioè la dispersione di calore dall'organismo, e svolge numerose ulteriori funzioni, nella regolazione dell'appetito, nel metabolismo, nella coagulazione del sangue, nella difesa immunitaria...;

- Il tessuto adiposo bruno è presente in basse quantità nell'adulto, ed è formato da cellule con caratteristiche diverse da quello bianco che lo rendono particolarmente disponibile al metabolismo cellulare grazie alla presenza dei mitocondri. Ha una funzione importante nella termogenesi da freddo, senza brivido.

Il tessuto adiposo dell'uomo ha la capacità di trasformare gli adipociti bianchi in adipociti bruni e viceversa, meccanismo che avviene grazie all'esercizio fisico, riducendo l'espressione del gene mitocondriale e l'assorbimento di glucosio. [107]

22 L'effetto dell'HIIT continua anche dopo l'attività fisica?

L'attività fisica produce immediati aggiustamenti fisiologici, dall'aumento del battito, alla temperatura, alla frequenza della respirazione, ma quando l'attività si interrompe ci vuole del tempo per tornare ai livelli basali pre-esercizio: il corpo non è un motore che si spegne all'istante.

L'attività fisica, ha due momenti di richiesta energetica: la fase attiva e il recupero. L'EPOC (Excess Postexercise Oxygen Consumption), cioè il consumo di ossigeno in eccesso post-allenamento, si può considerare come un indice per misurare l'aumento del consumo di ossigeno a seguito di un'attività.

È quella quota in più che soddisfa ciò che, nel secolo scorso, era chiamato "debito di ossigeno" e che dai primi anni '80 è stato modificato in EPOC. [116, 117] L'effetto e la durata dell'EPOC dipendono dall'intensità e dalla durata complessiva dell'esercizio. [118, 119]

L'entità dell'EPOC sembra essere legata al grado di esaurimento della fosfocreatina (PCr), al reintegro di O_2 nel sangue e nei muscoli, alla rimozione del lattato e altri metaboliti, all'aumento della temperatura corporea e alle catecolamine circolanti. Si sono individuati 120 fattori, strettamente collegati agli adattamenti fisiologici cronici dell'atleta e al sesso, che influiscono ampiamente sulla durata dell'EPOC, che ha una durata ampiamente variabile, da 15 minuti alle 48 ore. Oltre ai fattori elencati in precedenza contano anche la tipologia dell'attività svolta, la posizione del corpo, il contributo neuromuscolare, il livello di VO_2 raggiunto. [121, 122]

Anche se avviene spesso a riposo l'EPOC è una fase attiva dell'organismo, che sta tornando in una fase di omeostasi, consumando notevoli quantità di ossigeno.

In sintesi l'EPOC consente di:
1) Ripristinare le risorse energetiche rappresentate dalla fosfocreatina (CPr) e dall'adenosina trifosfato (ATP). In questa fase anche il lattato nel torrente ematico contribuisce al ripristino delle energie dove, dopo la conversione in piruvato, verrà convertito nuovamente in glucosio nel fegato dal "Ciclo di Cori"; l'organismo avvia contemporaneamente la glicogenosintesi per il ripristino del glicogeno utilizzato durante l'attività fisica a partire dal glucosio. [59, 123]

2) Ripristinare i livelli fisiologici. Tutti i valori modificati durante l'esercizio torneranno ai livelli basali, tra i principali:
- Temperatura corporea;
- Frequenza cardiaca;
- Frequenza respiratoria;
- Ossigenazione tessuti, muscolo, plasma;
- Riequilibrio salino tra calcio, sodio, e potassio;
- Bilanciamento ormonale dopo l'aumento dell'attività tiroidea e surrenale.

I tempi dell'EPOC sono diversi e si dividono in una fase veloce ed una fase lenta.

Nella valutazione del recupero post esercizio sia la frequenza cardiaca che il lattato appartengono alla fase veloce, pertanto le variazioni potranno essere valutate solo nell'ora successiva.

Il metabolismo basale, le catecolamine circolanti e gli ormoni appartengono alla fase lenta, alcune ore, ma sono di difficile valutazione al di fuori dei laboratori.

EPOC
Excess Postexercise Oxygen Consumption ovvero il Consumo di ossigeno in eccesso post-allenamento si calcola da momento dell'interruzione dell'esercizio fino al momento di ritorno ai valori basali pre-esercizio. Attività più intense avranno un EPOC più lungo nel tempo.

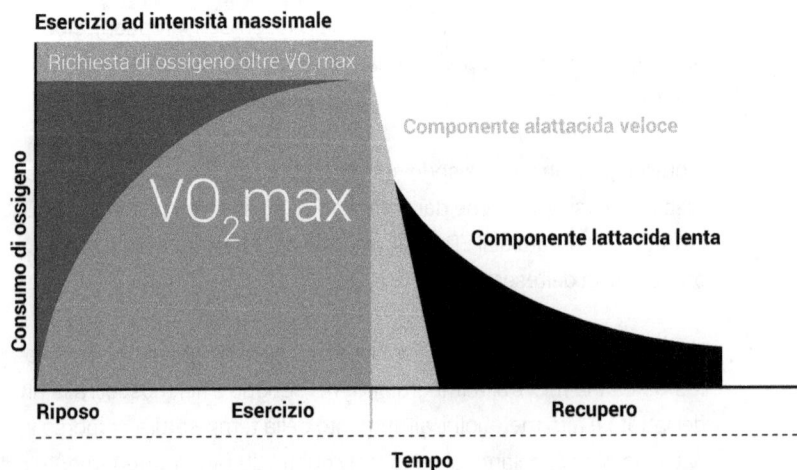

Esercizio ad intensità massimale

Richiesta di ossigeno oltre VO₂max

Componente alattacida veloce

VO_2max

Componente lattacida lenta

Consumo di ossigeno

Riposo — Esercizio — Recupero

Tempo

Alcune ricerche hanno indicato delle relazioni tra l'EPOC e l'esercizio fisico effettuato considerando la frequenza cardiaca dopo un recupero di 1 minuto, la curva del recupero, la durata complessiva o lo sforzo percepito con RPE. [121, 124, 125]

23 Quante volte alla settimana si deve fare l'HIIT?

L'HIIT è una delle tante possibili modalità dell'esercizio fisico e segue quindi le
regole della fisiologia. Di conseguenza la frequenza settimanale e la durata in
settimane dell'allenamento dipendono dal tipo di adattamento che si ricerca.
Nel capitolo 6 vedremo molti esempi, in modo che sarà poi facile identificare
quello che più si addice al proprio caso.
In generale, nel rispetto dei principi della metodologia dell'allenamento e delle
basi molecolari per gli adattamenti indotti dall'esercizio fisico, si possono
indicare 2 allenamenti settimanali per un minimo di 8 settimane per i
principianti, e fino a 5/6 allenamenti settimanali per un minimo di 12 settimane
per i livelli più avanzati. [126, 85, 72, 127, 128, 44, 129]
Casi più complessi necessitano di maggiori dettagli, come vedremo in seguito;
diamo ora qualche informazione in più per far comprendere i complessi
meccanismi che sono dietro ai due semplici numeri che abbiamo enunciato.
Gli adattamenti, cioè le modificazioni croniche dell'organismo, si dividono in
centrali e periferici, e hanno tempi e modalità diverse per consolidarsi. In linea
generale l'HIIT consente adattamenti centrali più lenti, mentre quelli periferici
sono più rapidi. Partiamo da questi.

- **Adattamento enzimatico:** 2-4 settimane. Un adattamento enzimatico nei
  processi aerobici del ciclo di Krebs, per esempio, consente di avere una
  produzione energetica più veloce di tipo aerobico.

- **Adattamento muscolo-scheletrico:** 4-6 settimane. Il muscolo scheletrico è
  un tessuto estremamente versatile, che reagisce rapidamente all'esercizio di
  forza stimolando la sintesi del tipo e della quantità delle proteine contrattili
  responsabili dell'ipertrofia muscolare aumentando la massima capacità
  contrattile del muscolo. Questa fase attiva meccanismi di segnalazione,
  e specifiche sequenze genetiche del DNA fino a generare una serie di
  aminoacidi che possono formare nuove proteine. Il volume di allenamento,
  l'intensità e la frequenza sono i fattori che attivano questi processi in
  maniera differente in base allo stimolo specifico.

- **Efficienza e densità mitocondriale:** non meno di tre allenamenti alla
  settimana per 8-12 settimane. Gli adattamenti a carico dei mitocondri
  hanno tempi di adattamento più lunghi, poiché sono richiesti sia stimoli
  intensi che quantità importanti in volume, così come la velocità di trasporto
  dell'ossigeno da emoglobina e mioglobina e il volume di sangue immesso
  nel torrente ematico ad ogni battito. [129] Sono causati dall'allenamento di
  endurance, che provoca una varietà di cambiamenti metabolici e morfologici,
  inclusa la biogenesi mitocondriale, la trasformazione del tipo di fibra
  muscolare ed il metabolismo del substrato energetico.

Questi adattamenti richiedono meccanismi energetici e molecolari distinti,
e pertanto per l'atleta il miglioramento sarà un processo continuo dove ogni
adattamento sarà in grado di poter esprimere le funzionalità solo se anche altri
adattamenti si sono consolidati nella stessa modalità. [11]

Non cercare
gli allenamenti di altri,
l'HIIT si deve modellare
su di te

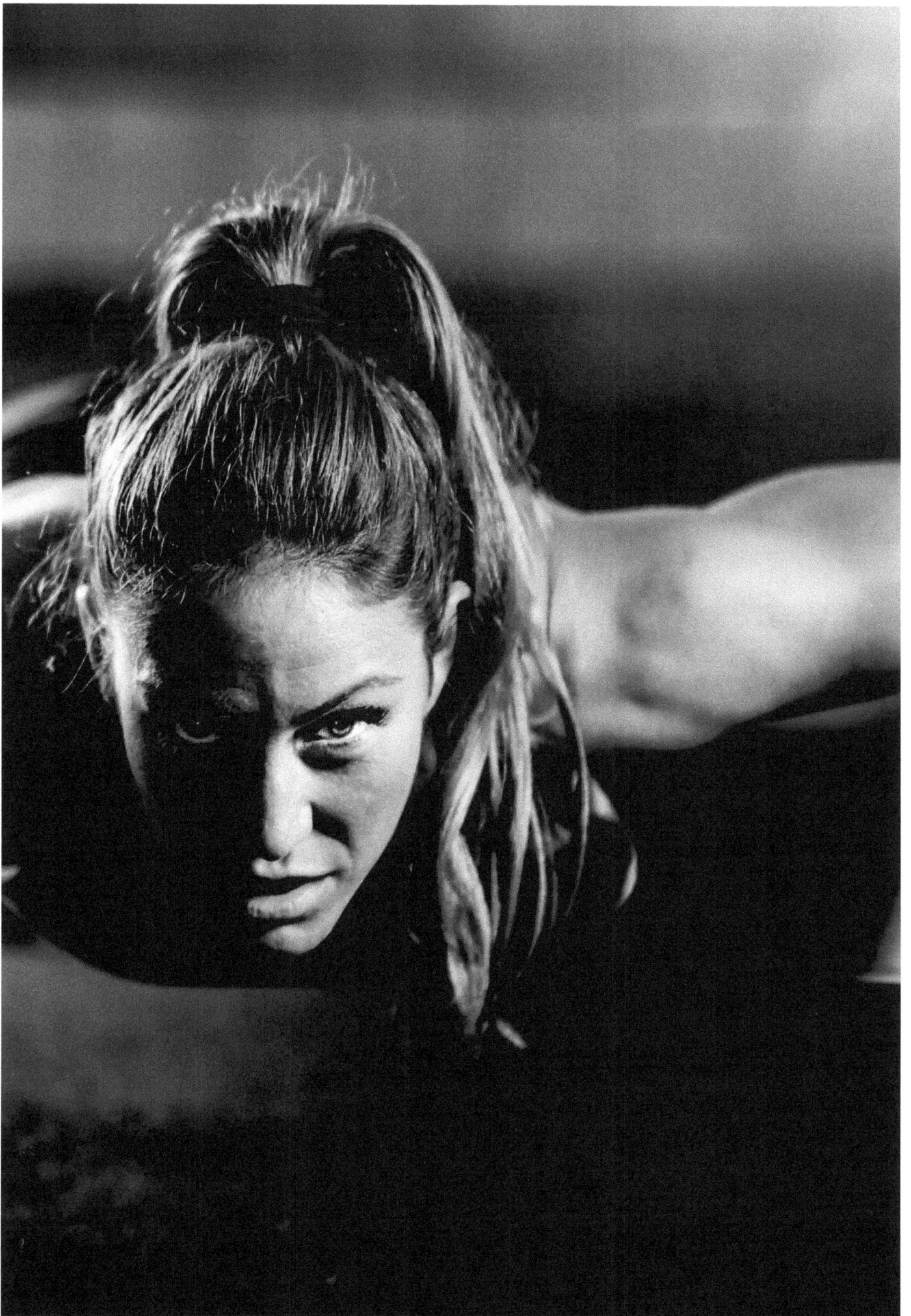

24 Dopo l'HIIT si possono fare pesi?

La risposta è sì e no, perché tra forza e resistenza alcune modalità di allenamento interferiscono tra loro, ed è quindi importante vedere nel dettaglio cosa e come fare per ottimizzare gli adattamenti e migliorare le prestazioni.

L'attività di forza con sovraccarichi, con o senza la ricerca dell'ipertrofia, ha infatti necessità di stimoli e modalità differenti dall'allenamento di resistenza, che si posiziona ad una opposta estremità. Ma l'HIIT consente di ottenere adattamenti fisiologici comparabili ad alcune modalità di allenamenti di endurance e di contribuire al miglioramento della performance anche in atleti tendenzialmente orientati in attività totalmente neuromuscolari, con meccanismi energetici tendenzialmente anaerobici.

L'allenamento concorrente, o concomitante, è una modalità possibile solo per gli atleti di alto livello, che può consentire la ricerca di nuovi adattamenti a supporto di quelli esistenti. [130]

Le richieste sport-specifiche hanno anche l'esigenza di combinare azioni neuromuscolari (salti, balzi, sprint) ad azioni cicliche ed acicliche continuate (corsa continua, cambi di direzione), l'HIIT viene spesso inserito per emulare le situazioni reali in campo anche grazie a SSG (small side games), piccoli giochi con la palla.

L'allenamento di forza, anche se apparentemente non correlato con la prestazione, è invece correlato con la riduzione di infortuni. Sia nelle attività di endurance che in quelle di forza è quindi ritenuto necessario l'abbinamento di allenamenti concorrenti per la ricerca di adattamenti funzionali alla prestazione ed alla prevenzione. Questa esigenza è però oggetto di dubbi applicativi a causa di un potenziale "effetto di interferenza" che può avvenire in un allenamento concorrente, o concomitante, di resistenza e forza e sembra essere principalmente influenzato dall'interferenza dei percorsi molecolari degli adattamenti sottostanti da ciascun tipo di segmenti di allenamento. [131]
Tuttavia, sembra che siano l'alto volume, l'intensità moderata e continua, la frequenza dell'allenamento, così come la storia e il background dell'atleta ad avere un forte impatto sulla potenziale interferenza, non l'allenamento concorrente in sé. [133]

Diverso è però il caso dell'HIIT, e maggiormente dei SIT, poiché la richiesta di sforzi brevi e intensi (con recuperi attivi) potrebbe non influire negativamente sugli adattamenti di forza, consentendo l'allenamento contemporaneo senza compromettere i risultati dell'allenamento, se l'HIIT venga eseguito dopo l'allenamento di forza. [134, 130, 135, 73]

Ricerca

Effetto interferenza
Alcuni studi hanno dimostrato che l'allenamento concorrente di endurance, inteso a velocità costante e intensità moderata, può compromettere l'ipertrofia muscolare e la potenza se confrontati con allenamenti di sola forza; viceversa, negli allenamenti di forza non sembrano esserci simili negativi nel VO_2max suggerendo probabili effetti positivi nell'endurance. [132]

25 Quale digiuno è compatibile con l'HIIT?

Dipende innanzitutto da quale tipologia di digiuno. Le evidenze del digiuno con l'attività fisica intensa e l'HIIT sono molto recenti, e talvolta discordanti.

Tuttavia alcuni studi hanno indicato che l'allenamento in stato di digiuno è più efficace di un identico allenamento in condizioni di nutrizione per la tolleranza al glucosio nonché per indurre adattamenti utili a migliorare la sensibilità all'insulina, mentre non sembrano esserci conferme chiare sulla perdita di grasso in condizioni di digiuno. [136, 137, 138, 139]

Quando si tratta di perdere chili indesiderati e rielaborare il rapporto grasso-muscolo, l'allenamento l'HIIT associato al digiuno intermittente è una in genere una scelta prevalentemente spontanea.

Approfondimenti

Esercizio e digiuno
L'esercizio a digiuno ha recentemente raccolto interesse poiché sembra indurre adattamenti metabolici superiori nei principali tessuti periferici, ma si deve considerare che la corretta alimentazione pre-esercizio aumenta le prestazioni rispetto alle condizioni di digiuno. Considerando questi effetti apparentemente divergenti sulle prestazioni e sul metabolismo vediamo quali possono essere le considerazioni applicabili, iniziando dalle diverse forme di digiuno presenti in letteratura. [140, 141, 142, 143]

Digiuno a giorni alterni
Questi regimi comportano una alternanza di giorni di digiuno (senza cibi o bevande contenenti energia) con giorni di consumo (cibi e bevande consumati ad libitum).

Regimi di digiuno modificati
I regimi modificati consentono il consumo del 20-25% del fabbisogno energetico nei giorni di digiuno programmati. Questo regime è alla base della popolare dieta 5: 2, che comporta una forte limitazione energetica per 2 giorni non consecutivi alla settimana e ad libitum mangiando gli altri 5 giorni.

Alimentazione limitata nel tempo
Questi protocolli consentono l'assunzione di energia ad libitum all'interno di finestre specifiche, che induce periodi di digiuno su una base di routine. In questa fascia si inserisce il 16:8, ovvero 16 ore di digiuno, solitamente dalle 19 alle 11 del giorno successivo

Digiuno religioso
Per scopi religiosi o spirituali si intraprende un'ampia varietà di regimi di digiuno. Il Ramadan prevede il digiuno dall'alba al tramonto durante i mesi sacri, la pratica alimentare più comune è quella di consumare un pasto abbondante dopo il tramonto e un pasto leggero prima dell'alba, pertanto, la festa e i periodi veloci del Ramadan sono di circa 12 ore.

I seguaci dei Santi degli Ultimi Giorni di solito si astengono dal cibo e dalle bevande per lunghi periodi di tempo.

Alcuni Avventisti del settimo giorno consumano gli ultimi due pasti giornalieri nel pomeriggio, con un intervallo di digiuno notturno prolungato che può essere biologicamente importante.

26 Il digiuno intermittente compromette l'HIIT?

Oggi le informazioni disponibili sulle varie modalità di digiuno intermittente sono particolarmente facili da trovare sulla rete, nell'ultimo decennio l'argomento è in crescente popolarità, ma a livello scientifico c'è una carenza di supporto sulle modalità e sulle raccomandazioni per la salute, e ancor più limitate sono le informazioni che riguardano il digiuno abbinato all'attività fisica. [144, 145]

La maggior parte delle prove scientifiche per i benefici per la salute del digiuno intermittente sono state eseguite principalmente su roditori maschi, mentre le ricerche sull'uomo sono state in gran parte limitate a studi osservazionali di digiuni religiosi (per esempio durante il Ramadan), a studi trasversali su modelli alimentari associati con risultati sulla salute e a studi sperimentali con campioni di dimensioni modeste.

Considerando i risultati, a volte contrastanti, non è quindi indicato pensare a questa modalità come a un'effettiva strategia abbinata all'allenamento mentre, in atleti di élite e lontani dalle performance, potrebbe essere valutata come modalità per la ricerca di nuovi adattamenti, in un'ottica di marginal gains.

Come di consueto scendiamo nel dettaglio. Durante il periodo di digiuno le fonti energetiche predominanti sono rappresentate dagli acidi grassi liberi (Free Fatty Acid FFA), dai corpi chetonici, dal glucosio derivato dal glicogeno epatico e dalla gluconeogenesi.

Durante l'esercizio gli FFA forniscono un contributo considerevole al metabolismo energetico, per la maggiore disponibilità di questi substrati nel plasma causato dall'aumento dei livelli dell'adrenalina e dalla diminuzione delle concentrazioni di insulina nel sangue.

Il digiuno promuove bassi livelli di insulina e di glicogeno epatico, quindi l'esercizio fisico di tipo aerobico effettuato durante le fasi di digiuno potrebbe favorire un aumento dell'utilizzo del grasso come substrato energetico, se confrontato con l'esercizio eseguito nello stato di alimentazione ordinaria. [146]

È quindi necessario comprendere il fine ultimo che ricerca l'atleta poiché l'alimentazione pre-esercizio sembra intervenire positivamente solo nella performance di attività aerobica prolungata oltre 60 minuti. [147]

Per quanto riguarda il metabolismo, l'esercizio a digiuno mobilita l'utilizzo di FFA e attiva le vie di segnalazione che regolano in modo benefico gli adattamenti metabolici nei muscoli scheletrici, mentre l'alimentazione pre-esercizio rende inefficaci tali effetti. [139, 148]

27 Come rispetto l'intensità dell'HIIT?

Il metodo EBT, basato sugli studi esistenti, indica di mantenere il parametro dell'intensità come valore di riferimento. Così si riduce sensibilmente il margine di errore trasportando lo studio scientifico al campo ma, per essere precisi nell'applicazione occorre introdurre una modalità di autovalutazione che consenta di identificare il momento dell'interruzione.

In passato, per alcuni sport, soprattutto individuali ciclici, si è adottata per generazioni quasi univocamente la strategia del *volume* come parametro fondante dell'allenamento, e l'*intensità* era considerata solo una sottomodalità per alcune fasi del microciclo. Oggi l'obiettivo è invece puntare allo *stimolo ottimale*, che è la chiave per il raggiungimento di nuovi adattamenti, obiettivo che diventa ancor più critico per gli atleti di élite, che hanno margini di miglioramento limitati. [29, 149, 150]

Se analizziamo uno studio tra i più noti, il Tabata, vediamo che anche in quel caso, come nella maggioranza degli studi HIIT, ogni persona soggetta al protocollo doveva terminare le 8 ripetizioni mantenendo il 170% del VO_2max.

Le prime settimane del protocollo di ricerca non tutti i partecipanti erano in grado di arrivare alla ottava ripetizione, quindi venivano fermati.
L'intensità deve sempre essere sempre esattamente quella prescritta dal protocollo, lo sforzo richiesto non deve cioè essere troppo duro ma nemmeno troppo leggero.

Quando, infatti, i partecipanti al test riuscivano a compiere l'8^ serie, cioè pedalando per 20" a 85 rpm sul cicloergometro al 170% della potenza al VO_2max, quindi senza decremento di performance in tutto l'esercizio, si aumentava il carico di 11 watt.

Quindi non si deve pensare al classico allenamento "di 12 ripetizioni", ma a un protocollo che prescrive "fino a che rimani a questa intensità, al massimo di 12 ripetizioni". Non è un passaggio di poco conto, come vediamo nel grafico:

No pain, no gain?

"Se il duro lavoro porta a buone prestazioni, un lavoro più duro porterà risultati ancora migliori" è un mantra ben noto negli ambienti dell'allenamento, pur se non più supportata da nessuno studio scientifico. Tanto vale per la più famosa *"No pain, no gain"*, parte integrante di molte credenze degli allenatori.
Il Fisiologo americano Brent S. Rushall ha più volte criticato a livello mondiale allenatori, federazioni e organizzazioni perché diffondevano metodologie "self-belief", pseudoscienze con spiegazioni basate sulla credenza e non sui dati. Rushall ha creato un modello di allenamento evidence-based di HIIT che ha denominato USRPT particolarmente noto nel campo del nuoto. [151]

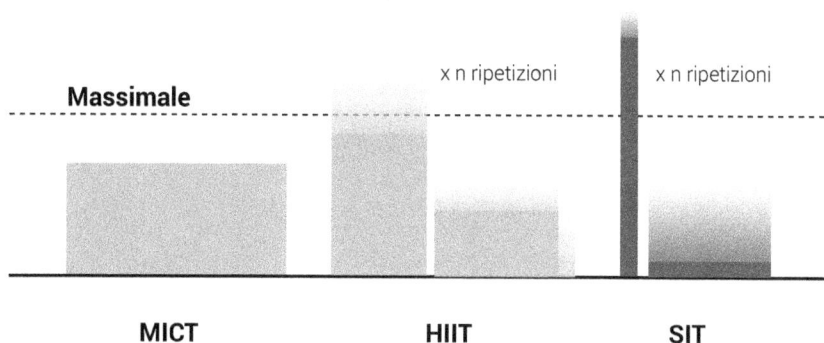

Allenamenti a volume e non
L'allenamento a bassa intensità per ampi volumi è denominato MICT, quello ad ala intensità, intervallato, HIIT e quello molto corto e con intensità sovramassimali SIT (Sprint Interval Training).

28 Se non mantengo l'intensità devo interrompere?

Per mantenere l'intensità prescritta, responsabilizzare l'atleta e focalizzarsi sempre meno sui volumi, numerosi protocolli evidence-based hanno inserito alcune modalità, tra le quali:
- *Rest when you need:* riposa quando ne senti il bisogno;
- *Stop at the second failure:* fermati dopo due fallimenti consecutivi;
- *Stop, rest and start an extra to the max:* fermati, recupera e riparti per un extra al massimo sforzo.

Un'applicazione pratica di queste regole è trovare il sistema per avvisare l'atleta la prima volta che esegue una ripetizione a un'intensità non corretta; questo gli permette, il più delle volte, di tornare ai livelli precedenti e riprendere l'allenamento, poiché la fatica percepita non è un fattore fisiologico ma psicologico, spesso causato dall'affaticamento mentale. Una nuova motivazione estrinseca, cioè da parte dell'allenatore, consentirà all'atleta di ritornare ai livelli precedenti. [152, 153]

Nel caso in cui anche dopo questa azione dovesse arrivare ad un secondo fallimento, allora la serie si deve interrompere.

Se nelle fasi iniziali dell'HIIT le serie si dovessero interrompere con eccessivo anticipo, si inserisce anche l'opzione del *"Fermati, recupera, riparti al max"*, nel totale rispetto dei 15 minuti nella red-zone.

Doppio fallimento
Con questa modalità l'atleta sarà concentrato e motivato a confermare ad ogni ripetizione il suo obiettivo: tempo o watt o cadenza o entrambi.
Se sbaglia una volta viene richiamato, se sbaglia due volte di seguito interrotto.

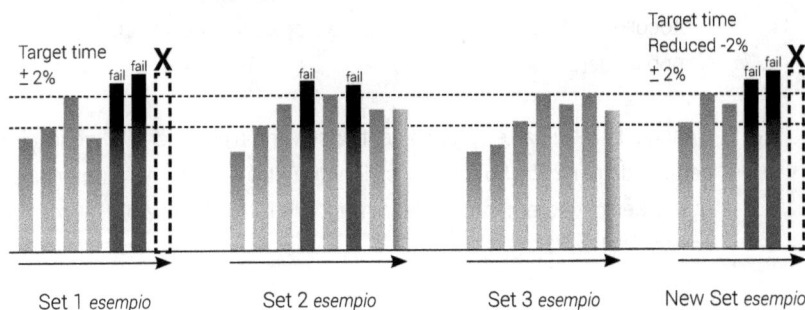

29 Esiste un protocollo più efficace di altri?

No, non esiste. A questa domanda non può esistere una risposta diversa. L'HIIT può essere manipolato con centinaia di diverse combinazioni, ma ogni volta sarà un HIIT diverso dal precedente. Puoi scegliere SIT da 6" e recuperi da 10, 30, 180 secondi.

Puoi fare recuperi attivi o passivi. Oppure puoi scegliere degli HIIT lunghi da 2 minuti e fare recuperi passivi da 10" oppure da 60, 90, 120 secondi attivi. Puoi scegliere recuperi attivi con il cammino, con la corsa leggera e fino quasi a toccare la soglia anaerobica. Puoi farli con tante semplici variazioni, ma che produrranno complesse interazioni e risultati opposti tra loro.
L'HIIT non è un allenamento da fare con tabelle ma un allenamento che si deve progettare, solo che si progetta al contrario: parti da quello che vuoi ottenere.

Ecco qualche esempio:

- Se vuoi fare una maratona ma oggi il tuo problema è che più di 10km non riesci a correre allora metterai a punto un tuo modello di HIIT per gli adattamenti centrali.
- Se invece tu la maratona la fai già ma soffri tantissimo negli ultimi 10 chilometri allora il tuo HIIT sarà orientato al risparmio di glicogeno.
- Se invece non hai questo problema solo che perdi sempre terreno nelle fughe allora farai un HIIT che mantiene i tuoi punti di forza ma lavora per farti ottenere nuovi adattamenti che ti faranno passare più velocemente da un sistema più lento, aerobico, ad uno più veloce, anaerobico.
- Se invece il tuo problema è che perdi il gruppo di testa fin dalla partenza e poi non riesci a riprenderli allora lavorerai su HIIT più enzimatici e glicolitici, su SIT più intensi ed abbinerai dei lavori concomitanti neuromuscolari.

Se invece non fai la maratona ma sport di combattimento. Ti sembrerà strano ma è la stessa cosa. Ai tuoi metabolismi energetici non importa più di tanto se sei sul ring o sulla pista o in vasca. L'HIIT ti aiuterà comunque.

30 Quali sono le terminologie dell'HIIT?

Hai ragione, questo crea confusione. Negli anni tanti studi sono stati pubblicati e qualche volta i ricercatori hanno dato nuove definizioni a situazioni già esistenti, con qualche fraintendimento.
Mettiamo tutto insieme e cerchiamo di tenerlo a mente:

- **HIIT**, High Intensity Interval Training. Allenamento intervallato ad alta intensità, chiamato nel passato anche con la variante HIT.
- **Interval Training**. Allenamento intervallato, può essere un allenamento variato casuale (tipo Fartlek) o variato con tempi prefissati.
- **Intermittent Training**. Allenamento intermittente, si intende come un interruttore "on/off" ovvero quando dopo la fase intensa ci si ferma con un recupero passivo.
- **HIFT,** High Intensity Functional Training. Allenamento funzionale ad alta intensità, si intende l'allenamento HIIT basato su esercizi a corpo libero.
- **HIPT**, High Intensity Power Training. Allenamento di potenza ad alta intensità, si basa su protocolli HIIT ma con sovraccarichi e movimenti veloci.
- **SIT**, Sprint Interval Training. Allenamento di sprint ad intervalli, viene ritenuto quello fatto a velocità massimali (all-out) fino a 10" o comunque fino al massimo di 30".
- **MICT**, Moderate Intensity Continuous Training. L'allenamento continuo a moderata intensità, in steady state. Solitamente è l'allenamento più tradizionale con il quale si mette a confronto l'HIIT negli studi scientifici.
- **RSA**, Repeated Sprint Ability. Abilità di ripetere sprint, si usa soprattutto negli sport di squadra che prevede anche abilità sport specifiche, ad esempio ripetuti cambi di direzione.
- **SSG**, Small Sided Games. Giochi a piccolo lato, una modalità di allenamento HIIT sviluppata negli sport di squadra che hanno un campo da gioco e che possono, talvolta, anche usare la palla.

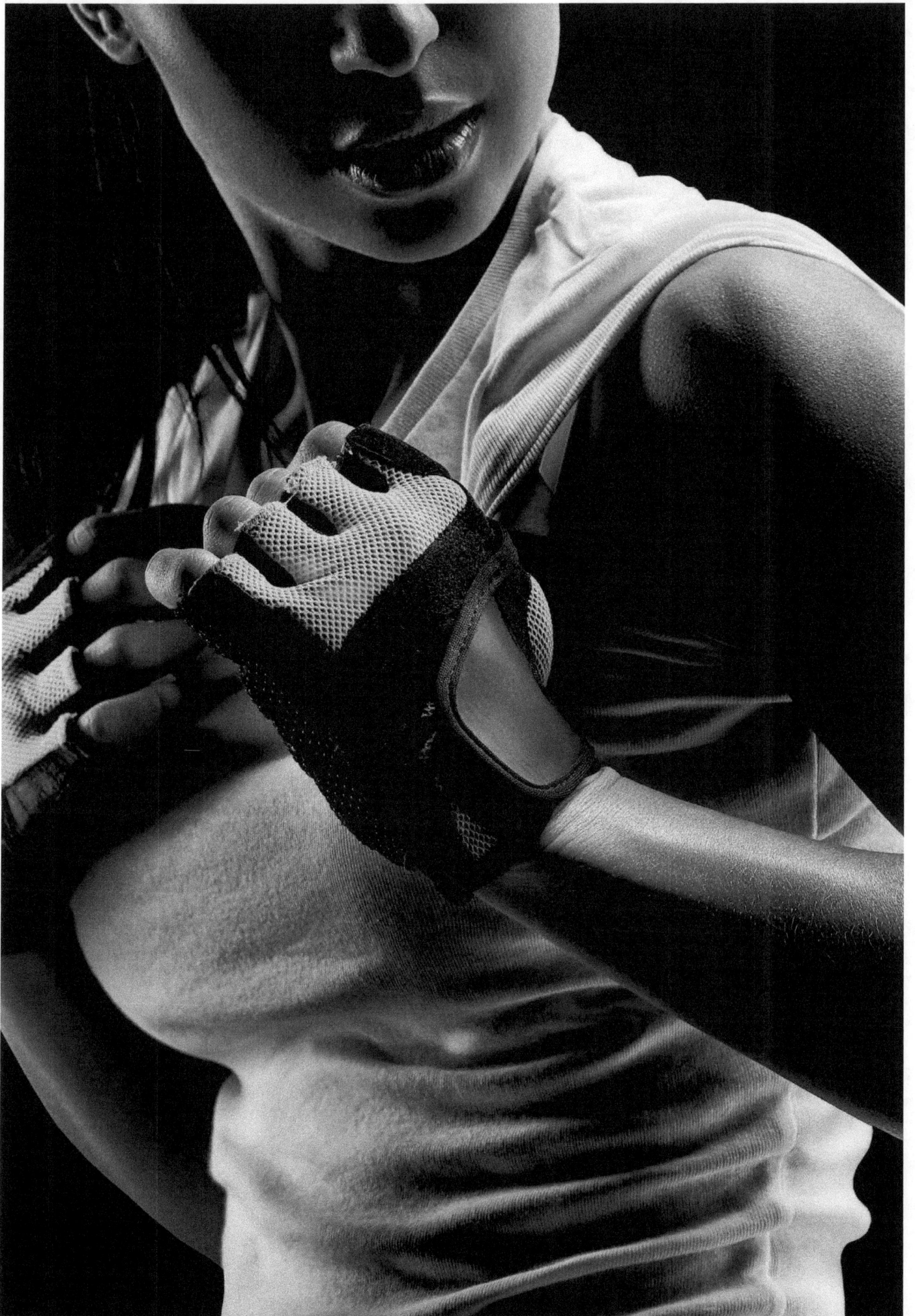

3

Prima dell'HIIT

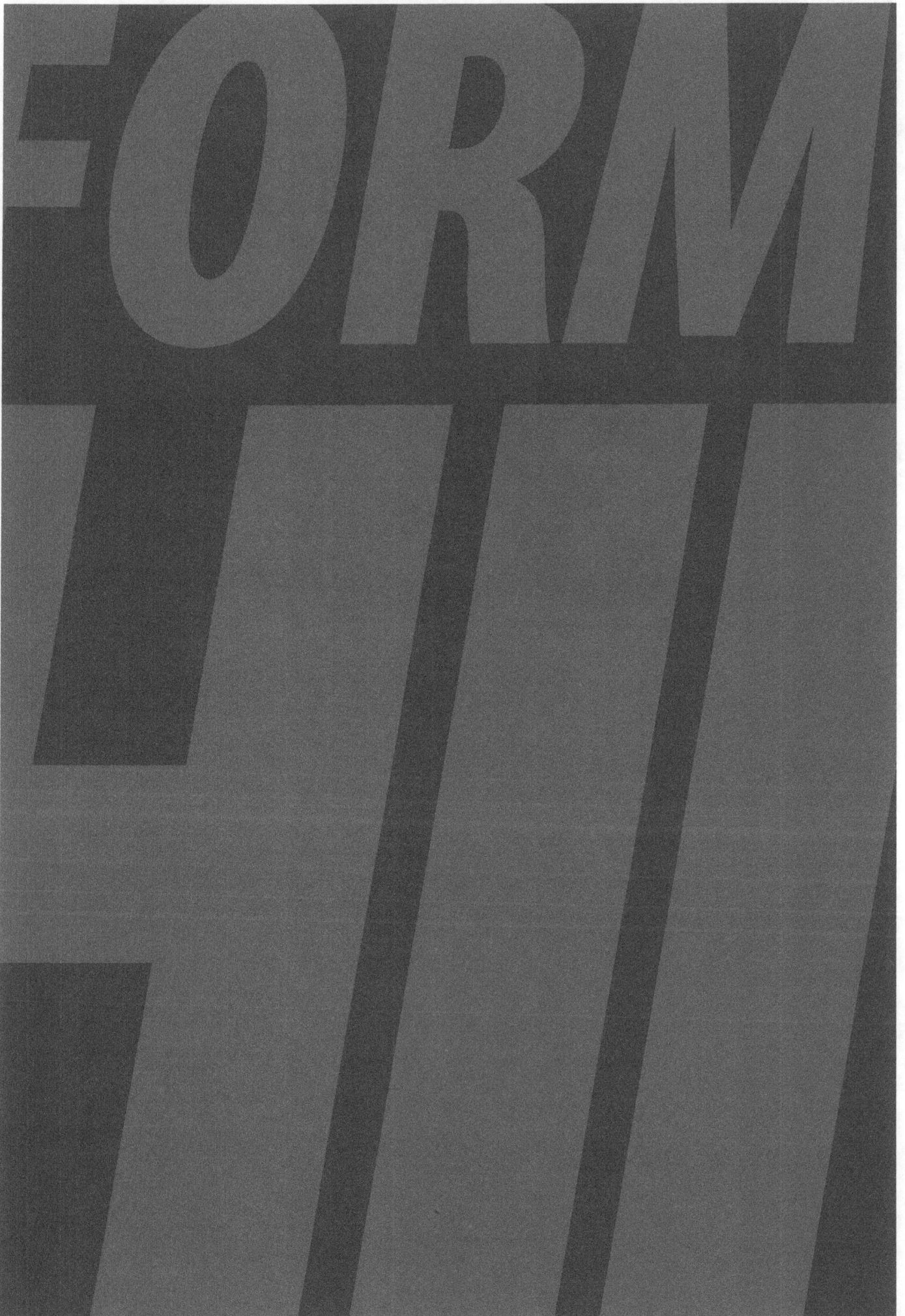

Evidence Based Practice

La definizione più comune della Evidence Based Practice (EBP), cioè la pratica basata sull'evidenza, nasce dalla medicina, ed è stata enunciata dal dottor David Sackett: "È l'uso coscienzioso, esplicito e giudizioso delle attuali migliori prove nel prendere decisioni sulla cura del singolo paziente. Significa integrare l'esperienza clinica individuale con le migliori evidenze cliniche esterne disponibili dalla ricerca sistematica". [154]

Ambiente e contesto dell'organizzazione

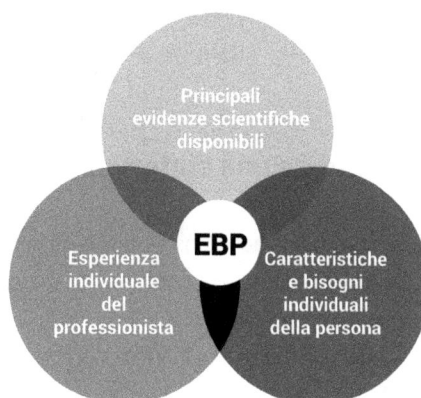

Principali evidenze scientifiche disponibili

EBP

Esperienza individuale del professionista

Caratteristiche e bisogni individuali della persona

Evidence Based Practice
Non è mai "solo ricerca" perché è una interazione continua e costante che lega la ricerca, le necessità individuali, le esperienze ed il contesto di lavoro.

L'evidenza non prende la decisione, ma nel caso della medicina può aiutare a sostenere il processo di cura. La piena integrazione di queste tre componenti nelle decisioni cliniche migliora le opportunità per cogliere risultati clinici ottimali e migliorare la qualità della vita. La pratica basata sull'evidenza richiede nuove competenze, inclusa una ricerca bibliografica efficiente e l'applicazione di regole formali di evidenza nella valutazione della letteratura.

Con l'avvento della forte applicazione del metodo scientifico nelle scienze dello sport la pratica basata sull'evidenza è oggi diventata fondamentale per mantenere un focus sull'atleta; per applicarla occorre, in sintesi, rispettare questi punti:

1 Partire dall'atleta

Questo è il punto di inizio, occorre infatti individuare il problema e porsi domande pertinenti e rilevanti sull'atleta, valutando tutti gli aspetti. Un solo punto di vista potrebbe portare a risultati limitati, e una visione troppo ampia potrebbe fornire informazioni eccessive, quindi fuorvianti. Le domande devono poi portare a risposte che si possano trasformare in un trattamento, una metodologia, una periodizzazione.

2 Trovare le evidenze

Questo punto rappresenta il cuore della ricerca vera e propria, si devono cercare, catalogare le principali evidenze scientifiche sull'argomento. È consigliato seguire la piramide delle evidenze (vedi capitoli introduttivi) partendo dalle review e poi cercare il dettaglio nei singoli studi, non viceversa. Con la pratica si potrà diventare esperti analizzare nuove ricerche in tempi rapidi e con il minimo errore, senza farsi influenzare dalle opinioni personali.

3 Analisi critica

A questo punto si deve entrare nel merito dei singoli studi con spirito critico, valutandoli per la qualità, per l'autorevolezza della rivista e per numero di citazioni, considerando tutto ciò che si ritiene valido per dare il giusto peso alle informazioni. Non tutto quello che si trova sarà poi applicabile oppure, semplicemente, utile al proprio tuo atleta.

4 Creare una sintesi applicabile

Occorre poi eseguire una sintesi delle informazioni raccolte. Anche questo passaggio implica una propria elaborazione critica poiché si dovrà fare una selezione importante e delicata, associare le prove scientifiche alla propria esperienza di campo, capire e prevedere l'applicabilità dei metodi considerando il contesto dove si opera e la strumentazione che si possiede. Infine si deve considerare la possibilità e la capacità dell'atleta di applicarli; ogni elemento dovrà essere incluso in questo complesso ragionamento.

5 Valutare i risultati

In quest'ultimo passaggio si torna all'atleta. È necessario valutarlo nelle condizioni di pre e post trattamento, per verificare la rispondenza dose-risposta. Occorre quindi valutare i risultati del metodo applicato riflettendo sui passaggi da 1 a 4, mirando continuamente al miglioramento delle performance. [154]

L'EBP si basa su una serie di concetti progressivi, il primo dei quali è che per trattare un problema fisico osservato in un paziente o in un atleta, il terapeuta o il trainer deve avere accesso alle risorse pertinenti e attuali. L'approccio deve essere identico e interessare trasversalmente tutte le professioni: dal medico al fisioterapista, dal preparatore al nutrizionista, dall'allenatore al biomeccanico. Al centro c'è la persona con le sue esigenze, ai margini del cerchio i vari professionisti che rispondono alle domande con la stessa lingua.
I preparatori atletici o gli allenatori sono il più delle volte il contatto di prima linea tra un atleta e tutti i trattamenti metodologici o le cure mediche professionali richieste. Un allenatore è responsabile di questi diversi problemi di

allenamento fisico così come è responsabile della prevenzione degli infortuni; con il preparatore e un fisioterapista assiste nella gestione quotidiana e nella riabilitazione di un infortunio atletico.

Prima dell'avvento di internet, e comunque quando ancora non esistevano motori di ricerca completi e specifici per la ricerca scientifica, tutto era limitato alle risorse della biblioteca, con materiale cartaceo non sempre aggiornato. Altra modalità di aggiornamento, spesso la più comune, era la partecipazione a congressi annuali o, più frequentemente, la diretta consultazione tra colleghi e professionisti. Oggi invece non esiste più limite alla conoscenza scientifica, ora tutto è disponibile per allenatori, terapeuti e scienziati sportivi. Ogni risposta per l'atleta è a portata di un click, sia per quanto riguarda la terapia che la performance. Il problema semmai è opposto: la quantità di informazioni disponibile è immensa, e il rischio è quello di non saper capire come selezionarle e svolgere un'analisi critica su un particolare problema. C'è anche un limite di base: si stima che per rimanere aggiornato un allenatore sportivo dovrebbe leggere tra dieci e venti articoli scientifici al giorno, un impegno insostenibile per la maggior parte dei professionisti dello sport, viste le esigenze pratiche e le responsabilità quotidiane.

Per comprendere che la pratica basata sull'evidenza è un metodo scientifico deduttivo che può diventare alla portata di tutti, e che si può implementare fin da domani, si può trarre spunto dalle puntate del Dr. House. Guardare una puntata del famoso serial fa capire, infatti, come deve lavorare un team: analizza il problema; formula un'ipotesi; elenca tutte le possibili conseguenze, anche quelle più remote; osserva il fenomeno; applica delle procedure; verifica i risultati. In un ciclo virtuoso. Tutto questo è finzione cinematografica nel Dr. House, ma realtà nell'Evidence Based Practice.
Significa quindi partire da dati certi (appunto le evidenze scientifiche), lavorare in team con competenze trasversali, ragionare per esclusione e deduzione. Eliminare le soluzioni meno probabili e focalizzarsi su quelle più realistiche, effettuare test specifici e coerenti con l'obiettivo. Valutare i dati, ragionare sulle opzioni. Arrivare alla soluzione. È medicina? No, è il metodo scientifico.

Da questo momento rendiamo l'EBP una pratica perfettamente applicabile al campo, non più solo all'ambiente clinico, perché con essa possiamo perfettamente rispondere alle esigenze dell'allenamento moderno.

La quantità di informazioni disponibile è immensa, e il rischio è quello di non saper capire come selezionarle e svolgere un'analisi critica su un particolare problema.

Approfondimenti

Il metodo abduttivo del Dr. House
Dr. House è una serie TV americana nata nel 2004 e terminata nel 2012. Il protagonista, il dottor Gregory House, dai modi particolarmente atipici, offre numerosi spunti per capire il metodo scientifico. Applica, infatti, il metodo abduttivo, teorizzato dal filosofo Charles Sanders Peirce che lo considerava il primo passo del ragionamento scientifico.
Insieme ai metodi induttivi e deduttivi, costituisce le tre modalità con cui si forma il pensiero umano, per creare i ragionamenti. Un'altra interessante osservazione da fare a proposito del serial TV è la dimostrazione del "rasoio di Occam", teoria secondo la quale nella ricerca la spiegazione migliore è sempre quella più semplice. Il Dr. House, coinvolgendo il suo staff nell'analisi dei casi, sceglie la soluzione che rimane dopo aver escluso tutte le altre ipotesi. [157]

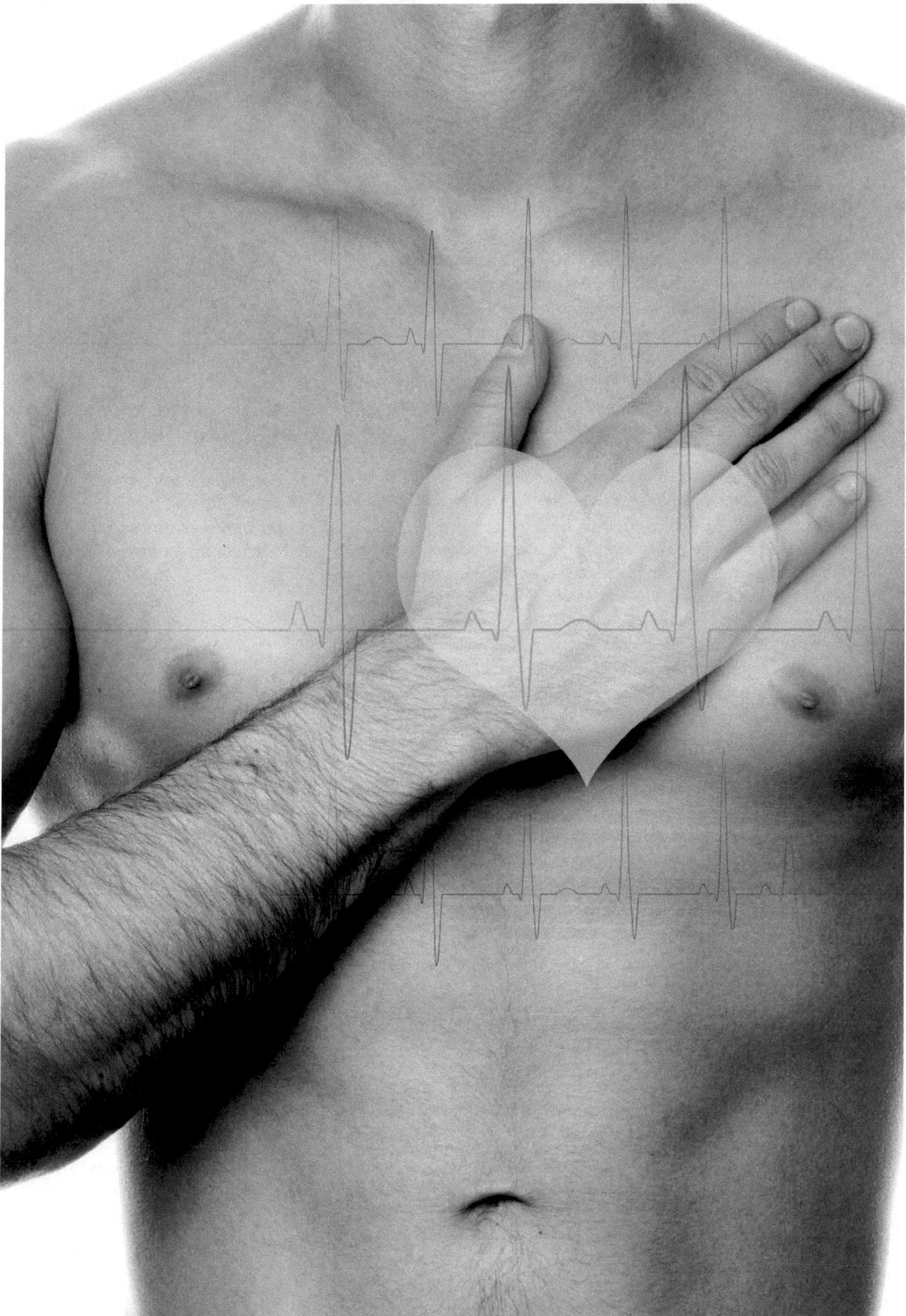

Evidence Based Training

L'Evidence Based Training (EBT), cioè l'allenamento basato sulle evidenze, sta man mano affiancando quello basato sulla sola esperienza, sia nell'applicazione che nei risultati. Allenare oggi non vuol più dire *fare un set 5x8*, ma capire *"quale adattamento fisiologico comporta una diversa articolazione di variabili in una perfetta e opportuna manipolazione di intensità, durata, frequenza, sovraccarico, recuperi…"*. Ci sono tante altre variabili da considerare, e ogni modifica anche a una sola di queste crea una risposta diversa, un diverso adattamento e, infine, un diverso risultato: un atleta stanco o un atleta vincente.

Operare scelte con le evidenze scientifiche è quindi un metodo che la medicina applica da oltre cento anni, ma nuovo per lo sport, che però sta adottando in maniera esponenziale dai primi anni duemila, con una rapida espansione. [155, 156] Allenare oggi un atleta con HIIT basandosi su cento anni di esperienza, sessanta di ricerca, in cui sono stati analizzati decine di migliaia di atleti, ci consente di affrontare la sfida sportiva con una diversa consapevolezza, in cui la competenza è una tra le più efficaci chiavi del successo.

Non è l'unica perché la ricerca non ci fornirà mai la certezza, ed è qui che l'esperienza diventa determinante, e ci garantirà di escludere quello che *sicuramente non è*.

La certezza di sbagliare

Adottare un modello di allenamento EBT che applica il metodo scientifico e che realmente si basa sulle evidenze ci rende consapevoli di sbagliare.
Nel 100% dei casi.

Se andiamo ad analizzare una pubblicazione nel campo della medicina o della scienza dello sport, vedremo che ogni studio scientifico, dimostrando gli effetti di un trattamento in acuto o cronico, abbia scartato la "casualità" del risultato, riportando i risultati a un causa; ovvero si parla dell'effetto dose-risposta.
Tutto è preciso e controllato, non ci sono zone buie.

Ma quando si passa da un cicloergometro sistemato in un ambiente controllato, a temperatura e umidità costanti, in assenza di vento e altri stimoli esterni, con tutti i parametri costantemente monitorati, all'applicazione in un altro ambito, sicuramente si introduce qualche incertezza.
Ben diverso, infatti, è quello che accadrà all'atleta, anche lo stesso atleta, quando ripeterà il test sul campo, su una pista di ciclismo, in una piscina o in una palestra in un allenamento reale di HIIT.

Qualunque sia stato il risultato dello studio scientifico che abbiamo scelto di applicare siamo consapevoli che nella trasformazione sbaglieremo, in parte o in gran parte, a seconda delle nostre scelte. Ed è grazie a questa consapevolezza

Pratica

Accetta la sfida: partenza certa, risultato incerto

In questo libro stiamo analizzando come è possibile partire da uno studio scientifico e, fatti i dovuti ragionamenti, arrivare a una sintesi che produca un allenamento sportivo che possa avere tutte le caratteristiche per avere un effetto migliore del precedente, e dell'avversario. Sbaglieremo e saremo consapevoli di farlo, perché con questa trasformazione da laboratorio al campo non potremo prevedere con assoluta certezza un effetto dose-risposta poiché ogni piccola variazione del nostro protocollo di allenamento, basata sulla nostra sintesi e sul nostro ragionamento, porterà ad un risultato sensibilmente diverso da quello che lo scienziato aveva dimostrato nel suo studio.

Ma è questa la vera sfida che ci attende nell'applicazione del metodo evidence based training: partire da dati certi, a volte inconfutabili, e cercare di mantenere le minori differenze possibili. Sarà poi la nostra bravura, la nostra esperienza, la nostra sensibilità nel capire quali sono i feedback dell'atleta sulla base degli stimoli che stiamo proponendo per farci arrivare al miglior risultato possibile. Consapevoli che sarà realisticamente il miglior risultato possibile che potremo ottenere per un atleta, diverso da tutti.

che fisseremo il nostro punto di partenza, affronteremo con precisione l'analisi delle ricerche sull'HIIT per poi applicarlo allo sport e al fitness.

Saremo in grado però, con la nostra esperienza di campo e con la piena conoscenza degli studi scientifici, di ottenere il *miglior risultato possibile*? Saremo in grado di ipotizzare il *margine massimo di errore* che saremo in grado di ottenere?

La bravura non è più quella di applicare uno studio scientifico esattamente come il ricercatore l'aveva pensato, perché è realisticamente improbabile che questo possa avvenire, ma capire quali sono state le sue ipotesi e le sue intuizioni, ragionare nell'individuazione dei punti di forza e di debolezza dello studio e applicarne, con le dovute attenzioni, tutte le differenze sport-specifiche.

Adatteremo quindi il protocollo della pubblicazione scientifica grazie a informazioni che solo noi conosciamo, e che ci possono distinguere da chiunque nel mondo. È come se due cuochi avessero gli stessi ingredienti, solo il più esperto saprà fare qualcosa di unico, l'altro, probabilmente, riuscirà solo a prepararne uno gustoso.

La prevenzione medica

Evidenze emergenti dimostrano che brevi periodi di esercizio ad alta intensità possono produrre benefici per la salute comparabili, e possibilmente anche maggiori, con l'esercizio moderato di lunga durata, e quindi anche l'HIIT potrebbe essere raccomandato, a livello medico, come un'alternativa efficiente in termini di tempo ed efficacia alle raccomandazioni degli esercizi standard.[158]

Tuttavia, prescrivere l'HIIT presenta sfide complesse per i medici. Occorre, infatti, essere sicuri che venga svolta in tutta sicurezza: un'attività vigorosa eseguita da persone non allenate, non abituate a questi regimi, o a chi si considera atleta ma pratica attività sportiva solo occasionalmente, i cosiddetti "corridori della domenica", è infatti associata a un rischio piccolo e transitorio, ma significativamente aumentato, di un evento cardiaco, e in più ci sono da considerare gli eventuali danni a carico dell'apparato muscolo-scheletrico o di altri organi e apparati.

Si tratta di problemi che, comunque, si possono prevenire sottoponendosi a una visita medico sportiva. Le attuali linee guida dell'American College of Sports Medicine (ACSM) raccomandano infatti che, a meno che non si sia praticato sport in modo sano o abitualmente attivo, un esercizio fisico vigoroso, come l'HIIT, non venga intrapreso senza una preventiva valutazione medica, raccomandazione particolarmente importante in una popolazione sempre più obesa e sedentaria.

Il controllo medico non è solo un'esigenza dettata dal buonsenso, ma anche un prerequisito di legge. Tutti gli atleti, professionisti o amatoriali, se iscritti a federazioni sportive o a enti di promozione, sono tenuti a sostenere un'apposita visita, che varia a seconda dello status, agonisti o non agonisti. Diverse nazioni, come l'Italia, adottano delle specifiche leggi che riguardano la prevenzione in ambito sportivo alle quali è necessario affidarsi prima di intraprendere un percorso sportivo. [159]

Una cosa, però, è il rispetto della legge; un'altra è l'opinione comune. Molte volte la certificazione medico sportiva viene vista come la causa di inutili paure o ansie, e alcuni pensano che possa addirittura costituire una barriera alla pratica dello sport, e che non sia efficace nella prevenzione dei traumi. È bene lasciare da parte queste considerazioni, poiché sono basate su pregiudizi, e non fanno parte della scienza ma della "pseudo-scienza".

Poiché i rischi dell'esercizio fisico sono piccoli, e i potenziali benefici sono notevoli, è necessario prendere in considerazione un approccio equilibrato al rischio e al beneficio.

In sintesi, mentre l'HIIT dovrebbe essere considerato un'attività abbastanza sicura ed efficace per la maggior parte dei pazienti stabili, le attuali raccomandazioni internazionali consigliano una valutazione medica con prova da sforzo prima di intraprendere un esercizio ad intensità vigorose o superiori. [158]

Queste raccomandazioni devono, per legge, essere seguite sia da chi si iscrive a una società sportiva o a un centro fitness aderente al Coni, ai quali verrà richiesto il certificato di tipo non agonistico, sia da chi vorrà intraprendere la via delle competizioni, in questo caso dovrà presentare il certificato agonistico. Ma non solo: la sicurezza e la prevenzione medica sono alla base dell'attività fisica e quindi una visita specialistica è indicata a tutti coloro che intendono affrontare l'HIIT in autonomia.

Dati i livelli di obesità e di inattività fisica della popolazione generale, le raccomandazioni sull'esercizio fisico sono della massima importanza per migliorare la salute di quasi tutti i pazienti.

L'aumento dei tassi di diabete, le malattie cardiovascolari e le altre patologie correlate all'obesità, implicano che i medici siano coinvolti nella valutazione del rischio dell'esercizio, specialmente in relazione ad attività energiche come l'HIIT.

Ricordiamo, infine, l'aspetto motivazionale: sebbene vi siano prove inconfutabili sui vantaggi dell'esercizio fisico sulla salute di quasi tutti i pazienti, l'aderenza alle linee guida sull'attività fisica rimane purtroppo ancora scarsa.

È quindi sempre utile aiutare ed incoraggiare chiunque si appresta ad iniziare un percorso di attività fisica: il rischio di abbandono è la prima causa di insuccesso.

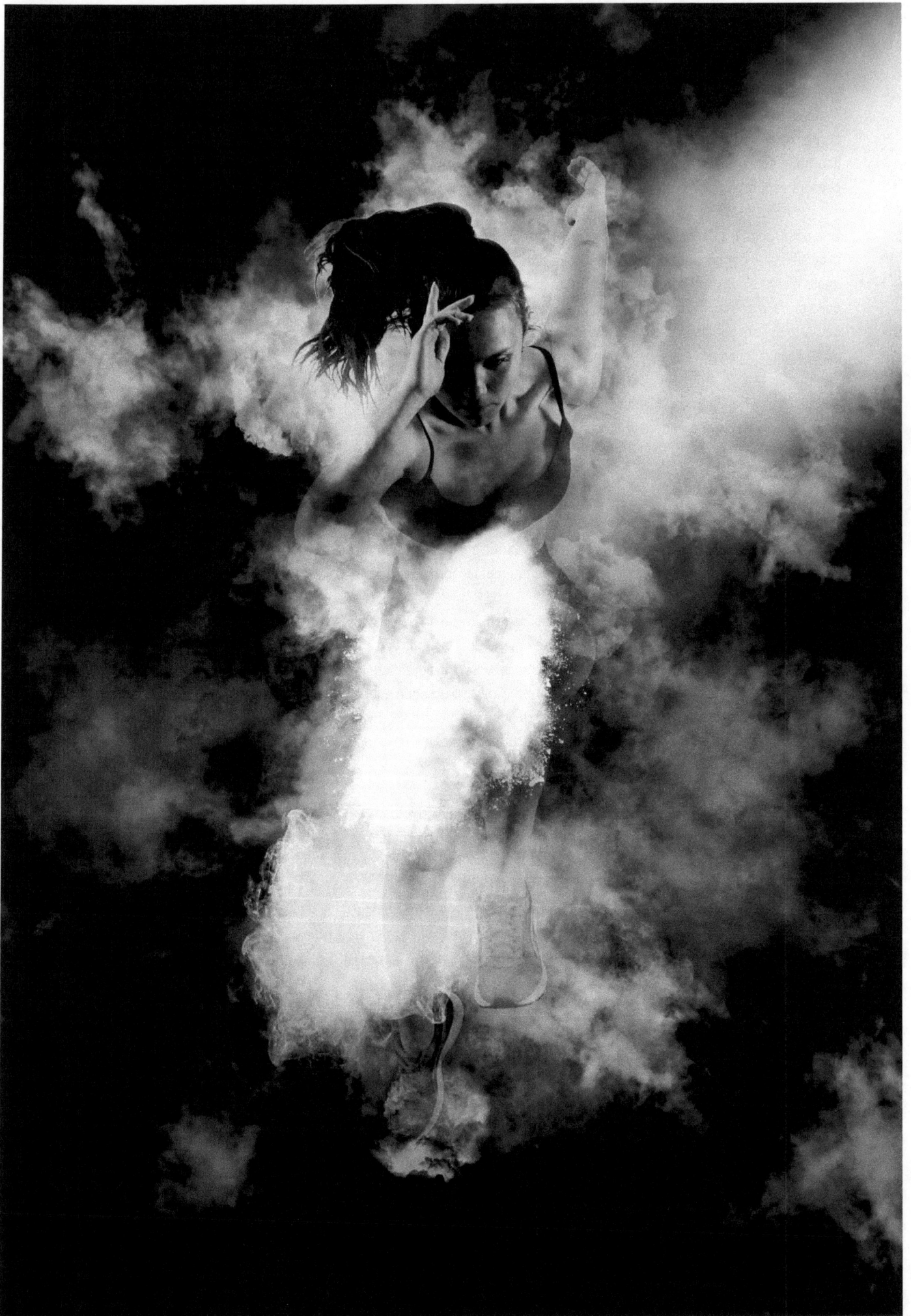

4

Dentro l'HIIT

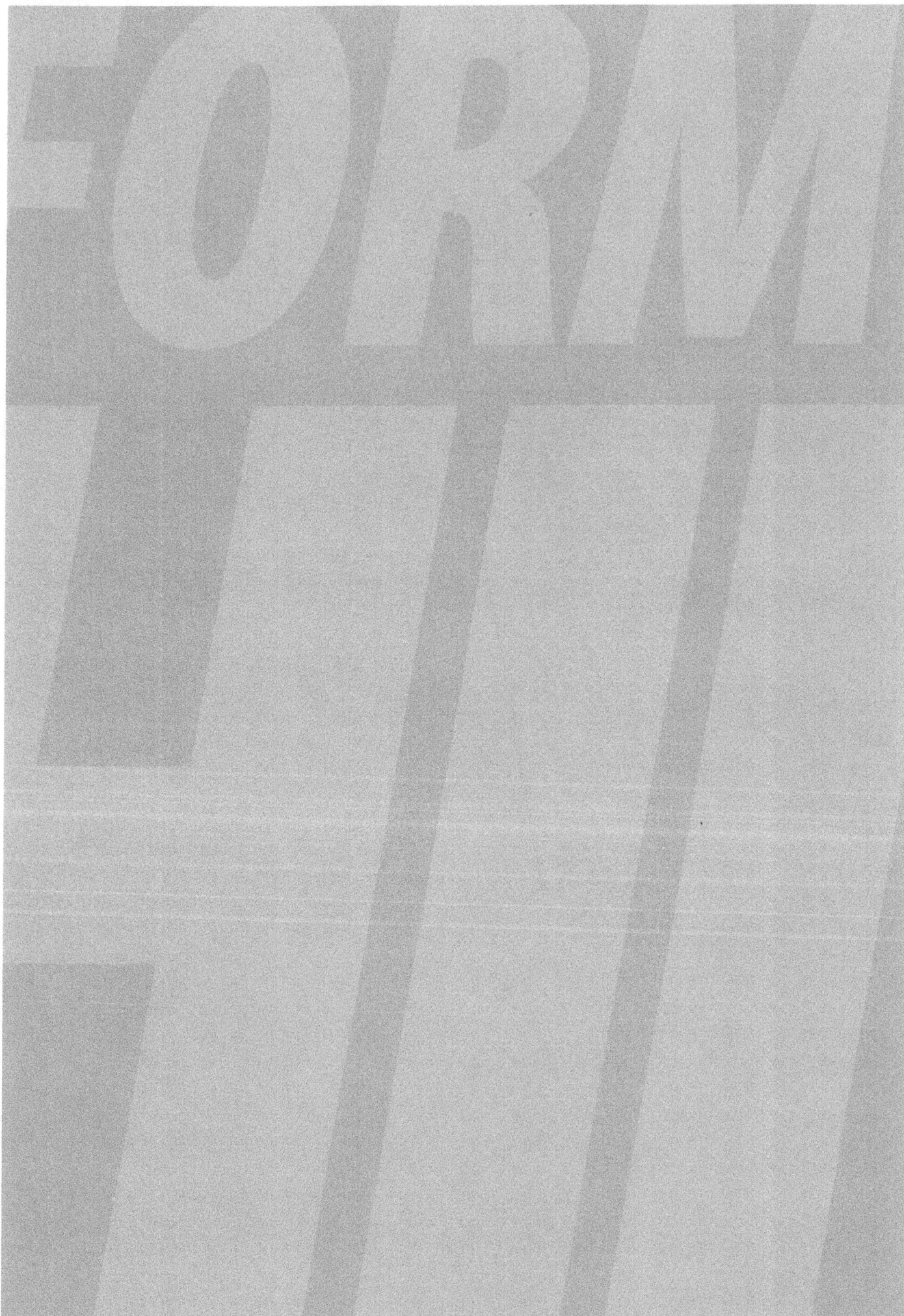

L'HIIT nello sport, nel fitness e per la salute

L'HIIT sarà davvero l'allenamento del futuro? No, perché lo era già nel passato. Ma solo per pochi.

Sarà infatti la diffusione di massa, ma di più la comprensione, che lo renderà davvero diffuso ed applicabile anche a chi fino ad ora non ha avuto la fortuna, i mezzi o le conoscenze per poter usare le evidenze scientifiche.

In generale le attuali linee guida per la salute raccomandano 150 minuti di attività fisica di tipo moderato alla settimana, oppure 75 minuti se le intensità vanno verso i regimi di tipo vigoroso. [158]

Sono indicazioni consigliate da numerose istituzioni mondiali sulla salute come la WHO e dalle istituzioni nazionali negli Usa, in Australia e in Europa, ormai operative e aggiornate da anni. [160]

Tuttavia, nonostante la continua e aggiornata sensibilizzazione, solo negli Stati Uniti più di metà della popolazione dimostra di non seguirle: l'inattività fisica contribuisce così ad acuire il problema della salute pubblica, avendo una relazione diretta con il rischio di numerose condizioni patologiche: le principali malattie a carico dell'arteria coronarica (+6%); il diabete di tipo 2 (+10%); il cancro alla mammella e al colon (+10%), insieme a una riduzione della vita media.

Si è stimato che un incremento dell'attività fisica di una percentuale che va dal +10 a un +25% potrebbe portare ad una diminuzione della mortalità fino a 3 milioni di persone all'anno nel mondo. [161]

Far "muovere" le persone è quindi una priorità, non più solo legata alle linee di ricerca ma anche alla pratica di campo, dove i professionisti sono impegnati in prima linea per rispondere e combattere il problema giornalmente.

Conciliare una metodologia evidence based richiede quindi una grande conoscenza delle basi scientifiche e un'ampia esperienza di base, per poter offrire un modello non solo efficace in termini di azione dose-risposta, ma allo stesso tempo piacevole e motivante per chi lo dovrà utilizzare.
Atleti o persone sedentarie.

Metabolismi energetici nell'HIIT

Quando si parla di HIIT molte volte si tende a pensare a energia legata al metabolismo *aerobico*, ma le dinamiche sono ben più complesse e per comprenderne il funzionamento dobbiamo rivedere alcuni concetti della bio-energetica già esposti in breve nei capitoli precedenti.

Il movimento è generato grazie ad una contrazione muscolare, la contrazione muscolare ha bisogno di ATP. È ottenuta per diverse vie metaboliche, e al muscolo, in teoria, non importa da dove provenga, è importante che sia disponibile quando serve.

Approfondimenti

Via metabolica ATP-PC
Via metabolica della Glicolisi
Via metabolica Ossidativa
o del Ciclo di Krebs
Qualunque cosa si stia facendo, questi meccanismi sono contemporaneamente attivi.

Sempre. Ciò che cambia è la percentuale di energia prodotta da un sistema o dall'altro, quindi anche quando si crede di fare un allenamento puramente aerobico si sta lavorando, anche in modo anaerobico.

Sistemi energetici
Tutto si attiva fin da subito. Non esiste qualcosa che sia "totalmente aerobico" o "totalmente anaerobico". È sempre un mix di contributi energetici che variano anche sui singoli atleti in base a condizioni a medio termine (stato allenamento) ed a breve termine (stato di salute, nutrizione).

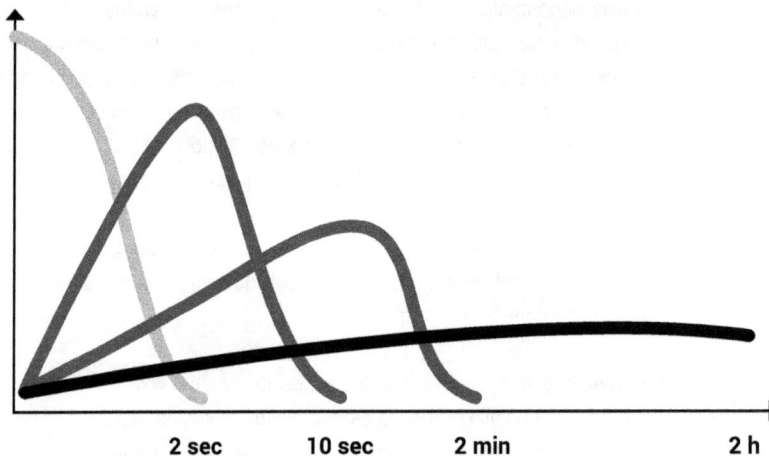

| 2 sec | 10 sec | 2 min | 2 h |

Sistemi energetici

ATP Store   **Anaerobico alattacido**   **Anaerobico lattacido**   **Aerobico**

Quali sono quindi le differenze tra aerobico e anaerobico?

La fase aerobica richiede un certo tempo per entrare progressivamente a regime e diventare la via metabolica preferenziale alla produzione di ATP, indicativamente sono alcuni minuti. Per attivarsi in modo effettivo sarà necessario che il piruvato sia utilizzato nei mitocondri ma questo processo sarà limitato dalla velocità di lavoro degli enzimi, particolarmente numerosi e deputati a differenti funzioni nel ciclo di Krebs.

Le risposte dell'organismo all'HIIT

L'HIIT è un modello che offre un approccio misto, in grado di offrire vantaggi sia al mondo del fitness, in termini di salute e forma fisica, sia al mondo dello sport, in termini di performance. Se cerchiamo un punto di incontro tra la terminologia utilizzata nel mondo del fitness e dello sport con quello utilizzato nel mondo della ricerca vediamo che i modelli "aerobici" di HIIT sono utilizzati prevalentemente nelle attività cicliche, come la corsa o il ciclismo, dove le intensità sono più facili da identificare e seguire.

In contrasto abbiamo ulteriori espressioni di HIIT, meno oggetto di studio da parte dei ricercatori, che implicano l'utilizzo del peso corporeo con attività cicliche, acicliche e variate. Questa espressione di HIIT è utilizzata soprattutto in ambito fitness dove possiamo trovare integrati ulteriori elementi di pliometria, neuromuscolari, con contrazioni concentriche, eccentriche ed isometriche.

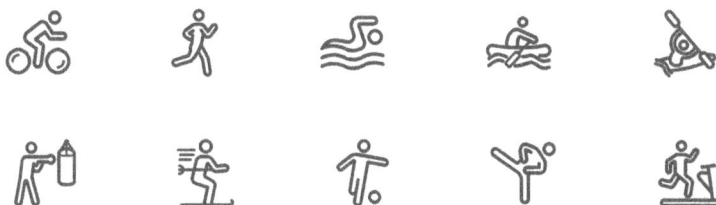

Approfondimenti

Sport ciclici, sport aciclici

In questo libro, e in generale quando parliamo di HIIT, ci riferiamo a studi scientifici pubblicati applicando i protocolli sugli sport ciclici, che permettono una misura più accurata dell'intensità dello sforzo; approfondiamo questa terminologia:
- **Sport ciclici.** Sono quelle attività centrate su un movimento che tende a ripetersi durante la prestazione. In laboratorio si usano il cicloergometro, il treadmill e così via; nello sport sul campo la corsa, il nuoto, il ciclismo...
- **Sport aciclici.** Sono quelle attività dove il singolo gesto si ripete in maniera differente in termini di traiettoria, sequenza, frequenza e intensità. A volte è eseguito e abbinato ad altri gesti in base alle situazioni di gioco, o in risposta alle azioni dell'avversario. Nel fitness tutte le attività a corpo libero sono prevalentemente acicliche, così anche in tutti gli sport di squadra, di situazione, di combattimento.

Le attività a corpo libero hanno unito l'esigenza di ottenere dei benefici sull'organismo cercando anche la motivazione da parte dell'atleta a continuare l'attività. [162]

In questo contesto sono nati numerosi protocolli, alcuni basati su studi scientifici (per esempio il Tabata [26]), altri caratterizzati da forme miste di attività (CrossFit, Insanity, P90x e altre), che hanno integrato anche elementi di competizione sportiva, e si trovano in numerosi libri specializzati nel fitness. [163, 164]

Oggi sia la ricerca che la pratica sul campo viaggiano su binari paralleli, dove l'obiettivo comune non è solo la prestazione ma anche la salute e il recupero dalle patologie, poiché l'HIIT ha dimostrato effetti coincidenti sia nei soggetti sani che nei pazienti. [165]

Saper interpretare le risposte dell'organismo consente di poter rispondere con precisione a tutte le domande che sono alla base della pianificazione dell'allenamento. In particolare consentono di:

- Comprendere la relazione tra il consumo massimo di ossigeno e la resistenza durante l'esercizio prolungato, e riuscire a definire il *consumo massimo di ossigeno* nell'effettiva applicazione sul campo;
- Conoscere gli effetti dell'HIIT sul sistema cardiorespiratorio, muscolo scheletrico e neuromuscolare;
- Valutare le relazioni tra l'intensità dell'esercizio e i principali parametri cardiorespiratori, tra cui la frequenza cardiaca, la gittata cardiaca, la distribuzione del flusso sanguigno, il flusso del ventricolo sinistro, le pressioni arteriose, la resistenza periferica totale e la differenza del contenuto di ossigeno nel sangue arterioso e venoso. [166]

Le risposte immediate: gli aggiustamenti

Il corpo umano soggetto a uno sforzo fisico reagisce con una serie di risposte che coinvolgono la maggior parte, se non del tutto, dei sistemi fisiologici. Le risposte immediate nel controllo del sistema muscolo scheletrico, del sistema cardiovascolare e respiratorio sono le più evidenti, anche se non esclusive. Queste risposte acute all'esercizio, immediate ma limitate al periodo dell'effettivo allenamento, sono chiamate *aggiustamenti*. [167] Descrivendo in maniera generale gli *effetti acuti* in risposta all'esercizio fisico possiamo indicare, tra i principali, quelli:

Aggiustamenti cardiovascolari e respiratori

Le funzioni primarie del sistema cardiovascolare e respiratorio devono consentire al corpo di portare ossigeno e nutrienti ai tessuti impegnati nell'attività e rimuovere il diossido di carbonio (CO_2) e altri metaboliti prodotti. Allo stesso tempo devono mantenere la termoregolazione, il bilanciamento acido-base, il trasporto degli ormoni, l'attività muscolo scheletrica. Maggiore sarà l'intensità del lavoro e più dovrà essere immediata ed efficace la risposta, l'HIIT richiede un impegno importante del sistema cardiovascolare e respiratorio. [167, 168, 126] L'esercizio acuto, immediato e intenso, produce una risposta da parte dell'apparato respiratorio che si traduce in un'aumentata ventilazione polmonare. Questo avviene in risposta alla stimolazione dei centri respiratori nella corteccia motoria, la regione del cervello coinvolta nella pianificazione, nel controllo e nell'esecuzione dei movimenti volontari, insieme al feedback propriocettivo proveniente dai tessuti impegnati nell'azione.

Affinché le prestazioni possano essere mantenute in modo ottimale nel corso dell'esercizio, anche in presenza di stimoli intensi nel breve periodo, è essenziale che sia coordinata e controllata una complessa serie di risposte. A questo è deputato il sistema nervoso centrale, mentre i meccanismi di controllo, attraverso informazioni sensoriali o sotto forma di segnali chimici trasmessi per via ematica, consentono di orientare la risposta esattamente verso la zona di azione. La respirazione è fondamentale nel supporto della risposta acuta all'esercizio, come conferma l'analisi dei dati: durante un esercizio massimale la ventilazione può passare da 10 a 100 litri di aria al minuto, fino a raggiungere i 200 litri per atleti di élite. [179, 180, 181]

Il sistema cardiovascolare è composto dal cuore, dai vasi sanguigni e dal sangue, e la risposta all'esercizio fisico è direttamente proporzionale alla richiesta di ossigeno da parte del muscolo scheletrico, e l'assorbimento di ossigeno (Oxygen Uptake VO_2) aumenta in maniera lineare con l'intensità del lavoro fisico. Altri specifici aggiustamenti si verificano in:

Frequenza cardiaca

La risposta dell'organismo all'esercizio fisico comporta un immediato incremento del numero di battiti del cuore al minuto. L'evoluzione temporale della frequenza cardiaca (cinetica della frequenza cardiaca) dipende dall'intensità dell'esercizio e da una serie di altri fattori: temperatura, calore, stanchezza, età, iper-allenamento, nutrizione, idratazione, altitudine, farmaci, malattie infettive ed è influenzata persino dall'attività mentale.

La frequenza cardiaca massima

Si indica con FCmax, ed è il valore più alto che può essere raggiunto in uno sforzo massimale, cioè all'esaurimento. È un parametro altamente affidabile, che rimane costante in un particolare soggetto e cambia solo leggermente con l'età, con una diminuzione lieve ma costante di circa un battito al minuto all'anno. Quando si è nella condizione di pericolo, il sistema nervoso interviene spingendo l'individuo a ridurre lo sforzo, o, semplicemente, a smettere di muoversi. [169]

Gittata cardiaca

La gittata cardiaca (Q) è il volume totale di sangue pompato dal ventricolo sinistro del miocardio, il cuore, al minuto. È il prodotto della frequenza cardiaca al minuto (FC) per la gittata sistolica, cioè il volume di sangue pompato dal singolo battito. La gittata cardiaca svolge un ruolo importante nelle richieste di ossigeno durante l'esercizio fisico. [166]

Flusso del sangue

Il flusso di sangue circolante passa da 5 a 25 litri al minuto in risposta all'esercizio fisico, con una maggiore richiesta verso i muscoli impegnati nel movimento e verso la pelle, salendo fino all'80% del volume disponibile, con la temperatura del corpo che tende ad aumentare sensibilmente.

Le evidenze in quest'area dell'esercizio fisico sono solide ma non esenti da ulteriori approfondimenti. [175]

Pressione del sangue

La pressione arteriosa media aumenta in risposta all'esercizio, in gran parte per l'incremento della pressione arteriosa sistolica (pressione massima); quella diastolica (pressione minima) rimane vicina ai livelli di riposo. La sistolica aumenta linearmente con l'intensità dell'esercizio, raggiungendo valori di picco compresi tra 200 e 240 millimetri di mercurio, in persone normotese. Fino a 2 o 3 ore dopo l'allenamento, la pressione arteriosa scende sotto i livelli di riposo pre-esistenti, un fenomeno indicato come ipotensione post-esercizio. [176] L'HIIT porta ad una riduzione superiore della pressione diastolica notturna rispetto alla MICT. [177]

Estrazione di ossigeno

Le fasi acute di un esercizio comportano una sensibile variazione della quantità di ossigeno utilizzata dai tessuti. A riposo è circa 5 ml di O_2 per 100 ml di sangue, e verso le intensità massimali si sale a circa 15 ml. [176]

Circolazione coronarica

Durante le fasi acute di un esercizio fisico vengono fortemente stimolate anche le arterie coronariche, che hanno la funzione di portare sangue e sostanze nutritive al cuore. Le coronarie, destra e sinistra, avvolgono la superficie esterna del cuore, e diramandosi penetrano il miocardio suddividendosi ripetutamente, fino a formare una vasta e densa rete capillare verso ogni singola fibra muscolare miocardica.

L'allenamento HIIT induce delle modificazioni alla densità capillare del miocardio poiché, dipendendo dall'ossigeno, ne richiede un rifornimento costante. L'estrazione dell'ossigeno da parte del muscolo cardiaco, a differenza del muscolo scheletrico, è di circa il 70-80%. In questa fase è evidente un rapido aumento di catecolamine circolanti che agevolano sia la perfusione che la vasodilatazione delle arterie coronariche, consentendo un maggior utilizzo dell'ossigeno da parte del muscolo cardiaco. [178]

Approfondimenti

La massima frequenza cardiaca

Esistono varie formule che stimano la massima frequenza cardiaca (FCmax), che in ricerca si indica con HRmax (Heart Rate); tra queste consideriamo:
HRmax = 220 − età
HRmax = 226 − età
HRmax = 208 − (0,7 x età) [170]
La prima è la più nota, ma negli anni è stata messa in discussione sia in persone inattive che in atleti. [171, 172, 173] La terza, Tanaka, sembra essere quella che, seppur sovrastimando massima frequenza cardiaca di circa 5 battiti, ha una maggior corrispondenza con il dato reale che si può rilevare con un test massimale al treadmill.
È importante definire la HRmax con precisione, perché la programmazione dell'allenamento con le zone definite dalla frequenza cardiaca deve essere basata su un dato quanto più preciso e individuale. Le formule possono solo stimarlo, ma il dato potrebbe discostarsi di oltre 20 battiti su atleti dello stesso sesso ed età, rendendo la programmazione non più applicabile a una valutazione corretta del carico interno, e di conseguenza nemmeno della reale misura dello sforzo. [170, 174]

Aggiustamenti muscolo scheletrici

L'esercizio fisico produce una risposta in fase acuta anche nel sistema muscolo scheletrico, il cui scopo principale è quello di muovere il corpo. Il sistema muscolo-scheletrico è composto da una quantità eterogenea di tipi di fibre muscolari, che consentono di adattarsi alle richieste del movimento; riescono inoltre ad adattarsi alle mutevoli esigenze, cambiando dimensione o composizione del tipo di fibra. Questa plasticità funge da base fisiologica per aumentare lo sviluppo o la resistenza della forza.

Durante un allenamento HIIT, particolarmente nelle modalità all-out, tutte le fibre sono stimolate costantemente.

Negli ultimi decenni il numero di tecniche disponibili per la classificazione delle fibre muscolari è aumentato, con conseguente diversi sistemi di classificazione. [33]

Originariamente le fibre erano identificate come tipo I, IIA o IIB, più recentemente sono stati inseriti i tipi IC, IIC, IIAC e IIAB, che hanno caratteristiche intermedie, con l'enzima miosina ATPasi, responsabile dei processi di contrazione muscolare, e si distinguono per la velocità di contrazione: [33]

- **Contrazione lenta o di tipo I o rosse o slow twitch**
  Hanno una velocità contrattile relativamente lenta, elevate doti di capacità ossidativa e resistenza alla fatica, bassa capacità glicolitica, relativamente alta capacità di flusso sanguigno, alta densità capillare e contenuto mitocondriale;
- **Contrazione rapida o di tipo II o bianche o fast-twitch**
  Hanno una rapida velocità contrattile e sono classificate in più sottotipi a seconda della capacità ossidativa, alla resistenza alla fatica, alla capacità glicolitica, di flusso sanguigno, capillare.

Aggiustamenti dei sistemi energetici

Il sistema ATP-PC fornisce energia a tutte le cellule. Questo processo, se protratto per oltre 10 secondi, tenderà ad esaurirsi lasciando la percentuale più alta di produzione energetica alla glicolisi. Durante l'HIIT la cellula deve quindi fare affidamento sul sistema energetico glicolitico per produrre ATP in assenza di ossigeno (cioè, anaerobicamente). Questo sistema può utilizzare solo glucosio, disponibile nel plasma sanguigno e conservato sia nei muscoli che nel fegato sotto forma di glicogeno.

In continuità con il sistema energetico glicolitico, la prosecuzione dell'attività intensa lascerà progressivamente la parte primaria della contribuzione energetica al sistema ossidativo. Questo processo non può generare ATP a un tasso sufficientemente alto da continuare a sostenere uno sprint, ma è molto efficace a moderate intensità e per lunghe percorrenze.
Nella risposta acuta all'esercizio tutti i sistemi energetici vengono attivati contemporaneamente, con la progressione che abbiamo visto in precedenza.

Pratica

HRmax e attività
Verificare la HRmax durante una attività massimale e di breve durata potrebbe non essere utile poiché la stessa è soggetta a variazioni sensibili, sia tra gli sport (il nuoto, la corsa e il ciclismo hanno frequenze completamente diverse), sia tra gli esercizi sulle macchine (il cicloergometro e il treadmill forniscono dati non corrispondenti), sia negli allenamenti a corpo libero.

L'HIIT è un allenamento
ad alta intensità,
prima di iniziare sottoponiti
ad una visita medica
dal Medico Specialista
in Medicina dello Sport

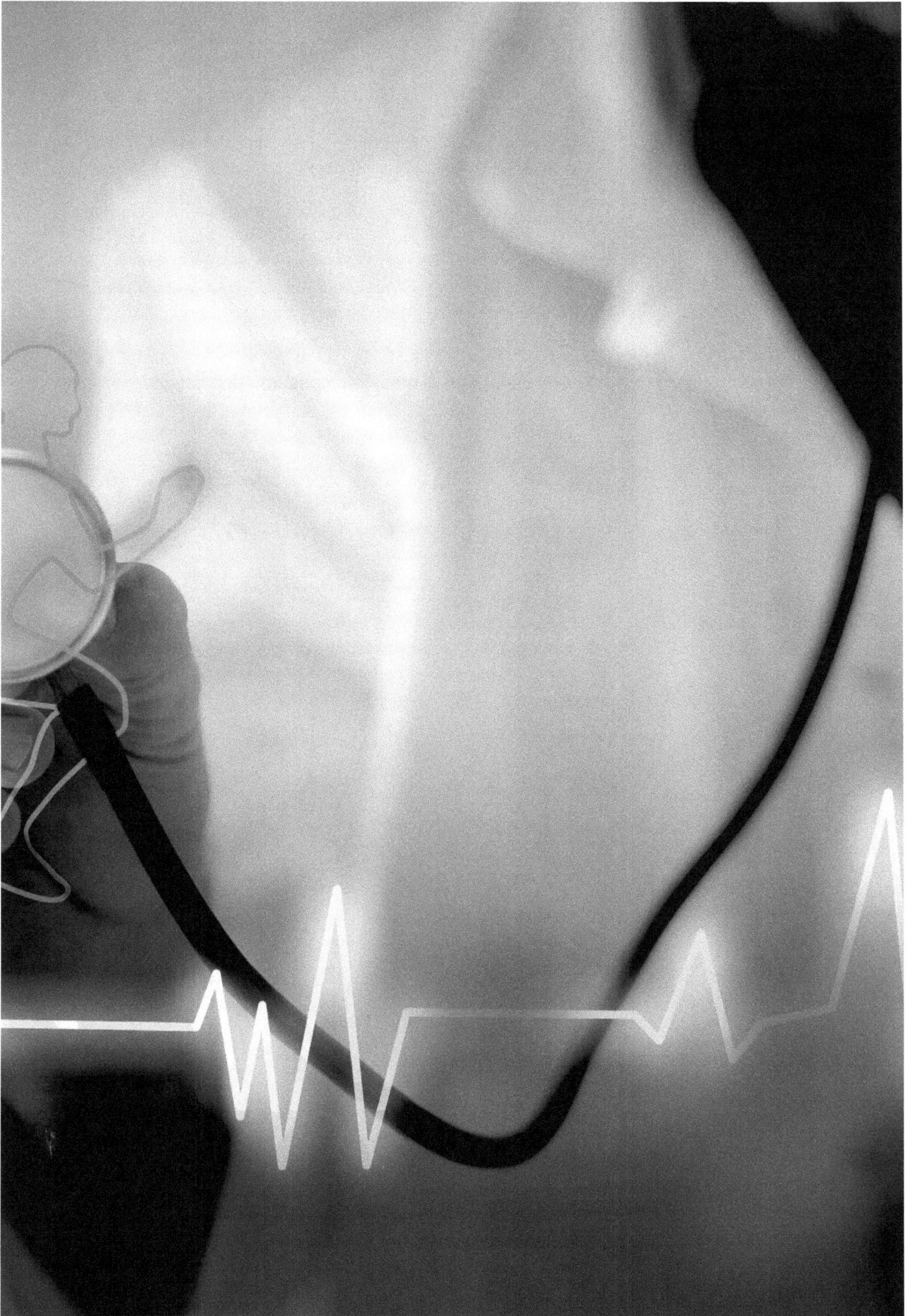

Aggiustamenti al tasso metabolico

Il tasso metabolico indica la velocità con cui il corpo produce e usa l'energia. A riposo corrisponde al metabolismo basale, corrisponde cioè alla spesa energetica necessaria per mantenere le funzioni vitali di base, ed è definito come 1 MET, equivalente metabolico, ed è preso come riferimento per quantificare il tasso di dispendio energetico durante l'esercizio. Un'attività pari a 3 MET, per esempio, ha un'intensità pari a 3 volte il tasso metabolico a riposo. Con l'HIIT si possono raggiungere fino a 12 MET. L'uso dei MET è uno dei possibili elementi per poter quantificare l'intensità del carico interno nell'esercizio fisico.

Aggiustamenti al massimo consumo di ossigeno

Durante l'esercizio il volume di ossigeno (VO_2) che un essere umano può consumare nell'unità di tempo per contrazione muscolare aumenta in relazione all'intensità del lavoro. Questa relazione è valida fino al punto in cui l'intensità dello sforzo aumenta ma non il volume di ossigeno, in quel momento si è raggiunto il massimo consumo di ossigeno (VO_2max). [182]

La velocità dell'organismo nel raggiungere il VO_2max è influenzata dalla cinetica del consumo di ossigeno, ovvero l'andamento temporale del consumo di ossigeno. Più aumenta l'intensità dell'esercizio e minor tempo sarà necessario per raggiungere il livello massimo, per un tempo massimo (Tlim). [58] Infatti, il tempo di esaurimento (Tlim) alla velocità del VO_2max si può ottenere ma con una variabilità, durante un test di valutazione di circa 6 minuti, di circa il 25%. [25, 183]

Cinetica del VO_2max
Il VO_2max parte da un livello basale ed arriva ad un livello massimale nel tempo. Quanto tempo? Dipende dall'intensità. Con scatti all-out si può raggiungere il livello massimo anche verso i 60", ma con intensità più basse la cinetica sarà più lenta.

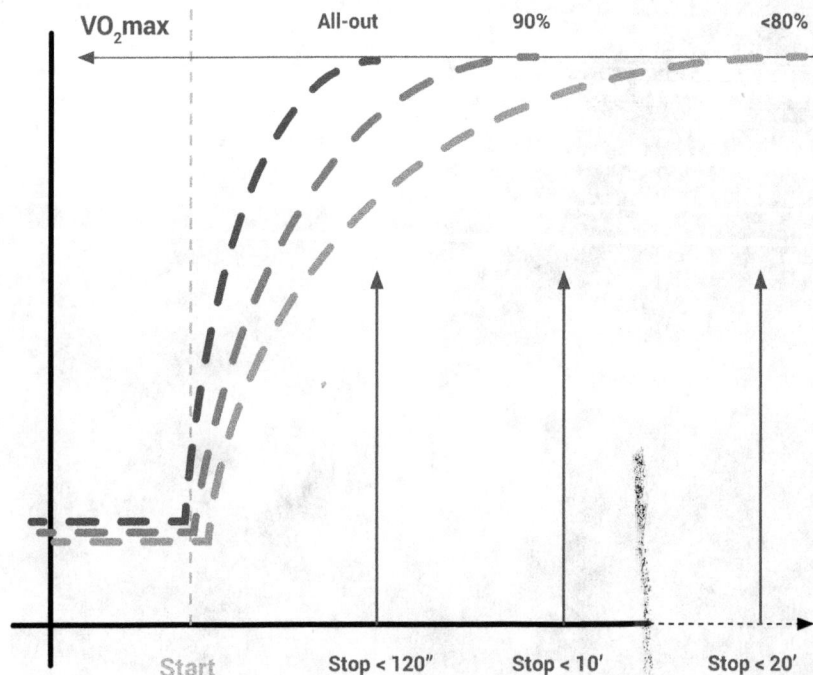

Aggiustamenti alla soglia del lattato

Il lattato è il sottoprodotto principale del metabolismo energetico anaerobico glicolitico. Se l'esercizio fisico rimane a intensità moderate, ovvero fino a quando il sistema cardiorespiratorio può soddisfare le richieste di ossigeno dei muscoli attivi, il lattato ematico (misurato con prelievo capillare), rimane di poco superiore alla concentrazione osservata a riposo, perché la produzione è equivalente o inferiore allo smaltimento.

Continuando l'attività alle stesse intensità la concentrazione tenderà ad aumentare fino a un momento di equilibrio, il lattato prodotto è uguale a quello smaltito, definito come soglia del lattato.

In attività immediate e intense il tasso di produzione supera il tasso di smaltimento e le concentrazioni di lattato nel sangue superano i livelli di riposo. La soglia del lattato, quando correttamente individuata, è un indicatore importante per le prestazioni di resistenza in attività cicliche poiché l'atleta può stabilire la propria andatura leggermente al di sopra della soglia del lattato.

È comunque importante considerare che in atleti allenati la soglia al lattato è molto più vicina all'intensità del VO$_2$max rispetto ad atleti non allenati, ed è strettamente collegata alla performance. Mediamente gli atleti non allenati raggiungono la soglia al lattato a circa il 60% del VO$_2$max, mentre gli atleti di élite di resistenza si spingono fino al 75-90% del VO$_2$max. [25, 195, 34, 196]

Per definizione gli allenamenti HIIT sono sempre superiori alla soglia del lattato. [126]

Aggiustamenti alla risposta ormonale

Anche il sistema endocrino, come il sistema nervoso e gli altri sistemi dell'organismo, risponde immediatamente alle richieste di un esercizio fisico, integrando risposte fisiologiche e svolgendo un ruolo importante nel mantenimento delle condizioni omeostatiche a riposo e durante l'esercizio. Questa attività viene espletata con il rilascio di ormoni da parte delle ghiandole specializzate dell'organismo, ad esempio le catecolamine, consentendo la propria azione su organi e cellule bersaglio.

Durante l'HIIT l'intensità è determinante nella risposta ormonale nella fase acuta, e induce le seguenti variazioni: [197, 198, 199]

- Aumento dell'ormone adrenocorticotrofico (ACTH), responsabile nella stimolazione della secrezione di ulteriori ormoni;
- Aumento del cortisolo;
- Aumento dell'ormone della crescita (GH);
- Aumento del testosterone;
- Aumento della risposta infiammatoria se l'attività è costante, inalterata se HIIT;
- Inalterate la norepinefrina plasmatica e l'interleuchina-6;
- Diminuzione dell'insulina plasmatica;

Ricerca

La soglia anaerobica

Il concetto di soglia anaerobica, o soglia del lattato, è stato introdotto per definire il punto in cui nell'esercizio si verificano l'acidosi metabolica e anche i cambiamenti associati allo scambio gassoso nei polmoni. [184, 185]

Per spiegarlo in altro modo, durante l'esercizio incrementale, a una certa intensità, c'è un forte aumento non lineare della ventilazione, noto come *soglia anaerobica ventilatoria*, al quale corrisponde un aumento non lineare della concentrazione di lattato nel sangue e un aumento non lineare della produzione di CO$_2$. Negli anni si identificava la soglia con un dato medio, quando la concentrazione del lattato nel sangue raggiungeva le 4mm/l, 186, 187 ma l'individuazione della soglia anaerobica individuale riferita ad un dato statistico proveniente da uno studio scientifico è stata messa in discussione fin dagli anni '80 e ritenuta non applicabile, o non esistente, per una misurazione del reale carico interno individuale. [188, 189, 190, 191, 192, 193, 194]

Aggiustamenti al sistema immunitario

Il sistema immunitario è influenzato in risposta generale all'esercizio, a volte con effetti negativi sulla salute dell'atleta, con un aumento dell'incidenza di alcune infezioni. Le intensità sembrano essere responsabili di eventuali effetti avversi sulla funzione immunitaria.

Il singolo episodio ad alta intensità può, in generale, portare a un declino nel funzionamento delle principali cellule del sistema immunitario, ad esempio:

- Le concentrazioni di neutrofili, macrofagi e cellule Natural Killer (NK) aumentano durante e dopo l'esercizio;
- Le concentrazioni di linfociti aumentano durante l'esercizio fisico e diminuiscono drasticamente dopo il lavoro di lunga durata. [200]

Questo comportamento spiega come l'organismo riconosca l'esercizio fisico una minaccia, a causa della perdita dell'omeostasi, e reagisca proteggendo le difese immunitarie preventivamente. [201, 202]

Approfondimenti

Il sistema immunitario
I neutrofili e macrofagi sono legati all'immunità innata e, tra i globuli bianchi, sono i più numerosi riscontrabili nel sangue circolante. Proteggono l'organismo senza uno specifico riconoscimento preventivo da agenti estranei, soprattutto patogeni.

Le cellule NK sono impegnate nel riconoscimento e distruzione di particolari cellule infette, ad esempio, da virus.
I linfociti sono cellule dell'immunità acquisita, ovvero combattono selettivamente le molecole estranee (antigeni) con la produzione di anticorpi con una azione di memoria per attacchi successivi.

Le risposte a lungo termine: gli adattamenti

Durante l'esercizio fisico, e in particolare in un allenamento HIIT, si verificano numerosi processi biologici, responsabili delle modificazioni della forma fisica, dello stato di salute e del miglioramento della prestazione. Nel linguaggio comune il concetto generale di *stress* prevede la perdita dell'omeostasi, e solitamente viene applicato a tutto l'organismo nella sua interezza, ma può essere applicato anche a livello cellulare.

L'esercizio fisico rappresenta una continua sfida per l'omeostasi di tutto il corpo, in ogni momento l'organismo deve rispondere ad una ripetuta azione di risposte acute e adattive che si svolgono a livello cellulare e sistemico e che tendono a ridurre al minimo gli effetti. Le risposte metaboliche interessano anche i meccanismi cellulari che supportano l'adattamento dei muscoli scheletrici all'allenamento fisico. [203, 204]

L'esercizio fisico continuo di tipo volontario, dinamico e continuativo nel tempo, provoca cambiamenti diffusi in numerose cellule, tessuti e organi a causa dell'incremento dell'attività metabolica per contrarre i muscoli scheletrici. L'organismo risponde alle sollecitazioni dello stimolo dell'esercizio fisico con più modalità:

- A livello sistemico le risposte cardiovascolari, respiratorie, neuronali ed ormonali agiscono simultaneamente per attenuare le numerose azioni che tendono a rompere l'omeostasi;
- A livello cellulare la ricerca ha oggi una migliore comprensione della molteplicità e complessità di questi processi. Il muscolo scheletrico, ad esempio, non può essere visto come un elemento a sé ma parte di un processo attivo e costante di comunicazione con altri organi quali il tessuto adiposo, fegato, pancreas, ossa e cervello.

L'HIIT svolto in maniera costante e non occasionale, comporta una serie ripetuta di contrazioni e decontrazioni che a loro volta agiscono come potenti stimoli per l'adattamento fisiologico, portando l'organismo da una situazione di pronta reazione (*aggiustamenti*) a una nuova, modificata in maniera cronica (*adattamenti*).

Il muscolo scheletrico reagisce costantemente a questi stimoli e reagisce in maniera positiva maturando una notevole malleabilità nell'adattamento funzionale e nel rimodellamento in risposta all'attività contrattile. [205]

L'allenamento comporta quindi una serie di profonde modificazioni cellulari con una graduale alterazione del contenuto proteico e delle attività enzimatiche che coinvolge anche il metabolismo dei carboidrati, la mobilizzazione dei lipidi, il trasporto e l'ossidazione, il metabolismo mitocondriale, la fosforilazione ossidativa e regolatori trascrizionali dell'espressione genica e della biogenesi mitocondriale. [206]

> *L'allenamento modifica quindi completamente la fisiologia dell'atleta, con profondi cambiamenti in ogni processo del metabolismo, non solo energetico.*

L'allenamento modifica quindi completamente la fisiologia dell'atleta, con profondi cambiamenti in ogni processo del metabolismo, non solo energetico.

In linea più generale tutti gli adattamenti indotti dall'esercizio fisico sono funzionali a una maggiore efficacia delle funzioni del muscolo scheletrico, contribuendo a un maggior rilascio del substrato (carboidrati, proteine o lipidi), e al miglioramento della capacità respiratoria mitocondriale e della funzione contrattile. Un atleta allenato sarà quindi in grado di mantenere prestazioni ottimali in una progressione costante opponendosi a un'azione di stress e di perturbazione metabolica, ottenendo una superiore resistenza alla fatica.

Approfondimenti

Prevedere i risultati

L'allenamento di oggi non è un 10 volte i 100 con 1 minuto di recupero ma bensì una modificazione, stimolo dopo stimolo, delle strutture cellulari capaci di creare delle profonde modificazioni che, in periodi medio-lunghi, garantiranno al nostro atleta la capacità di rimanere a correre, pedalare o combattere per più tempo ad alte intensità, senza cedere alla fatica.
L'allenatore deve quindi puntare alla destinazione finale, e per farlo davvero deve comprendere più nel dettaglio quali effetti causa un allenamento piuttosto che un altro. Un recupero attivo o passivo, un'intensità all'80 o al 100%, una durata da 20 o 60" sono per l'atleta un carico interno elevato ma, a livello cellulare, sono stimoli diversi che produrranno effetti diversi. Se si procede senza considerare queste differenze è come viaggiare bendati. Si arriverebbe mai a destinazione?

L'allenamento crea quindi, a livello cellulare, delle strutture in grado di resistere con più forza ad eventi avversi che alterano la condizione di omeostasi e portano la cellula a un livello superiore.
Lo stress cellulare non è causato dal solo esercizio fisico ma bensì è una risposta conseguente a numerosi fattori, a volte coincidenti con l'attività fisica:

Fattori fisici	Alte temperature, basse temperature, radiazioni
Ossigeno	Specie reattive dell'ossigeno (ROS), ischemia e riperfusione
PH	Acidosi, alcalosi, cambiamenti di pH
Osmotici	Cambiamenti in concentrazione di sali, zuccheri e altri osmoliti
Biologici	Infezione, infiammazione
Psicologici	Emozioni, sbilanciamento ormonale
Nutrizionali	Privazione di nutrienti
An.Bio.Ci	Puromicina, tetracicline
Alcool	Etanolo, metanolo, propanolo
Metalli	Cadmio, rame, cromo
Meccanici	Compressione, stiramento
Altri	Essiccamento, teratogeni, benzene, insetticidi, pesticidi

Fattori di stress cellulare
Sono stimoli o successione di stimoli di tale intensità che possono portare alla rottura dell'omeostasi dell'organismo. Possono avvenire a causa di fattori legati all'esercizio fisico ad alta intensità.

Se consideriamo quindi un fattore meccanico, per esempio una contrazione muscolare, unito ad un fattore fisico, l'aumento della temperatura muscolare, alla presenza di specie reattive dell'ossigeno e a una prevedibile disidratazione, avremo raggiunto un'alta probabilità di andare incontro a uno stress cellulare, che si può schematizzare in questo modo:

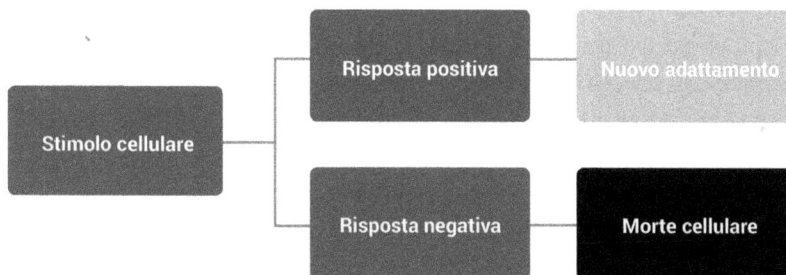

Adattamenti cellulari
La sindrome generale di adattamento si verifica quando la cellula reagisce allo stimolo dannoso e, cambiando le proprietà, si rafforza riuscendo a resistere a stimoli futuri della stessa entità.

Se la cellula resiste a questi fattori di stress, raggiungerà una sindrome generale di adattamento, opponendosi alla perdita dell'omeostasi. Negli altri casi cercherà di opporsi al danno e, a seconda dell'entità, proverà a tornare in una condizione di omeostasi, altrimenti andrà verso la morte per apoptosi.

La risposta acuta all'esercizio fisico quindi comporta l'attivazione di specifiche proteine responsabili del fenomeno, che vengono chiamate proteine dello stress. Sono rapidamente sintetizzate proprio in coincidenza con un fattore di stress cellulare e quindi anche durante un esercizio fisico ad alta intensità. Nell'atleta le proteine dello stress si possono trovare nel post esercizio anche a causa di fattori concomitanti, quali ad esempio l'innalzamento della temperatura. Queste proteine possono, con il tempo e l'allenamento, garantire anche una funzione protettiva. [207]

È bene chiarire questo concetto, sempre motivo di discussioni, il più delle volte scatenate solo dall'uso di terminologie differenti per riferirsi allo stesso argomento.
Per esempio quando passiamo dalla biologia al campo vediamo che proprio la terminologia causa alcuni fraintendimenti. Spesso, per esempio, viene utilizzato il termine "cardio" per descrivere un allenamento a bassa intensità, in steady state. Il significato letterale suggerisce che questo tipo di allenamento produca effetti sul sistema cardiovascolare, ma non è esatto poiché l'esercizio fisico crea delle modificazioni e dei cambiamenti nelle dinamiche cardiovascolari ma, contemporaneamente, attiva anche numerosi processi che comportano modificazioni croniche, cioè adattamenti, sia a livello centrale che periferico. Con l'HIIT, poi, gran parte di questi adattamenti avviene proprio a livello periferico, nel muscolo scheletrico, negli elementi cellulari che lo compongono. L'esercizio fisico ad alta intensità crea cambiamenti anche nei modelli di reclutamento neurale ovvero nella modalità che i nervi utilizzano per reclutare i muscoli per una determinata azione motoria; allo stesso tempo crea dei cambiamenti nella bioenergetica muscolare, nella morfologia muscolare e nello stato acido-base.

Un ulteriore fraintendimento nella terminologia riguarda la bioenergetica muscolare. Generalmente un'attività steady state viene definita *aerobica*, intendendo che in quel momento le cellule muscolari utilizzano il metabolismo aerobico. La ricerca, soprattutto nelle aree HIIT, ha dimostrato che per creare gli adattamenti, centrali e periferici, definiti *aerobici* non è necessario allenarsi con modalità di allenamento ritenute *aerobiche*.

Non è un gioco di parole, ma le parole fanno la differenza. Da un lato la' terminologia ha reso comprensibile un fenomeno ma, nella semplificazione, ha causato un errore metodologico che la ricerca sull'HIIT ha portato alla luce.

È sempre più evidente che non può essere più accettabile classificare uno sforzo esclusivamente come *esercizio anaerobico lattacido* quando sono contemporaneamente coinvolte anche altre vie metaboliche. Poiché è stato ampiamente dimostrato che il contributo delle vie metaboliche dipende principalmente dall'intensità e dalla durata dell'esercizio è opportuno usare altre terminologie per spiegare le modalità dell'allenamento, quelle che possono meglio far comprendere la reale intensità ed i meccanismi energetici impegnati.

Una recente classificazione prevede: [208]
- **Sforzi esplosivi:** durata fino a 6" (predominanza del percorso dei fosfageni);
- **Sforzi ad alta intensità:** durata da 6" a 1 minuto (predominanza della via glicolitica oltre al percorso del fosfagene e della fosforilazione ossidativa);
- **Sforzi intensivi di resistenza:** esercizi di durata superiore a 1 minuto (predominanza della fosforilazione ossidativa).

Mantenendo quindi il focus sulle intensità e le durate dell'esercizio per la comprensione dei cambiamenti a livello cellulare, osserviamo che l'allenamento ad alta intensità influisce su quei processi che comprendono tutte le vie energetiche.

Il susseguirsi di stimoli nel rispetto dell'intensità, durata, recupero, volume e delle numerose variabili dell'allenamento consente all'organismo di modificare, in forma cronica, alcuni stati fondamentali sia per lo stato di salute che per la performance, causa cioè gli adattamenti. Allenandosi più volte alla settimana, o più volte al giorno per atleti di élite, i sistemi fisiologici subiscono adattamenti che saranno tanto più importanti quanto saranno stati individuati e definiti con cura i parametri del programma di allenamento.

L'interruzione totale o parziale dello stimolo di allenamento comporta il *disallenamento*, o *detraining*: la progressiva diminuzione dell'efficienza e delle capacità acquisite, con la perdita degli adattamenti indotti dall'allenamento. [38, 92] Introducendo in maniera generale i principali effetti, che vedremo a breve nel dettaglio, possiamo comunque indicare le principali aree dove l'HIIT ha ottenuto le evidenze più significative:

Ricerca

La sindrome metabolica
La sindrome metabolica si verifica con la presenza di almeno tre fattori di rischio; tra questi: obesità centrale, ipertensione, glicemia alta, alti livelli di trigliceridi e basse lipoproteine ad alta densità sierica (HDL) La sindrome metabolica è associata al rischio di sviluppare malattie cardiovascolari e diabete di tipo 2. [14]

Adattamenti fisiologici

La salute cardiovascolare e la capacità metabolica, quando comparate negli effetti prodotti da attività a basso volume e alta intensità con quelle di tipo prolungato a bassa intensità, sono state sensibilmente più interessanti in termini di risultati. Quali siano i meccanismi che aiutano a rendere cronici questi adattamenti non è chiaro in tutti gli aspetti, ma si è visto che un allenamento dove la maggior parte del tempo è superiore, o vicina, al VO_2max e consente un alto grado di reclutamento delle fibre muscolari, con maggiori segnali cellulari e cardiovascolari. [209, 38, 165, 210, 211]

Adattamenti metabolici

Nella prevenzione nella gestione della patologia del diabete di tipo 2 è fondamentale ottenere un maggior controllo del glucosio nel sangue e un miglioramento nella sensibilità all'insulina. Questo risultato comporta anche ulteriori effetti su ulteriori scenari collegati, quali ad esempio la sindrome metabolica o lo stato prediabetico. Numerosi studi, pur se con risultati non concordanti a causa dell'utilizzo di protocolli estremamente diversificati, hanno dimostrato una maggiore tendenza dell'HIIT a raggiungere significative differenze di peso corporeo totale e BMI. [212]

La stretta relazione tra l'utilizzo del glicogeno muscolare e la sensibilità insulinica è infatti nota nella fisiologia dell'esercizio, con evidenze che dimostrano, seppur non unanimamente, la diminuzione del rischio di insulino resistenza, sindrome metabolica e diabete di tipo 2 se l'attività è praticata ad alte intensità, come ad esempio quella che adotta l'HIIT. [213, 214]

Durante l'esercizio strenuo ad alta intensità dell'HIIT gran parte dell'apparato muscolo scheletrico è soggetto a contrazioni muscolari che portano il glicogeno muscolare a deplezione. Questo comporta un incremento della proteina AMPK (vedi riquadro) che a sua volta deattiva la proteina TCB1D1 promuovendo la traslocazione della proteina GLUT4 sulla membrana cellulare e quindi aumentando l'assorbimento del glucosio, con risultati ottenuti in persone sovrappeso tra le due e le 6 settimane. [215, 216]

In sostanza l'HIIT sembra favorire l'assorbimento del glucosio da parte della cellula e convertirlo in glicogeno, riducendo così il glucosio circolante nel torrente ematico.

Approfondimenti

Risposte a livello cellulare

I meccanismi che sono alla base dell'efficacia dell'HIIT spiegano che, rispetto all'allenamento continuato, vi è un aumento di attivazione del recettore-ycoattivatore-1α (PGC-1α), considerato il principale regolatore della biogenesi mitocondriale nei muscoli, correlato all'attività enzimatica di 5'-Chinasi proteica, attivata dall'AMP (AMPK) proporzionalmente all'intensità dell'esercizio.

La ragione di questo miglioramento può essere spiegata dalla seguente sequenza di segnalazione intracellulare: lo stimolo muscolare indotto dall'HIIT aumenta l'attività AMPK nelle cellule muscolari. Ciò porta un incremento dell'mRNA PGC-1α e a sua volta nell'mRNA del mitocondrio (enzima di ossigenazione). Il meccanismo migliora l'ossigenazione mitocondriale (la capacità aerobica). È anche ragionevole ipotizzare che il maggiore stress da taglio che si verifica nei pazienti trattati con l'HIIT, scateni più evidenti risposte a livello cellulare e molecolare, portando a un parziale recupero dalla disfunzione endoteliale.

Adattamenti cardiovascolari

Spesso in medicina l'esercizio fisico è inteso come una attività, di forza o resistenza, che offre benefici grazie alla sua applicazione. L'osservazione che la regolare attività fisica protegge contro la prematura morte cardiovascolare è fondata su robuste e consistenti basi scientifiche. [217]

Nel corso degli anni però la ricerca nelle scienze dello sport ha dimostrato che a fornire una sempre più efficace e individualizzata risposta all'attività è dovuta a come questa è svolta, cioè al modo di applicazione, all'intensità e infine alla durata e dei recuperi. [211]

L'esercizio moderato, ovvero quello che permette di parlare mentre si svolge attività fisica (talk-test [218]), risulta sufficiente per ridurre il rischio di traumi cardiovascolari solo nelle donne e negli uomini over65, ma per le persone di età intermedia l'intensità necessaria deve essere di tipo vigoroso, ed è questa che ha dimostrato una riduzione di tutte le cause di mortalità, in modo indipendente dalla durata dell'attività. [219]

Il ruolo delle cellule endoteliali, che rivestono la superficie interna dei vasi sanguigni, dei vasi linfatici e del cuore, è stato studiato negli effetti dell'esercizio fisico intenso e dell'HIIT, e si è dimostrato un maggior beneficio in ambito clinico nel miglioramento della salute cardiovascolare grazie alla combinata presenza di adattamenti centrali e periferici. [220]

Gli studi con protocolli HIIT effettuati su pazienti affetti da traumi cardiovascolari ha dimostrato un alto livello di sicurezza, rendendo quindi questo tipo di allenamento potenzialmente compatibile con la prescrizione dell'esercizio. [221]

Gli studi con protocolli HIIT effettuati su pazienti affetti da traumi cardiovascolari ha dimostrato un alto livello di sicurezza, rendendo quindi questo tipo di allenamento potenzialmente compatibile con la prescrizione dell'esercizio.

Il miglioramento della funzione endoteliale grazie all'esercizio fisico è noto, rimane però la definizione della corretta intensità che possa garantire minori rischi e maggiori benefici. La maggior parte degli studi hanno riscontrato effetti comparabili tra HIIT e allenamento continuo nel miglioramento della funzione endoteliale, e nessuno studio ha riportato risultati avversi o danno alla parete vascolare. [223]

Adattamenti enzimatici anaerobici

Gli enzimi sono molecole proteiche fondamentali in tutti i processi metabolici, hanno il compito di aumentare la velocità con cui si svolge una reazione nell'organismo, senza alterarla.
Senza di essi nessuna reazione biochimica, dalla produzione di energia alla digestione dei nutrienti, dalla contrazione dei muscoli alla sintesi degli ormoni e dei neurotrasmettitori, potrebbe aver luogo con la velocità necessaria alla vita. Durante l'esercizio fisico gli enzimi consentono di produrre più energia, in base alla richiesta dell'atleta. Insieme agli enzimi sono necessari i coenzimi, ovvero le vitamine del gruppo B, la vitamina A, C e K e alcuni minerali come lo zinco, il magnesio, il rame e il calcio.

Il nostro organismo, per le funzioni vitali o per il metabolismo energetico, ha necessità di migliaia di enzimi, ognuno specializzato nelle proprie funzioni, e la loro carenza potrebbe portare a numerosi effetti negativi, anche patologici. L'allenamento può modificare gli enzimi attivi nei processi metabolici.

L'allenamento aerobico a bassa intensità aumenterà l'attività degli enzimi ossidativi ma senza influenzare quelli glicolitici. Gli enzimi metabolici anaerobici sono attivati con intensità superiori all'80% della massima intensità.
L'HIIT quindi ha le caratteristiche per poter intervenire in entrambe le categorie enzimatiche.

Tuttavia, l'attività degli enzimi glicolitici e ossidativi in individui ben allenati è solo parzialmente dimostrata poiché i livelli di attivazione potrebbero non essere ulteriormente stimolati. Viceversa un atleta non allenato (o non allenato in modo specifico a quel determinato metabolismo energetico) potrebbe beneficiare di uno stress metabolico capace di portare nuovi adattamenti enzimatici ossidativi e glicolitici. Il livello dell'attività enzimatica è infatti ai livelli più bassi nelle persone non allenate, quindi l'adattamento enzimatico è uno dei primi da ricercare.

Vediamo alcuni dei principali adattamenti coinvolti con i metabolismi energetici e soggetti a nuovi adattamenti con l'HIIT:

- **Enzima Creatina Chinasi**. Nei sistemi energetici il metabolismo anaerobico alattacido rilascia una grande quantità di energia quando la fosfocreatina, grazie all'enzima creatina chinasi (CK), viene idrolizzata a creatina per formare ATP, la molecola responsabile per la contrazione muscolare.
Un ulteriore enzima chiamato ATPasi favorisce questa produzione.

Ricerca

Endotelio e attività fisica
L'endotelio è considerato un tessuto attivo e dinamico con proprietà importanti come il mantenimento della circolazione sanguigna, la regolazione del tono vascolare, la permeabilità microvascolare, la segnalazione e l'angiogenesi vascolare e la risposta infiammatoria. La pratica regolare dell'attività fisica favorisce numerosi benefici per la salute, in termini di composizione corporea, capacità fisica, resistenza all'insulina, ipertensione arteriosa, stato antiossidante, qualità della vita, e un effetto importante sul sistema endoteliale. [222]

Un atleta non allenato (o non allenato in modo specifico a quel determinato metabolismo energetico) potrebbe beneficiare di uno stress metabolico capace di portare nuovi adattamenti enzimatici ossidativi e glicolitici.

Il meccanismo energetico alattacido ha una durata limitata a circa 10 secondi, con alcuni minuti di recupero per il ripristino, se vogliamo quindi migliorare questo meccanismo dobbiamo pianificare degli allenamenti in grado di stimolare soprattutto gli adattamenti enzimatici che consentiranno di velocizzare sia di rilascio di ATP che il ripristino della fosfocreatina. Questa è infatti un'azione reversibile, che consente un nuovo ciclo di produzione di ATP dove l'enzima CK è attivo in entrambe le fasi. [225, 226, 227, 228]

Stimoli in grado di produrre questi adattamenti possono essere:

⚹ 🖥 **Pratica**

Allenamenti alattacidi

Per questi adattamenti sono preferibili le modalità SIT fino a 6" con recuperi passivi con almeno un rapporto di 1:10 in maniera da favorire il ripristino della fosfocreatina senza che sia influenzato da un'eccessiva presenza di ioni H+. L'intensità dovrà essere leggermente inferiore al massimale, l'atleta deve completare le ripetute con una percezione della fatica che al termine tende ai valori massimi della scala RPE CR10.
[46, 230, 231]

- 8 ripetizioni da 200 m, corsa al 90% della massima velocità con 2 minuti di recupero passivo – circa 1:4. 16 allenamenti in 5 settimane. [228]
- 15 ripetizioni da 6" al 95% della massima velocità con un minuto di recupero passivo – circa 1:10. Il protocollo era di 8 settimane, delle quali le prime due con 3 allenamenti settimanali che venivano aumentati di 1 ogni due settimane. [227]
- Allenamento con sovraccarico: 3 serie da 8/12 ripetizioni all'80% 1 RM con la sequenza di chest press, lat pull down, knee extension, biceps curl, leg press, triceps extension. 30" di recupero passivo tra le serie, 60" recupero passivo tra gli esercizi. Durata di ogni singola ripetizione fissata in 3 secondi (1" concentrica, 2" eccentrica). A seguire treadmill all'80% del VO_2max fino al completamento di 400 kcal (stima 15 minuti). [229]

- **Enzimi glicolitici.** Gli enzimi che sono attivi nel metabolismo energetico anaerobico lattacido favoriscono i 10 passaggi della glicolisi. Tra gli enzimi più sensibili agli adattamenti all'esercizio fisico, e particolarmente a quello ad alta intensità, troviamo:
  - l'esochinasi, attivo nel permeare il glucosio all'interno della cellula;
  - il fosfofruttochinasi, attivo nell'immissione del glucosio nella glicolisi;
  - il lattato deidrogenasi, attivo nella riconversione del lattato in piruvato.

La maggior parte dei protocolli di allenamento intervallato ad alta intensità influenzerà le attività degli enzimi glicolitici, ma alcuni ad una maggiore estensione rispetto ad altri. [226]

Stimoli in grado di produrre questi adattamenti possono essere:

- 7 settimane di allenamento al cicloergometro con carico progressivo:
  1^ settimana 4x30" all-out, 4 minuti di recupero passivo (1:8);
  aumento di due ripetizioni ogni settimana fino alla quarta settimana, riduzione del recupero di 30" ogni settimana;
  7^ settimana 10x30" all-out, 2,5 minuti recupero passivo (1:5). [226]
- 7 settimane di allenamento al cicloergometro con carico progressivo:
  1^ settimana 2 serie da 8x5" all-out, 55 secondi recupero passivo (1:11);
  recupero tra le serie 15 minuti;
  Incremento di una ripetizione ogni settimana;
  7^ settimana 2 serie da 13x5" con 4 allenamenti alla settimana. [232]

Gli enzimi glicolitici sono stimolati con intensità vicine al massimale, non inferiori all'80% per principianti e massimali per atleti di élite. Il recupero, come avvenuto per la creatina chinasi, deve essere passivo e non inferiore ad un rapporto di 1:6.

Approfondimenti

Effetti di carenze enzimatiche
L'intolleranza al lattosio è causata da un deficit, parziale o totale, dell'enzima lattasi, che è in grado di scindere il lattosio, il principale zucchero del latte, nei suoi due zuccheri semplici: galattosio e glucosio. Il primo è essenziale per la formazione delle strutture nervose nel bambino; il secondo rappresenta il substrato energetico primario dell'organismo. Questa carenza, o assenza, dell'enzima lattasi non consente al latte di venire digerito completamente, e il lattosio rimane nell'intestino crasso dove viene fermentato, con conseguente richiamo di acqua, dalla flora batterica intestinale, generando e acidi grassi a catena corta. I sintomi di solito si verificano poco dopo aver bevuto latte o consumato prodotti lattiero-caseari. I sintomi variano da persona a persona e dipendono dalla quantità di lattosio ingerita. Possono includere: sensazione di pancia gonfia e piena, dolore nella parte bassa della pancia, meteorismo o nausea, stitichezza o diarrea.
Considerato che L'intolleranza al lattosio si verifica in circa il 25% delle persone in Europa con Il 50-80% delle persone di origine ispanica, gran parte degli atleti potrebbero riscontrare questa sintomatologia, compromettendo la performance. In caso di dubbio è bene riferirsi al medico per la valutazione del test H2-Breath, che ha la più alta validità scientifica. [224]

Pratica

Atleti principianti
È da considerare che alcuni protocolli hanno ottenuto effetti anche su numerosi altri enzimi, pur se con diverse percentuali di miglioramento. Come più volte precisato l'HIIT offre la possibilità di essere applicato sia ad atleti evoluti sia a principianti. Le aspettative per nuovi adattamenti enzimatici sono molto alte e ravvicinate per i principianti.

Adattamenti enzimatici ossidativi

Dalla fine degli anni '60 le attività enzimatiche mitocondriali sono oggetto di attenzione e studio nelle risposte all'esercizio fisico, con la scoperta dell'incremento delle attività degli enzimi mitocondriali citocromo-ossidasi e succinato-deidrogenasi. [233]
Un importante passo avanti nella comprensione del ruolo dell'esercizio negli adattamenti biologici è stato fatto con la scoperta del Pgc-1α, la proteina che promuove l'espressione di numerosi geni tra i quali quelli responsabili di:

- regolazione della biogenesi mitocondriale;
- ossidazione dei grassi;
- espressione del trasportatore GLUT4.

E, probabilmente di:
- conversione delle fibre IIb in fibre con maggiore capacità ossidativa;
- ruolo attivo nell'insulino-resistenza.

L'attività fisica, lo stimolo e la contrazione neuromuscolare sono capaci di promuovere l'espressione di Pgc-1α, più attiva nella produzione di fibre veloci IIx piuttosto che in fibre più lente, suggerendo che le modalità HIIT possano avere una risposta più efficace negli adattamenti enzimatici ossidativi. [234]

È bene sempre sottolineare che mentre a scopi didattici si tende a separare in maniera schematica i processi di:

- Metabolismo della fosfocreatina (PCr) con produzione di ATP estremamente rapida per un periodo di tempo relativamente breve;
- Metabolismo della glicolisi con produzione di ATP in medie quantità e per la durata di alcuni minuti;
- Metabolismo ossidativo che, all'interno dei mitocondri, produce ATP ad una velocità inferiore, ma con capacità illimitata.

In realtà, vi è una notevole integrazione tra ogni processo bioenergetico, e di conseguenza il metabolismo aerobico domina la produzione di ATP durante la maggior parte dell'esercizio fisico, evidenziando l'importanza dei mitocondri sull'omeostasi metabolica complessiva.

La ricerca di adattamenti enzimatici ossidativi è quindi necessaria sia ad atleti che hanno la prestazione in *secondi* che in *ore* o in *giorni*. [214, 235]

Enzimi ossidativi. Gli enzimi che sono attivi nel metabolismo energetico aerobico favoriscono gli 8 maggiori passaggi del ciclo dell'acido citrico, o Ciclo di Krebs. Tra quelli più sensibili agli adattamenti all'esercizio fisico, e particolarmente a quello ad alta intensità, troviamo: [34, 236]

- Citrato sintasi. Attivo nella prima fase di avvio del Ciclo di Krebs, determina la densità mitocondriale del muscolo scheletrico. Influenza la potenza aerobica (VO_2max).
- Succinato deidrogenasi. Attivo sulla membrana mitocondriale, sembra limitare l'utilizzo del glucosio a favore degli acidi grassi.
- Malato deidrogenasi. Attivo nella fase finale del Ciclo di Krebs, consente un rapido collegamento con la glicolisi. Influenza lo spostamento del metabolismo aerobico verso l'anaerobico.
- Citocromo ossidasi (COX). La citocromo ossidasi è l'ultimo enzima della catena respiratoria mitocondriale, ed è direttamente responsabile della riduzione dell'O_2 ad H_2O.

La stimolazione e l'adattamento degli enzimi ossidativi è tendenzialmente diversa da quella degli enzimi glicolitici e differisce per intensità, durata e recuperi; deve avere queste caratteristiche:

- Intensità prevalentemente submassimale;
- Durata superiore ai 40";
- Recuperi possono essere brevi e passivi, fino a 10", oppure più lunghi ed attivi. [235]

> *La ricerca di adattamenti enzimatici ossidativi è quindi necessaria sia ad atleti che hanno la prestazione in secondi che in ore o in giorni.*

Stimoli in grado di produrre questi adattamenti possono essere:

> *2 settimane con 3 allenamenti settimanali al cicloergometro con carico progressivo:*
> *1° e 2° allenamento 8x60" alla velocità picco di VO₂ 75" di recupero attivo a bassa intensità (30 W) (1:1,25)*
> *2° e 3° allenamento 10x60" alla velocità picco di VO₂ 75" di recupero attivo a bassa intensità (30 W) (1:1,25)*
> *3° e 4° allenamento 12x60" alla velocità picco di VO₂ 75" di recupero attivo a bassa intensità (30 W) (1:1,25)* [237]

L'allenamento che crea adattamenti nel metabolismo aerobico, e che riesce a stimolare gli enzimi ossidativi, deve ottenere una massima sollecitazione del ciclo di Krebs. I protocolli, sia quelli degli studi che quelli in ottica EBT, hanno quindi preferibilmente queste componenti:

- Durata superiore ai 40";
- Recuperi passivi ridotti, max 10";
- Recuperi attivi più estesi con intensità non inferiori al 50% della massima intensità;
- Rapporti tra fase attiva e recupero da 1:1 (principianti) a 4:1 (élite);
- Intensità non inferiore all'80%, ± 10 per principianti – élite.

Adattamenti ai trasportatori di membrana

L'energia vede tutti i suoi processi avvenire all'interno della cellula.
L'ATP, qualunque sia il metabolismo energetico, è prodotta all'interno della cellula con un passaggio da spazio intra ed extra cellulare continuo: il glucosio e altri nutrienti entrano; il lattato e altri metaboliti escono.
Questo flusso di interscambio avviene grazie ai trasportatori di membrana, che sono delle proteine che attraversano a tutto spessore la membrana cellulare spostando le molecole.

A seconda della situazione possono anch'essi utilizzare l'energia per il trasporto. L'allenamento migliora le prestazioni e i cambiamenti nella densità delle proteine di trasporto della membrana, favorendo progressivi miglioramenti.

L'ATP, qualunque sia il metabolismo energetico, è prodotta all'interno della cellula con un passaggio da spazio intra ed extra cellulare continuo: il glucosio e altri nutrienti entrano; il lattato e altri metaboliti escono.

Membrana cellulare

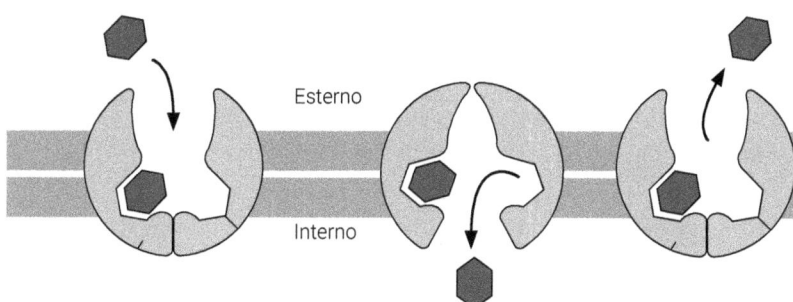

Trasportatori di membrana
Un trasportatore di membrana è un polipeptide (singola catena di aminoacidi) transmembrana in grado di mediare il trasporto di ioni o molecole polari di medie dimensioni come amminoacidi o zuccheri all'interno della cellula.

Se questo flusso di molecole non dovesse funzionare correttamente, o fosse poco efficiente, diminuirà l'attività muscolare, sia perché l'assorbimento dei nutrienti è carente, sia perché non vengono rilasciati i metaboliti. L'HIIT incoraggia cambiamenti positivi nelle proteine di trasporto della membrana, ma i risultati sono specifici per il protocollo di esercizio HIIT eseguito.

Ricerca

Trasportatori MCT

Dagli anni 90 sono stati individuati sette trasportatori di monocarbossilato MCT, si trovano distribuiti tra molti tessuti e questo complica l'identificazione della loro funzione metabolica. L'MCT1, l'MCT3-M e l'MCT4 sono presenti nei muscoli dell'uomo, e l'espressione MCT1 è altamente correlata con la capacità ossidativa dei muscoli scheletrici e con la loro capacità di assorbire il lattato dalla circolazione.
L'MCT1 è presente anche nel cuore e sulla membrana plasmatica. Con l'allenamento, l'MCT1 aumenta nei tessuti muscolo-scheletrici e cardiaci con conseguente maggior efficacia nell'assorbimento del lattato e, allo stesso tempo, con il suo efflusso fuori dalle cellule muscolari. L'MCT3-M e l'MCT4, pur non essendo correlati con le capacità ossidative dei muscoli, sono presenti e abbondanti nelle fibre di tipo IIa e IIb, e con limitata presenza nelle fibre a contrazione lenta. [239]

Approfondimenti

Sistema di trasporto

Il meccanismo cellulare del passaggio delle molecole non è di facile comprensione, basti pensare che ogni flusso andrà incontro a un collo di bottiglia ogni qual volta un passaggio rallenta. Questo rallentamento si manifesta nella performance dell'atleta con una caduta in potenza, con la sensazione di eccessiva fatica, e in questa situazione non riesce a gestire fughe, cambi di ritmo o pendenze e così via.
Ogni adattamento va quindi analizzato, ipotizzato e stimolato, perché un limitato sistema di trasporto della membrana penalizza l'attività muscolare influenzando il miglioramento delle prestazioni. [238]

Nei principianti, o negli atleti con programmi sempre simili di allenamento, i miglioramenti sono rapidi ed efficaci. Per gli atleti di élite, nell'ottica dei marginal gains, le percentuali di miglioramento sono possibili ma occorrono programmi più intensi e molto più accurati.

- **Trasportatori del lattato, MCT1, MCT4**. Durante l' intensa attività fisica, e gli HIIT massimali oltre i 20", il lattato e l'H+ si accumulano nello spazio intracellulare causando acidosi lattica, una delle cause dell'affaticamento muscolare, non tollerato dai principianti e molto difficile anche per gli atleti di élite. Questo stato critico non è eliminabile, ma è modificabile. Riuscire infatti a spostare di alcuni secondi il punto di stop significa portare a termine una serie, migliorare una prestazione, e a volte vincere una gara.

Il lattato non è in sé la causa della fatica, che è dovuta principalmente agli ioni idrogeno (H+) che, senza un efficiente sistema di trasporto di membrana, rimangono all'interno della cellula, limitandone le funzioni.

Le proteine specializzate nel trasporto attraverso la membrana sono le MCT (trasportatori di monocarbossilato), specializzate nel trattamento di numerose molecole, tra le quali anche il lattato e il piruvato. Le due varianti MCT1 e MCT4 sono attive nel trasporto, e rimozione, degli ioni di idrogeno: questo è un passaggio fondamentale per l'atleta poiché un'alta concentrazione di H+ ha un effetto inibitore sull'attività enzimatica della fosfofuttochinasi (enzima glicolitico), e causa quindi una forte interferenza sulla produzione di ATP.

Stimoli in grado di produrre questi adattamenti possono essere:

4 settimane con 3 allenamenti settimanali di allenamento al cicloergometro
con il protocollo Wingate:

30" all-out, 4 minuti di recupero passivo, (1:8);
1^ e 2^ settimana 4 ripetizioni;
2^ e 3^ settimana 5 ripetizioni;
3^ e 4^ settimana 6 ripetizioni. [127]

Un allenamento intenso, massimale, con recupero passivo è in grado di portare
sia MCT1 che MCT4 a un livello più alto nel post-allenamento (aggiustamento), e
con la possibilità di mantenere alto MCT1 fino a sei settimane di detraining. [239, 92]

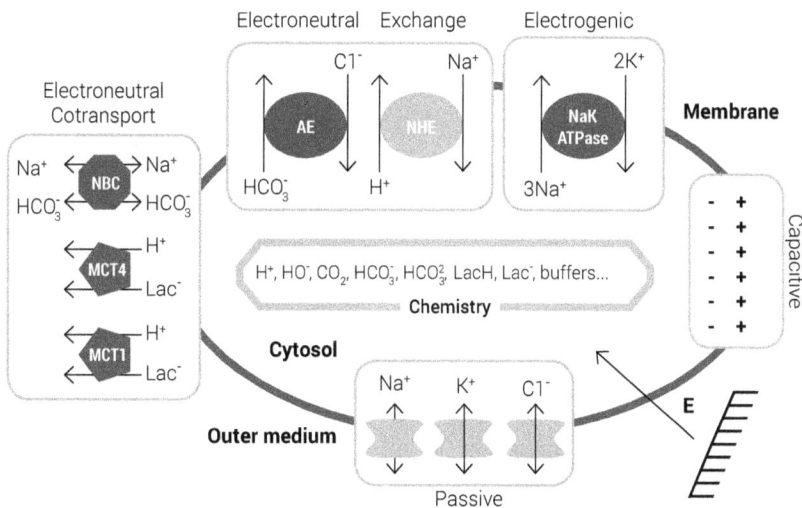

Trasporto di membrana
I processi biochimici descritti
in Formula HIIT sono stati
semplificati per la comprensione
dei soli metabolismi energetici per
l'allenamento. La biologia ha però
una sua complessità e rimandiamo il
lettore ad un approfondimento su testi
specifici.

Approfondimenti

Ritardare la fatica
L'MCT1 e l'MCT4, insieme allo
scambiatore Na + / H + (NHE1),
sono fondamentali per la regolazione
del pH intracellulare, in particolare
con un metabolismo attivato in
forma intensa.
Per espellere gli ioni H+ generati
nella cellula dalla glicolisi, l'NHE1
utilizza infatti l'energia fornita
dal gradiente Na+.
Quando il lattato e gli ioni H+ si
accumulano, il sistema di trasporto
NHE1 viene attivato per regolare il
pH intracellulare.
Per riuscire a mantenere alta
l'intensità dell'attività fisica è
necessario mantenere un elevato
pH intracellulare (mentre tende ad
abbassarsi rapidamente), quindi
NHE1 è un sistema di trasporto
cruciale, che consentirebbe di
ritardare la fatica, ma non tutti i
protocolli HIIT lo influenzano.

Produzione di lattato intensità all-out

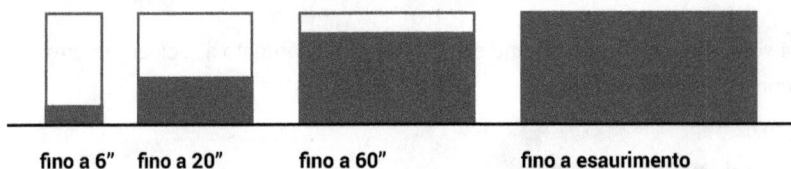

fino a 6"   fino a 20"   fino a 60"   fino a esaurimento

L'allenamento a bassa intensità, quelli MICT, e comunque tutte le intensità inferiori alla soglia anaerobica, non influenzano il sistema di trasporto NHE1 perché i loro protocolli creano solo variazioni moderate del pH intracellulare.

Alcuni protocolli HIIT ad altissima intensità non inferiori ai 30" creano le condizioni perché si possano verificare grandi cambiamenti nel pH, necessari per gli adattamenti a NHE1. Queste intensità di HIIT sono fortemente sconsigliate ai principianti, ma necessari per i più esperti ed élite.

Pratica

Alterazioni nell'allenamento
Pur se di difficile comprensione è bene ricordare che gli adattamenti indotti dall'allenamento possono essere alterati anche a causa di azioni che l'atleta compie ore prima dell'allenamento. Un'alimentazione ricca di zuccheri semplici, per esempio, può compromettere l'allenamento poiché rallenta la lipolisi, obbligando il metabolismo a utilizzare gli zuccheri al posto dei grassi, con evidenti cambiamenti negli adattamenti generati. L'allenatore avrà difficoltà a capire il problema, poiché in termini di performance tutto sembrerà apparentemente corretto. È sempre bene avere dei riscontri oggettivi su più fronti.

- **Trasportatori del glucosio: GLUT e GLUT4.** La nostra nutrizione, composta dai macronutrienti carboidrati, proteine e grassi, ci consente di ottenere i substrati energetici per il metabolismo con i processi digestivi. Il glucosio è uno zucchero semplice, proveniente dai carboidrati, che il metabolismo energetico può convertire in energia nella glicolisi. La glicolisi però avviene nel citosol, ovvero all'interno della cellula, mentre il glucosio è disponibile nel plasma, dove viene trasportato. Passa con estrema difficoltà attraverso la membrana cellulare solo grazie a specifici trasportatori, che facilitano lo spostamento della molecola di glucosio dall'ambiente extra cellulare a quello intracellulare.

Il contributo del glucosio ematico è piuttosto ridotto durante l'HIIT, ma l'aumento del volume e del contenuto di due particolari proteine di trasporto del glucosio, GLUT e GLUT4, potrebbe facilitare l'assorbimento da parte della cellula durante la fase di recupero.

Stimoli in grado di produrre questi adattamenti possono essere:

Wingate, visto in precedenza, e tutti i protocolli con le seguenti caratteristiche:
- **Durata non inferiore ai 30" e fino ai 90";**
- **Recupero passivo con rapporto 1:6 o superiore;**
- **Intensità massimale, all-out o non inferiore al 90% per gli HIIT più lunghi;**
- **Numero di ripetizioni non inferiore a 4 e fino al mantenimento delle intensità stabilite;**
- **Numero di serie, non superiori a 2.**

Questi adattamenti sono particolarmente rapidi, e già dalla seconda settimana si avvertono delle modificazioni croniche, oltre alla modificazione post-allenamento in fase acuta (aggiustamento), ed è quindi utile conoscere questa informazione per prevedere una valutazione intermedia con l'atleta.

Un'ulteriore conferma dell'efficacia dell'HIIT rispetto al MICT nel rapporto con il glucosio è nell'azione dell'insulina, sia in soggetti sani che affetti da Diabete di tipo 2. L'insulina regola l'assorbimento di glucosio, ed è quindi fondamentale anche nei processi di adattamento degli atleti. Anche in questo caso i protocolli tipo Wingate si sono dimostrati efficaci nel miglioramento dell'azione dell'insulina, per soggetti sedentari anche con sole 250 kcal di lavoro alla settimana. [240]

Questo specifico adattamento quindi è importante sia per l'atleta, che si garantisce un maggior e più rapido reintegro di glucosio nella cellula per una conversione in glicogeno, sia per la salute in generale.

Il glicogeno è più di una semplice riserva di carburante, è anche un potente regolatore delle vie di segnalazione delle cellule molecolari che regolano il fenotipo ossidativo. [241]

Approfondimenti

Da glucosio a glicogeno
Carboidrati, glucosio e glicogeno. Questa sequenza è alla base della competenza dell'allenatore e dell'atleta.
La digestione trasforma i carboidrati in glucosio, che viene trasportato dal torrente ematico; l'Insulina ha il compito di portarlo nel fegato e nei muscoli; il fegato provvede a convertirlo in glicogeno (glicogenosintesi) o a mobilitare glucosio (glicogenolisi) a seconda delle richieste energetiche dell'organismo, e soprattutto durante l'attività fisica, in modo da mantenere la glicemia a valori costanti. Il glicogeno è formato da numerose unità di glucosio, ed è localizzato nel fegato (glicogeno epatico) e nei muscoli (glicogeno muscolare).

La velocità della glicogenolisi è limitata dall'insulina, che potrebbe rallentare la disponibilità del glucosio per la glicolisi, ovvero la via energetica anaerobica lattacida. L'adrenalina invece ne favorisce la disponibilità, tuttavia a basse intensità la concentrazione di adrenalina non è rilevante.

- **Pompa sodio-potassio.** Durante il recupero le cellule muscolari devono trasportare lo ione H+ fuori dalla membrana per mantenere il pH cellulare in un intervallo adatto ai processi metabolici. A riposo, al contrario di ciò che avviene nell'esercizio intenso, il pH è influenzato dall'attività delle pompe sodio-potassio (Na+, K+), che deve essere elevata. L'aumento di questa attività consente una minore perdita di potassio dal muscolo contratto, mantenendo così un'alta attività delle cellule muscolari.

Anche nelle fasi intense la maggiore attività della pompa sodio-potassio aumenta la capacità di lavoro delle cellule muscolari, e con una limitazione sulla percezione della fatica.

**Con l'HIIT
avrai nuovi adattamenti
che cambieranno
profondamente la fisiologia
dell'atleta preparandolo
a nuove performance**

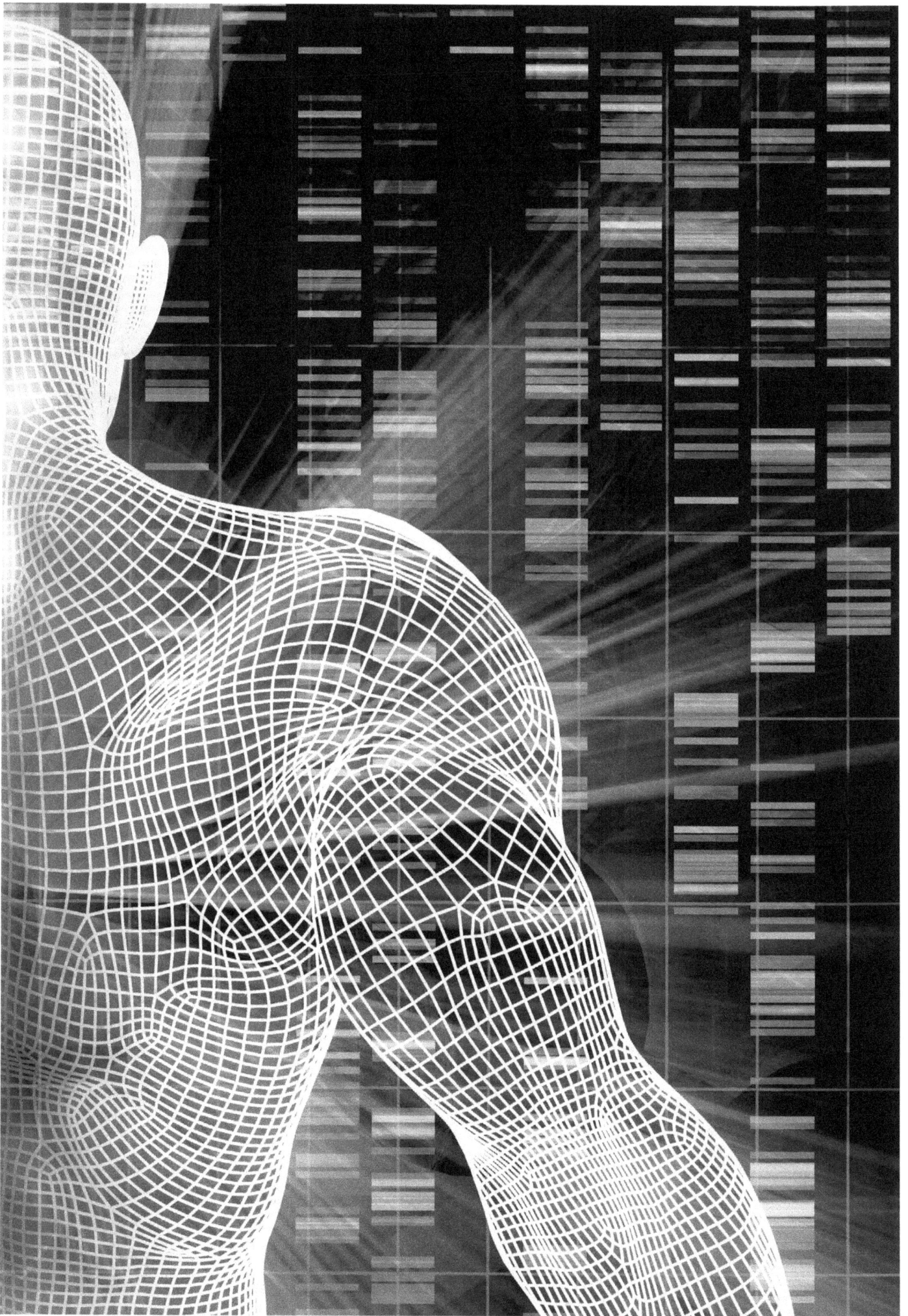

Stimoli in grado di produrre questi adattamenti possono essere:

8 settimane con 3/6 allenamenti settimanali di allenamento di corsa:
30" 130% Vo$_2$max, 90" di recupero passivo (1:3);
1^ e 2^ settimana 3 allenamenti;
3^, 4^ e 5^ settimana 4 allenamenti;
6^ e 7^ settimana 5 allenamenti;
8^ settimana 6 allenamenti; [227]
9 settimane con 3/4 allenamenti settimanali di corsa, delle quali:
3 allenamenti con 6/12 ripetizioni da 30" al 95% della massima velocità
con 3 minuti di recupero passivo;
1 allenamento con 4x4 minuti 85% HRmax, con 2 minuti di recupero
passivo. [242]

Gli adattamenti della pompa sodio potassio sembrano essere più evidenti con protocolli che, oltre alle intensità, richiedono alti volumi nella singola sessione, un alto numero di frequenze settimanali e un numero di settimane non inferiore a 8. Il rapporto ideale per il recupero dovrebbe stare tra 1:3 a 1:6, sempre passivo. Questo allenamento non è consigliato ai principianti, se non con intensità ridotte di almeno il 30%.

- **Adattamenti ormonali.** L'HIIT è in grado di influenzare il sistema endocrino, sia in fase acuta che cronica di lattato, l'ormone della crescita (GH), il testosterone, l'IGF-1, il cortisolo, l'insulina e le catecolamine. I protocolli maggiormente attivi per questi adattamenti sono i SIT o gli HIIT brevi, ma è stato notato che una diversa impostazione del protocollo, ad esempio ascendente o discendente, produce effetti diversi a parità di volume e intensità dell'allenamento. [242]

Stimoli in grado di produrre questi adattamenti possono essere:

Ripetute incrementali in corsa:
Fase ascendente: 100 m, 200 m, 300 m, 400 m all'80% della massima
velocità;
Fase discendente: 400 m, 300 m, 200 m, 100 m all'80% della massima
velocità;
(effetti in acuto). [243]

Ripetute incrementali in corsa:
5x1 minuto alla massima velocità aerobica (100% VO$_2$max), con un minuto
di recupero passivo. 3 volte alla settimana per 5 settimane. [244]

Pur se con effetti simili si è visto che il protocollo discendente ha avuto effetti diversi, sia con maggiori risposte metaboliche (lattato) che anaboliche (GH), sia con una minore, ma non significativa, percezione della fatica, valutata con l'RPE.

L'HIIT attiva immediatamente l'interleuchina 6 (IL-6), mentre con un MICT è riscontrabile solo nel post-esercizio, con positivi effetti antinfiammatori dopo un periodo di allenamento, riducendone la produzione basale e post esercizio.

Le attività effettuate sugli arti inferiori promuovono maggiori effetti metabolici (lattato e glucosio) ma le stesse risposte infiammatorie se confrontate con attività sviluppate dagli arti superiori. [244, 245, 246]

Gli effetti più significativi si verificano con persone non particolarmente attive, mentre non sembrano esserci particolari adattamenti con periodi di allenamento di breve durata, due settimane, quando confrontato con protocolli MICT. Non sembrano esserci particolari differenze nemmeno nella risposta infiammatoria e nella sensibilità all'insulina anche con due protocolli intensi ma con diversi periodi di recupero (Tabata e Wingate). [247, 248]

Approfondimenti

Insulino resistenza

Gli IGF sono i fattori di crescita "insulino-simili", noti anche come somatomedine. Sono ormoni di natura proteica dalle proprietà anaboliche strettamente legati al GH. La ricerca sugli atleti non è solida, ma si ipotizza che l'incremento dell'IGF-1, ma anche delle proteine di trasporto quali IGFPB3, possano essere strettamente collegati all'attività fisica intensa, favorendo l'azione anabolica post esercizio.
La IL-6 è una proteina pro e antinfiammatoria che stimola la risposta immunitaria dopo un'infiammazione. È prodotta localmente dal muscolo in risposta all'esercizio fisico per indurre la produzione di glucosio epatico, la lipolisi e l'omeostasi del calcio e incrementa le specie reattive dell'ossigeno (ROS)

La TNF-α è una molecola secreta dal tessuto adiposo; quando prodotta in eccesso sembra correlata all'insulino-resistenza negli obesi. Incrementa infatti la liposi e il conseguente aumento degli acidi grassi circolanti (FFA), riducendo l'espressione del trasportatore GLUT-4 del glucosio.

Anche in questi adattamenti abbiamo visto che è la magnitudine dell'intensità a determinare gli effetti, con adattamenti muscolo scheletrici locali. Alcune tipologie di stimolo, pur se apparentemente simili, possono portare a una riposta diversa, unita a un'altrettanto diversa percezione dell'atleta, portando così a riflettere ulteriormente sul fatto che non sempre il massimo sforzo equivale al massimo beneficio.

Protocolli più lunghi (10x4' con recuperi attivi di 2') non hanno mostrato particolari differenze nello stimolo della IL-6 per atleti allenati, confermando che le modalità di sprint risultano le più efficaci nella risposta ormonale se effettuate a intensità massimali e per periodi di adattamento non inferiori alle 5 settimane. Non sembra essere invece particolarmente superiore una maggiore frequenza di allenamento, poiché le risposte degli ormoni anabolici sono significative già dalla doppia sessione settimanale. [249, 198, 248]

Pratica

NO pain, No gain?
Anche se particolarmente usato nel mondo dello sport e del fitness il concetto del "se non lavori duro non ottieni nulla" non è sempre vero nella fisiologia. Alcuni adattamenti vanno ricercati chiedendo la massima attenzione al recupero, alla concentrazione, alla percezione della fatica e così via. Finire un allenamento *esausti* non è il parametro di valutazione più corretto.

Non sempre il massimo sforzo equivale al massimo beneficio.

● **Catecolamine.** Le catecolamine (adrenalina, noradrenalina e dopamina) sono sostanze sintetizzate dal surrene, dal sistema nervoso centrale e dalle terminazioni nervose simpatiche, a partire dalla tirosina. Questi ormoni e neurotrasmettitori svolgono un ruolo essenziale nel sistema metabolico, cardiovascolare e immunitario: è stato dimostrato che attività ad alta intensità, tipo HIIT, con brevi periodi di recupero, aumentano la concentrazione di catecolamine nel plasma influenzando positivamente le risposte metaboliche. Le concentrazioni basali di adrenalina e noradrenalina aumentano notevolmente durante l'esercizio da 1,5 a 20 volte a seconda della durata e dell'intensità dell'allenamento. Sono coinvolte negli aggiustamenti cardiovascolari e respiratori e nella mobilizzazione e utilizzazione del substrato energetico, con differenze tra soggetti allenati e non allenati dove la risposta è superiore anche ad intensità più basse. [113]

Stimoli in grado di produrre questi adattamenti possono essere:

Ripetute incrementali in corsa:
10x6″ all-out, con 30″ di recupero passivo. [250]
Wingate

Anche le catecolamine sono stimolate dall'intensità dell'attività fisica. Gli effetti concorrenti di vari ormoni stimolati dagli stessi protocolli concorrono a una maggiore attività della lipolisi. Questo è uno dei motivi, a volte sovrastimato, delle doti dell'HIIT di allenamento brucia-grassi. Resta comunque il fatto che, per ottenere gli specifici adattamenti che consentono di poter raggiungere risultati più efficaci in questo senso, è necessario pianificare programmi non inferiori alle 8/12 settimane.

Per ottenere gli specifici adattamenti che consentono di poter raggiungere risultati più efficaci è necessario pianificare programmi non inferiori alle 8/12 settimane.

Approfondimenti

La Catecolamine
Le catecolamine hanno nomi e funzioni diverse:
Adrenalina.

● Aumenta la gittata cardiaca, la pressione arteriosa, la frequenza cardiaca, la glicogenolisi, la lipolisi, la gluconeogenesi;

● Diminuisce la pressione arteriosa diastolica e la percezione della fatica;

● Induce vasocostrizione periferica e muscolare e la dilatazione bronchiolare.

Noradrenalina.

● Aumenta la gittata cardiaca, la pressione arteriosa sistolica, il flusso ematico, la lipolisi, la gluconeogenesi.

Dopamina.

● Influenza il sistema nervoso centrale nei meccanismi di ricompensa e piacere, la capacità di memoria, l'attenzione, le funzioni cognitive, il sonno, l'umore, l'apprendimento.

● Influenza il sistema nervoso periferico come fattore favorente la motilità intestinale e stimola l'escrezione di sodio;

● Riduce l'attività linfocitaria e l'insulina, agisce come vasodilatatore

Ossidazione dei grassi

Ciò che si tratta in questo capitolo è legato a tutti gli adattamenti visti sin qui, sono infatti tutti processi integrati e concorrenti tra loro. Tra gli adattamenti enzimatici abbiamo visto come poteva essere stimolato il citrato sintasi, diretta espressione della densità mitocondriale e quindi in relazione con l'utilizzo di substrati lipidici da parte dell'organismo. Queste sono considerazioni complessive, che rivedremo nei prossimi capitoli, ma che sono utili in questo contesto per capire se una tipologia di stimolo può produrre gli adattamenti che cerchiamo.

L'utilizzo di sprint massimali brevi e all-out (SIT) sono in grado di produrre adattamenti principalmente al metabolismo anaerobico, tuttavia, gli effetti di SIT sull'accumulo di trigliceridi intramuscolari (IMCL), utilizzabili dall'attività fisica, rimangono tutt'ora oggetto di studio. Recenti evidenze hanno dimostrato la riduzione delle gocce lipidiche, ma non del grasso totale, fenomeno interessante dal punto di vista della disponibilità energetica che ci fa supporre l'azione concomitante delle catecolamine. [251]

L'HIIT promuove gli adattamenti ossidativi favorendo la capacità del metabolismo dei grassi alle intensità submassimali dell'esercizio, consentendo il risparmio del glicogeno muscolare e contribuendo alle prestazioni. Gli effetti dell'HIIT, anche short e SIT, ha manifestato adattamenti che hanno portato a diminuzioni significative della massa corporea totale, della massa grassa e del grasso centrale addominale, a volte non superiori ai protocolli MICT, ma in minor tempo. [104, 105, 254]

Durante l'esercizio aerobico infatti, i lipidi sono usati come substrati energetici, con conseguente diminuzione delle riserve di IMCL, reintegrate nelle 24 ore successive e ipercompensate dai grassi nutrizionali nelle 30-70 ore dopo l'esercizio. L'allenamento costante, oltre agli aggiustamenti in fase acuta, consente adattamenti cronici con un aumento di IMCL, sia nei soggetti sani che in quelli resistenti all'insulina. Pur se, apparentemente in contrasto, sia i soggetti resistenti all'insulina che gli atleti di resistenza hanno elevate quantità di IMCL, ma quelli allenati che utilizzano substrati lipidici IMCL tendono a supercompensare questo substrato dopo 30 ore, con un incremento fino al 45% sul pre-esercizio, se in presenza di diete al 55% di grassi. [252, 253]

Questo effetto si deduce considerando una maggiore concentrazione di glicerolo nel plasma, causata dai grassi bruciati per l'esercizio fisico. Si verifica soprattutto durante il recupero, quando l'ATP viene risintetizzato dal sistema aerobico. Con un recupero attivo, dopo un protocollo intenso con accumulo di lattato, viene limitato il ripristino della fosfocreatina e del glicogeno, favorendo una maggiore ossidazione dei grassi. [254]

L'HIIT promuove gli adattamenti ossidativi favorendo la capacità del metabolismo dei grassi alle intensità submassimali dell'esercizio, consentendo il risparmio del glicogeno muscolare e contribuendo alle prestazioni.

Con un recupero attivo, dopo un protocollo intenso con accumulo di lattato, viene limitato il ripristino della fosfocreatina e del glicogeno, favorendo una maggiore ossidazione dei grassi.

Stimoli in grado di produrre questi adattamenti possono essere:

> **Ripetute cicloergometro:**
> **10x60" al 95% della massima intensità, 60" di recupero attivo,**
> **11 settimane, 3 volte alla settimana.**
> **60x8" all-out, 12" di recupero (1:1,5);**
> **20x24" all-out, 36 secondi di recupero attivo (1:1,5);**

Modificazioni al DNA

L'esercizio fisico ha evidenze anche nelle modificazioni genetiche, soprattutto nei telomeri, le porzioni di DNA che si trovano alle estremità del cromosoma. I telomeri svolgono un ruolo importante nella vita cellulare, e l'esercizio è uno dei fattori che contribuisce al loro controllo.

Gli adulti che svolgono alti livelli di attività fisica tendono ad avere telomeri significativamente più lunghi rispetto ai loro omologhi, rappresentando fino a 9 anni di ridotto invecchiamento cellulare. Ulteriori e recenti studi hanno associato il logoramento dei telomeri con l'aumentato del rischio di contrarre patologie cancerose, evidenziando che, pur se con meccanismi da chiarire, l'attività fisica possa avere effetto anche in queste aree. [255, 256]

Tra tutte le modalità di esercizio fisico studiate, solo l'HIIT sembra rallentare l'invecchiamento a livello cellulare, con maggiore impatto sulle popolazioni meno giovani. [257]

Approfondimenti

I telomeri
I telomeri sono piccole porzioni di DNA posizionate nella parte terminale di ogni cromosoma, dei cappucci che ne proteggono le estremità, come quelli che ci sono nei lacci delle scarpe. Sono molto instabili, infatti questa zona il DNA si degrada chimicamente, ed è soggetto a ricombinazioni più frequenti del resto della molecola. Gli studi hanno dimostrato che la funzione principale dei telomeri è impedire all'elica del DNA di sfibrarsi, sono quindi proprio le protezioni delle parti terminali dei cromosomi, e la loro efficienza è strettamente correlata all'età. Ogni volta che una cellula si replica si perde una piccola parte, pertanto, più si invecchia, più si accorciano i nostri telomeri, come se fossero un orologio biologico, che però scorre anche senza eseguire un'attività fisica.

Effetti sulla psicologia

L'esercizio fisico induce risposte benefiche nel cervello, che è accompagnato da un aumento del BDNF, associato sia al miglioramento cognitivo che all'alleviamento della depressione e dell'ansia. Recentemente si è visto che una molecola endogena rilasciata dopo l'esercizio fisico prolungato è in grado di indurre i promotori chiave del gene che è alla base del BDNF. [258]

Il BDNF è carente nei soggetti obesi, concorrendo quindi ai deficit cognitivi e di memoria ad esso correlati. Le ricerche concordano che i nostri cervelli siano più simili alla plastica, capaci ovvero di adattarsi, crescere e cambiare a seconda di ciò che facciamo. Il BDNF è ampiamente riconosciuto come un attore chiave in questa abilità "plastica" del cervello, e l'esercizio fisico contribuisce a questa funzione favorendo la crescita di nuove connessioni neuronali.

L'attività fisica intensa ha anche un effetto antidepressivo, associato a una maggiore crescita cellulare nell'ippocampo, area del cervello responsabile dell'apprendimento e della memoria. Anche in questo adattamento le intensità sono un fatto che può influenzare la portata del cambiamento, un'intensità più alta favorisce infatti un maggior flusso di sangue al cervello nel post-esercizio: ciò suggerisce che gli allenamenti HIIT possono aiutare a compensare parte del declino del BDNF, anche in persone in sovrappeso e obese, portando eventualmente ad alcuni benefici della funzione cerebrale. [259, 260]

Approfondimenti

Il BDNF
Il cervello produce una serie proteine coinvolte nella produzione di neuroni, chiamate neutrofine. Tra queste il BDNF (Brain-derived neurotrophic factor), fattore neurotrofico derivato dal cervello, è considerato come il più attivo, nonché la proteina più importante del corpo. Senza di essa non possono nascere nuove cellule cerebrali, e influenza significativamente la coordinazione, l'equilibrio, l'udito, il gusto, la respirazione, ed è importante per le funzioni cognitive. Bassi livelli di BDNF sono legati a malattie neurodegenerative come il morbo di Alzheimer e di Parkinson.

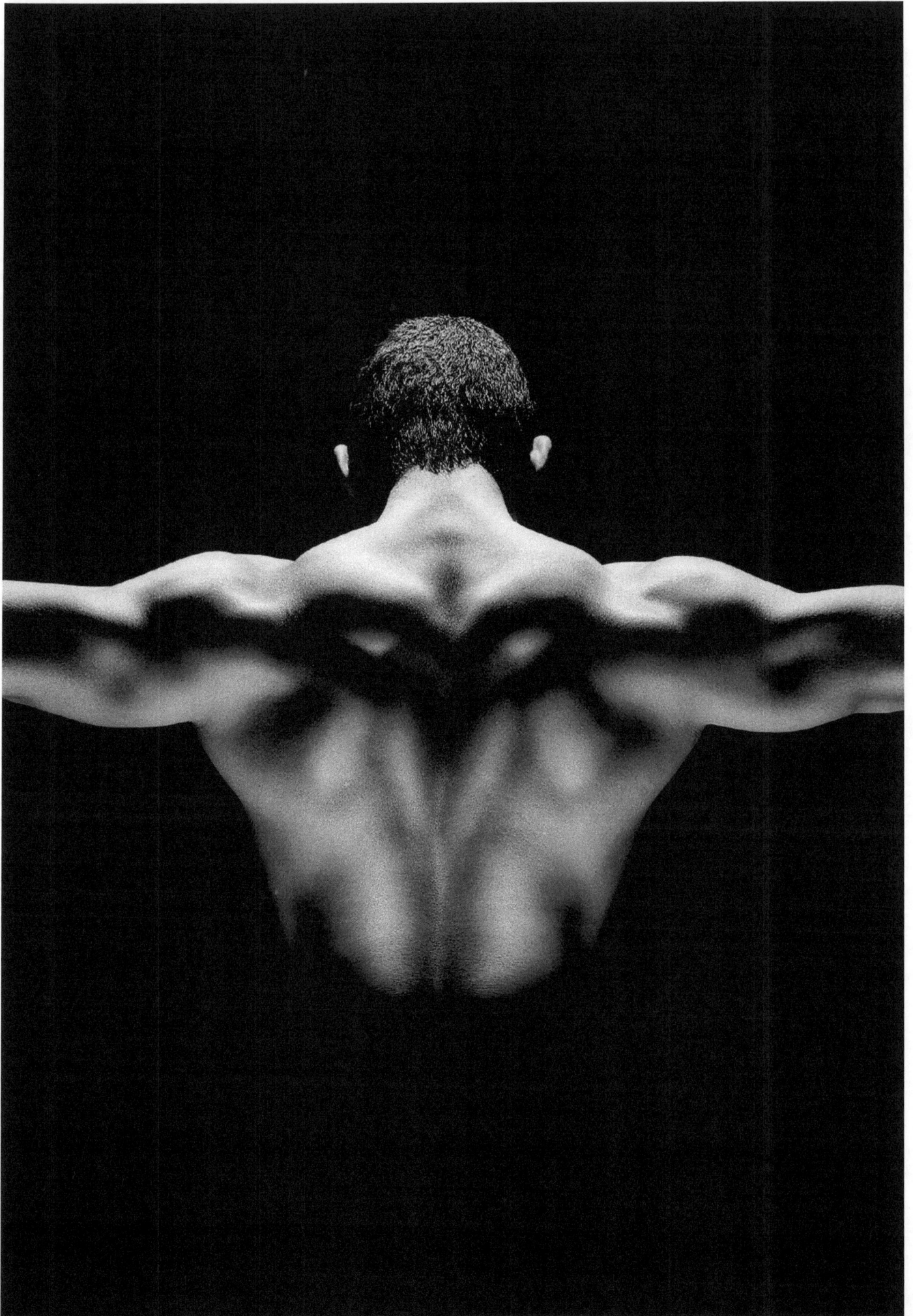

5

Durante l'HIIT

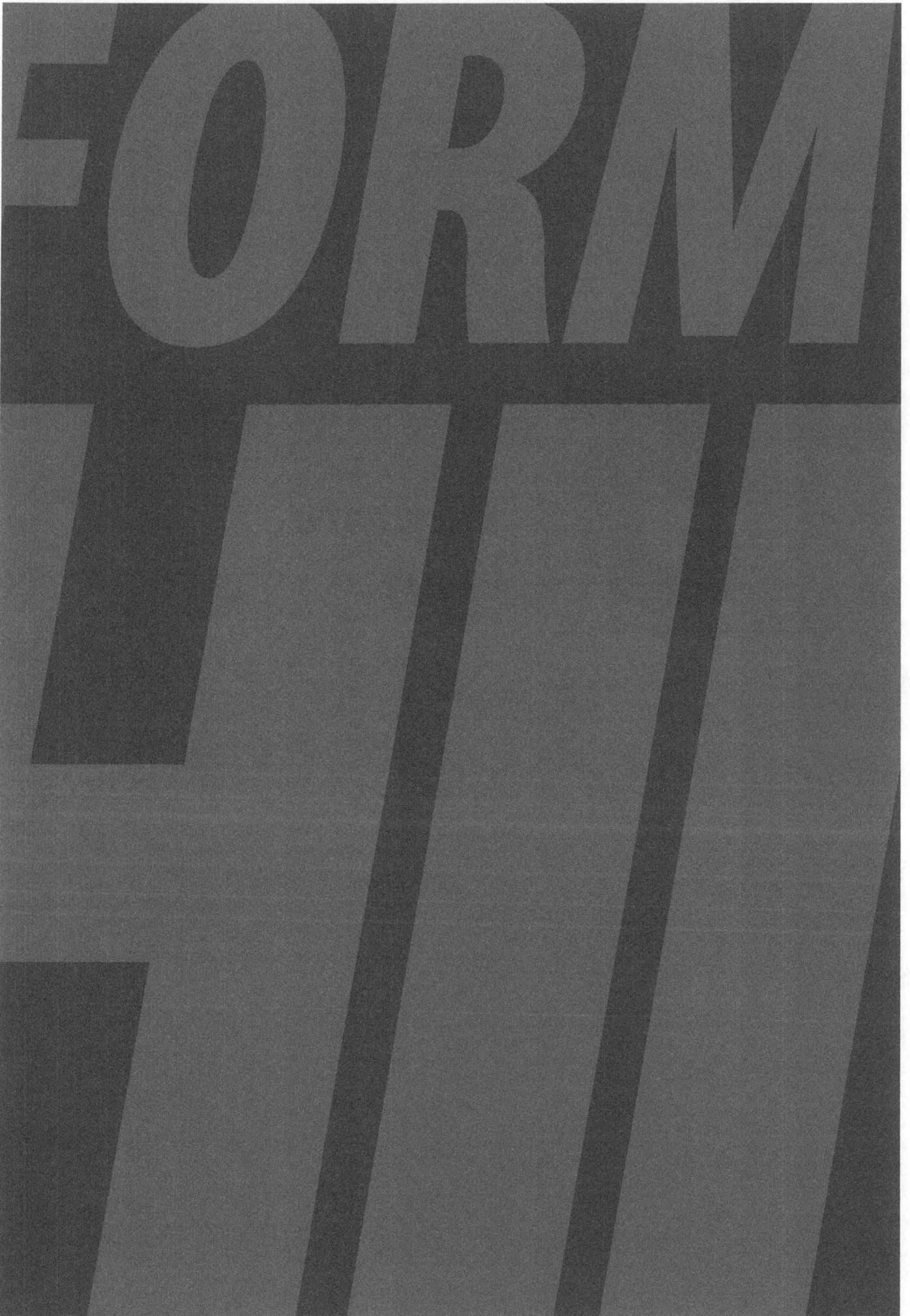

FORM

Quantificare

Abbiamo analizzato in dettaglio i numerosi effetti prodotti dall'HIIT in funzione dell'intensità, ma *come quantificarla? E come basarsi su essa?* La prima linea di demarcazione la stabilisce la *soglia anaerobica:* tutto quello che è sotto non si può inserire in un protocollo di HIIT, se non nella fase di recupero attivo. [261]
Tutto ciò che è sopra la soglia anaerobica può essere ulteriormente classificato come:

- **velocità al VO$_2$max**, solitamente viene intesa come massimale;
- **velocità all-out**, solitamente viene intesa quella sovramassimale.

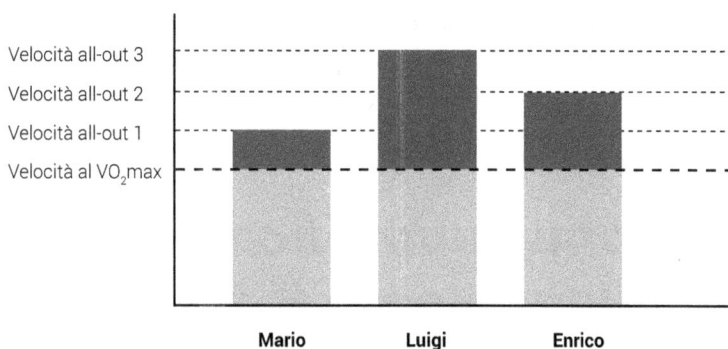

Velocità all-out 3
Velocità all-out 2
Velocità all-out 1
Velocità al VO$_2$max

Mario   Luigi   Enrico

Abbiamo parlato del concetto di dose-risposta, ovvero di azioni che creano effetti, nell'allenamento basato sulle evidenze. Il nesso non è casuale, siamo noi la causa dell'effetto, dobbiamo quindi poterlo prevedere, ricercare e ripetere ogni volta.

È come se volessimo fare sempre un'ottima torta: se ogni volta mettiamo gli ingredienti, le quantità, e scegliamo il tempo di cottura facendoci guidare dall'istinto, non sempre otterremmo il risultato, qualche volta ci andrà bene e qualche volta no.
Con l'atleta è esattamente la stessa cosa: per fare in modo che l'allenamento produca gli adattamenti fisiologici e prestazionali ai quali puntiamo è ormai necessario quantificare con precisione e in modo affidabile (e ripetibile) il carico di allenamento stabilito. Altrimenti sarà come tirare in aria una monetina.

Molto spesso l'approccio nella ricerca del miglioramento è semplicistico: si aumenta il volume. Ma questo non è quantificare, è un sistema vago che non solo porta a nuovi adattamenti ma spesso a un risultato addirittura negativo: comporta infatti una maggior probabilità di causare delle lesioni, overreaching non funzionale e infine, se non corretto in tempo, anche all'overtraining.

Per fare in modo che l'allenamento produca gli adattamenti fisiologici è necessario quantificare con precisione il carico di allenamento stabilito. Altrimenti sarà come tirare in aria una monetina.

Quantificare è una scienza, non un'arte improvvisata, e la pianificazione si deve basare principalmente su 3 fattori:

- il carico pianificato prima dell'inizio della stagione;
- il carico prescritto su base giornaliera;
- il carico effettivo completato da ciascun atleta.

Molte volte si tende a utilizzare indifferentemente le misure del carico esterno o interno come sostituti uno dell'altro, ma è un errore.

È come prevedere come andrà un viaggio in fuoristrada basandosi su una mappa sulla carta. Riusciremo a prevedere con esattezza i chilometri, ma non le salite, le discese, se ci saranno torrenti, ponti interrotti, soste e ripartenze e così via. A volte potremmo riuscire a rispettare la tabella di marcia e arrivare all'ora prevista, ma non sapremo se siamo costretti a fare dei percorsi a 200 km/h, altri a 40 o se ci siamo fermati a mangiare.

Dal viaggio in fuoristrada torniamo all'allenamento: due persone che hanno la stessa "mappa", che significa la stessa tabella, hanno solo apparentemente svolto lo stesso volume di lavoro, ma in pratica ogni atleta avrà avuto una sua esperienza individuale. [21, 89, 91]

Partire e arrivare insieme non è un risultato da considerare, perché non sappiamo come abbiamo effettuato il percorso, ed è questo il punto: è proprio la modalità del percorso che influenza gli adattamenti e la performance di un atleta.

> *Partire e arrivare insieme non è un risultato da considerare: è proprio la modalità del percorso che influenza gli adattamenti e la performance di un atleta.*

Come quantificare un allenamento HIIT?

L'allenamento a alta intensità punta ad instaurare nuovi adattamenti, è pertanto necessario seguire le modalità più corrette con un allenamento basato sulle evidenze. Non basta creare un eccellente programma di allenamento, occorre anche seguire il percorso dell'atleta, per verificare che applichi i protocolli specificati e che, soprattutto, questi siano efficaci. Occorre quindi tener traccia della storia dell'atleta, e in quest'ottica i diari e i questionari giocano un ruolo fondamentale.

L'atleta deve compilare giornalmente un diario dell'allenamento, che deve essere slegato dalle percezioni, che sono soggettive, influenzate dalla memoria, dalle emozioni, dalla comprensione e dall'uso delle parole, e quindi potenzialmente oggetto di errori, tendenzialmente con dati che sopravvalutano lo sforzo. Per questo sarebbe utile usare dei parametri oggettivi di riscontro; vediamo quali sono i metodi per valutare il carico interno.

Misure del carico interno
Uno dei metodi più noti e semplici per valutare il carico interno, anche per il costo e la praticità dello strumento da usare, è la rilevazione della frequenza cardiaca; a questo si aggiungono il consumo di ossigeno, il livello del lattato, la scala RPE... Vediamoli in dettaglio.

HRmax, frequenza cardiaca massima

Questo parametro, pur provenendo da una misura eseguita con i più nuovi e costosi strumenti tecnologici, è sensibile agli stati individuali dell'atleta, che possono variare anche nel breve periodo: salute, farmaci, idratazione, umidità, stress, sonno, umore, etc.

L'HRmax è il valore massimo di frequenza cardiaca raggiungibile da un cuore sotto sforzo. Uno dei modi per determinare la frequenza cardiaca massima è quello di farla misurare da un medico specialista in medicina dello sport con una specifica prova sotto sforzo massimale, che potrà essere eseguita solo se l'atleta ha superato la visita medica per l'attività agonistica. Il test dovrebbe essere effettuato in condizioni reali, direttamente sul campo dello sport praticato, poiché l'HRmax è specifica sia dello sport, sia del singolo esercizio.

La prova sotto sforzo è l'unico modo di misurare la HRmax in modo diretto, si può stimare con le formule ma non si consiglia di applicarle all'allenamento. La nota 220 - età è ormai obsoleta, meglio la 208 - (0,7 x età). Quest'ultima (Tanaka), sebbene sia considerata fra le più precise e riconosciuta dalla ACSM, non tiene conto, come tutte le altre formule, dei fattori individuali, che hanno un'influenza sull'attività cardiaca e quindi danno come risultato un valore approssimativo, basato sulla media della popolazione in base all'età, e, in alcuni casi, anche al sesso.

Approfondimenti

Come usare la frequenza cardiaca

Gli atleti amatoriali spesso utilizzano il cardiofrequenzimetro per effettuare allenamenti, definendo le zone di intensità dello sforzo con le percentuali della frequenza cardiaca massima, quasi sempre stabilita dalla formula 220 - età. Considerata la variabilità individuale, *che può essere di oltre 30 battiti al minuto*, è chiaro che questi allenamenti si basano su intensità già falsate a priori da stime non individualizzate. [170]

C'è un altro aspetto da valutare. Calcolare l'intensità sulla sola percentuale della HRmax non è corretto perché questo dato non indica lo stato di allenamento pregresso e gli adattamenti centrali e periferici: se prendiamo due corridori di 30 anni che hanno entrambi la HRmax.

A 190 battiti al secondo, potremmo apparentemente ritenere che all'80% di questo valore essi svolgano un lavoro della stessa intensità. Ma se consideriamo anche la frequenza cardiaca a riposo, invece, che in un atleta può essere di 35 battiti al secondo e nell'altro di 55, è chiaro che le intensità sono completamente diverse. Per questo motivo si deve introdurre un nuovo parametro: *la frequenza cardiaca di riserva*, che tiene conto della HRrest, cioè della *frequenza cardiaca a riposo*.

HRR, frequenza cardiaca di riserva

La frequenza cardiaca di riserva, HRR (Heart Rate Reserve), chiamata anche formula di Karvonen dal nome del ricercatore che l'ha ipotizzata e dimostrata, è calcolata sulla base di questa formula: HRR = HRmax - HRrest. Ovvero la Frequenza Cardiaca di riserva si trova dalla differenza tra frequenza massima e frequenza a riposo. La frequenza massima si intende quella misurata in test incrementale in laboratorio o sport specifica, mentre quella a riposo misurata la mattina al risveglio, ancora in posizione supina, senza aver messo il piede fuori dal letto.

L'esercizio prescritto in base alla HRR ha lo scopo di produrre uno stress da esercizio approssimativamente equivalente in individui con differenti condizioni individuali e di allenamento precedente. [262, 263]

VO$_2$, consumo di ossigeno

La relazione tra il consumo di ossigeno, che si indica con VO$_2$, e il ritmo di lavoro allo steady state è lineare, quindi il VO$_2$ fornisce una valida misura dell'intensità dell'esercizio. Questo è vero nelle condizioni descritte, ma non negli esercizi intervallati o sovramassimali (all-out), dove la cinetica del VO$_2$ segue una progressione diversa, a seconda che sia sopra o sotto la soglia del lattato.

Il valore del VO$_2$max, il massimo volume di ossigeno consumato al minuto, consente di poter definire un lavoro in percentuale dello stesso, anche se il consumo di ossigeno di riserva, che si indica con VO$_2$R, è stato suggerito come mezzo più accurato. Il concetto è lo stesso della frequenza cardiaca di riserva, anche per il VO$_2$R possiamo indicare la formula:
VO$_2$R= VO$_2$max - VO$_2$riposo.

Negli sport ciclici individuali, e soprattutto nel ciclismo e nella corsa, l'intensità stabilita sulla percentuale della HRR, la frequenza cardiaca di riserva, ha fornito risultati simili alla percentuale stabilita sui dati del VO$_2$R. Questo ci consente di poter stimare attività basate sul carico interno, principalmente per HIIT lunghi oltre 2 minuti, solo utilizzando cardiofrequenzimetri e calcoli sulla HRR. Questa quantificazione ci consente di poter ragionare su percentuali che tengono conto anche del pregresso allenamento e degli adattamenti cronici, e così evitare di programmare allenamenti inappropriati per soggetti sotto allenati o principianti.

Lattato

Recentemente l'utilizzo del prelievo capillare per la misurazione del lattato è facilitato da strumenti sempre più economici, pratici e meno invasivi, rendendo questo metodo di quantificazione disponibile a un'ampia porzione della popolazione di tecnici. Tuttavia, misurare il lattato frequentemente durante ogni allenamento è difficile in termini pratici, per il tempo necessario, per l'igiene, per il rispetto accurato del protocollo e, non da ultimo, per lo stress generato all'atleta.
La misurazione più adottata è quella della *soglia al lattato.* In passato fissata sul valore di 4 millimoli al litro, ma questo è un dato medio, visto che a seconda dell'atleta può variare da 2 a 8 mmol/L. [264]
Anche per il lattato si devono considerare dei fattori che possono influenzare la rilevazione nel breve periodo quali, a esempio, la temperatura ambientale, la disidratazione, le microlesioni muscolari e anche l'allenamento e la nutrizione nelle ventiquattr'ore precedenti il test. [196]

RPE, scala dello sforzo percepito

La scala dello sforzo percepito RPE (Rate of Perceived Exertion) si basa sulla valutazione dello sforzo da parte dell'atleta, appena concluso l'esercizio. È una stima che dipende dalla percezione individuale, è correlata allo stress fisiologico, quindi utilizzabile per quantificare l'allenamento. L'atleta può, dopo un adeguato periodo di addestramento e familiarizzazione con l'allenatore, può essere in grado di regolare la propria intensità dello sforzo usando la propria percezione, sia in attività MICT che HIIT.

Per i SIT e per gli HIIT brevi, fino a 20", l'RPE potrebbe non essere accurato e quindi ci si può basare sull'unica misura all-out, ovvero *dai il massimo*.

Il sistema RPE è noto anche come "Scala di Borg", dal ricercatore che l'ha ipotizzato e dimostrato nel 1982. [231, 265].

Nel corso degli anni, l'uso della scala RPE e il meccanismo proposto da Borg si è diffuso in tutto il mondo, per la semplicità di applicazione del metodo, che però è il risultato di complesse elaborazioni che ne hanno consentito lo sviluppo. Per esempio le sensazioni di *temperatura* e *dolore* sono basate su meccanismi neurofisiologici che sono slegate dalla sensazione dello sforzo. Quando i partecipanti a un test che prevede l'applicazione di questo sistema di valutazione sono correttamente istruiti riescono a distinguere queste sensazioni. Dal 1982 a oggi oltre 20 le review hanno trattato i concetti e i meccanismi della percezione dello sforzo individuale. La complessità multifattoriale dello *sforzo percepito* rende necessario un approfondimento esclusivo, non oggetto di questo libro, ma necessario se si vuole applicare RPE all'HIIT. [266, 55, 267]

Scala CR10
Questa è la traduzione italiana della scala CR10 della percezione dello sforzo.
(CR10 Scale ® - ©Gunnar Borg, 1982, 1998, 2004)

Approfondimenti

La Scala di Borg

La Scala di Borg, RPE (Heart Rate Reserve) è stata modificata e revisionata negli anni, passando da una scala 6-20 a una 0-10 e quindi a una CR-10. Questa scala deve essere applicata seguendo un protocollo molto preciso, che l'allenatore dovrà trasferire all'atleta. Si basa infatti sulla *percezione* e inizialmente si deve applicare sulla base del ricordo di un'emozione, facendosi guidare rispondendo a delle domande che rientrano nella sfera psicologica; per esempio: *Qual è stato il massimo sforzo di cui hai precedentemente fatto esperienza nella vita? Ricorda ora e vivilo nuovamente, quello sarà il tuo 10. Se hai provato sforzi più alti del passato puoi dare 11, o 12.*

Ecco le indicazioni per valutare i livelli:

0	Assente		5	Forte	Intenso
0,3	Estremamente lieve	Appena percepibile	6		
0,7			7	Molto forte	
1	Molto lieve		8		
1,5			9		
2	Lieve	Leggero	10	Estremamente forte	"Massimo"
2,5			11		
3	Moderato		/		
4			*	Massimo assoluto	Massimo pensabile

La valutazione costante
dell'atleta è alla base
del successo nell'HIIT

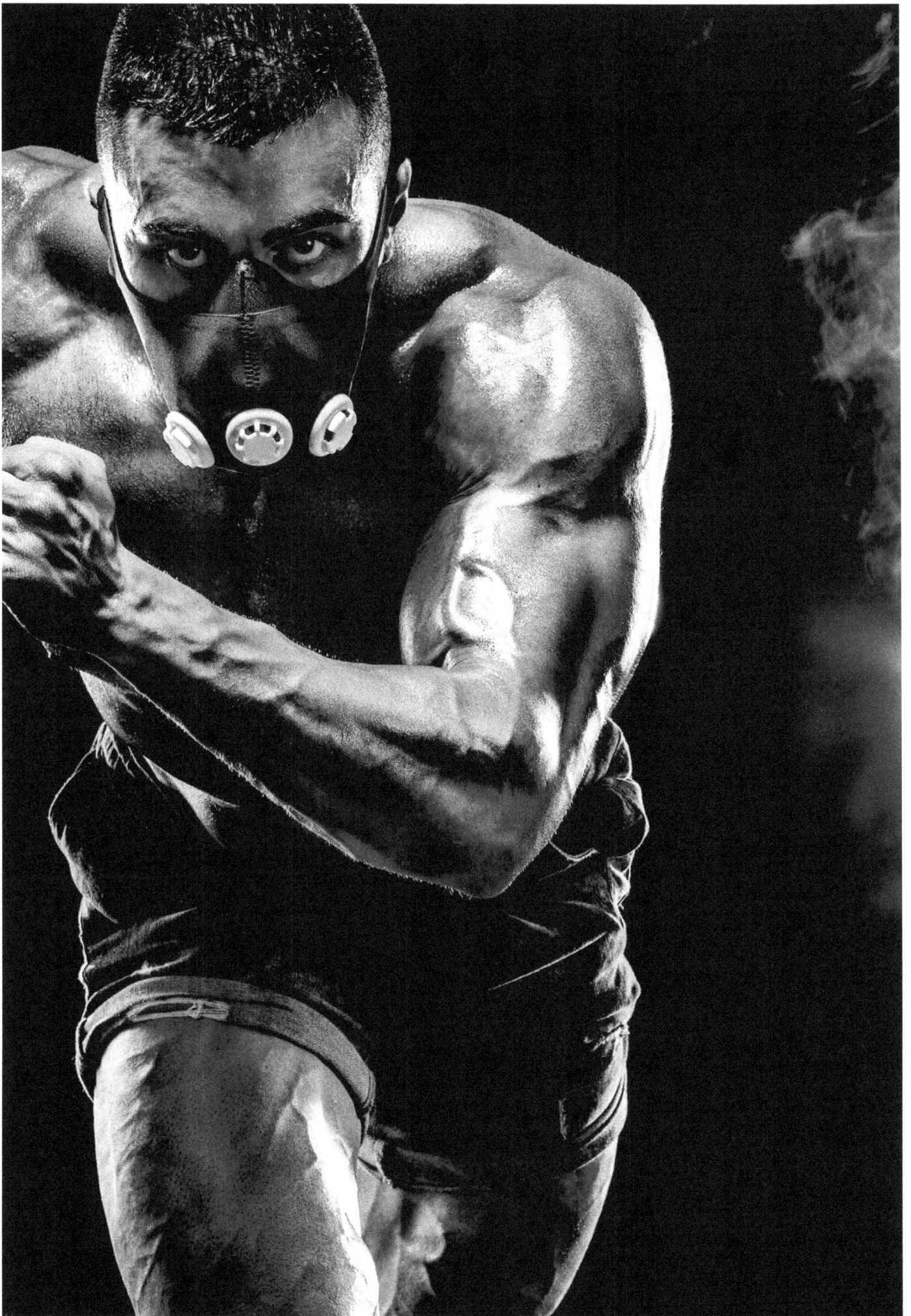

MET, equivalenti metabolici

Gli equivalenti metabolici, che si indicano con MET (Metabolic EquivalenT), esprimono l'intensità aerobica, e si misura in millilitri di ossigeno consumato per chilo di peso corporeo al minuto. 1 MET è il tasso di spesa energetica stando seduti a riposo, e per convenzione vale 3,5 ml di ossigeno per kg di peso corporeo al minuto.

Attività aerobica a intensità leggera: 1,1 - 2,9 MET	
Attività di intensità moderata: 3 - 5,9 MET	
Attività vigorosa: ≥ 6 MET. [273]	

Approfondimenti

Met e esercizio fisico I MET nell'esercizio fisico legato all'HIIT sono genericamente sopra il 9, a esempio:

Ginnastica aerobica	7	Ginnastica in acqua	4	Nuoto	> 12
Home Calisthenics	7	Rematore (vigoroso)	12	Pattinaggio in linea	> 12
Jogging	7	Corsa	> 12		

TRIMP, indice dello stress

È il metodo di quantificazione che prevede una sessione di allenamento in una "dose" di unità sforzo fisico. Si basa sull'analisi complessiva delle frequenze cardiache e della durata dell'allenamento, considerando anche i periodi di recupero. Un TRIMP viene calcolato utilizzando la durata dell'allenamento, la frequenza cardiaca massima, il battito cardiaco a riposo e battito cardiaco medio durante la sessione di esercizi.

La formula restituisce un singolo valore che ne rende facile e applicabile l'utilizzo.

Per poter utilizzare il TRIMP è necessario il tracciato della frequenza cardiaca per tutta la durata dell'allenamento. Esistono numerose varianti, anche semplificate, che ne rendono ancora più facile l'applicazione, ma con un aumento delle probabilità di errore. [274]

sRPE, sessioni RPE

In questo libro non sono approfondite le formule non attinenti all'HIIT, ulteriori approfondimenti e materiale scaricabile si trovano nel sito: www.formulahiit.com/extra

La *sessione RPE* è una valutazione complessiva di tutta la sessione di allenamento ottenuta dopo 30 minuti dal termine. Viene calcolato moltiplicando l'RPE dichiarato dall'atleta per durata dell'allenamento in minuti.

È un metodo di pratica applicazione soprattutto negli sport di squadra, pur se il dato ottenuto non può essere pienamente comparato con la sola frequenza cardiaca, in quanto solo il 50% della variazione della frequenza cardiaca potrebbe essere spiegato dalla sessione RPE.

L'esercizio fisico, come visto nel capitolo degli aggiustamenti e adattamenti, è una complessa interazione di molti fattori che contribuiscono alla percezione personale dello sforzo. Concentrazioni ormonali, catecolamine, glicogeno, lattato, ma anche fattori psicologici, condizioni ambientali e altro possono limitare l'uso dell'RPE, e quindi della sRPE, facendo così variare sensibilmente i parametri utilizzabili per quantificare l'allenamento.

La frequenza cardiaca rimane un parametro affidabile, con i limiti sopra esposti, ma quando non disponibile l'RPE diventa un modo più facile per calcolare il carico di allenamento. L'uso della sessione RPE può essere utilizzato per più tipi di esercizi come anche l'HIIT o altri allenamenti non MICT (con sovraccarichi, a corpo libero, all'aperto, etc.).

L'RPE tende a restituire un valore più performante con carichi leggeri e alti numeri di ripetizioni piuttosto che con carichi pesanti. Tuttavia è influenzato in modo significativo tra i diversi gruppi muscolari utilizzati a causa delle differenze nella massa muscolare, ampiezza del movimento, numero di articolazioni coinvolte, caratteristiche della fibra muscolare, ordine di esecuzione degli esercizi e l'esperienza individuale dell'atleta in quello specifico esercizio. [91, 275, 276, 277]

Indice della fatica

L'effetto dose-risposta è stato oggetto di studi anche in relazione alla fatica e alla risposta individuale alla stessa in relazione al cambiamento dello stato di fitness. La prestazione potrebbe essere definita da due componenti, "impulso di fitness" e "impulso di fatica", e in qualsiasi momento la differenza *fitness - fatica* potrebbe essere indicativo per prevedere la prestazione di un atleta. [278]

Tra le sessioni di allenamento le due variabili, fitness (lo stato ideale di forma) e la fatica (intesa come complessiva), diminuiscono in modo esponenziale ma a velocità diverse. Il tempo di decadimento della forma fisica può essere stimato inizialmente in 45 giorni, mentre quello della fatica in 15 giorni.

Il profilo dello stato d'animo, che si indica con POMS (Profile of Mood States) e si definisce con un test di valutazione psicologica, può essere correlato con la fatica, seppur di natura più globale, e quindi include anche fattori sociali esterni alla fatica propria dell'esercizio fisico.

Cuore d'atleta
Uno degli adattamenti più noti e comuni, la "sindrome cardiaca dell'atleta", cioè l'abbassamento della frequenza cardiaca a riposo, è dovuta all'adattamento del sistema cardiovascolare all'esercizio fisico. Il cuore modifica la sua struttura fisiologica e morfologica con il condizionamento, e con il mantenimento dello stimolo allenante molte di queste modifiche si normalizzano, andando a costituire la caratteristica diagnostica della sindrome cardiaca atletica. È importante che i professionisti che curano la preparazione specifica degli atleti siano consapevoli di tali adattamenti, e che li differenzino dai cambiamenti patologici che potrebbero giustificare una restrizione dalla partecipazione sportiva. [280]

Approfondimenti

Fatica centrale, fatica periferica

La fatica, in funzione della percezione dell'atleta, viene definita come *centrale* e *periferica*. La fatica centrale ha origine al livello del sistema nervoso centrale, include una debolezza generale, sistemica, non riconducibile cioè a un singolo muscolo o a una specifica area motoria. Si verifica negli stati di overreaching non funzionale e overtraining.

La fatica periferica è invece localizzata a livello del sistema nervoso periferico nel motoneurone spinale, nella placca motrice, fino alla singola fibrocellula muscolare. Si verifica negli stati di fatica acuta, nel post allenamento, e nell'overreaching funzionale. Negli atleti si ritiene che la fatica periferica abbia origine dal muscolo, le cause possono essere legate alla mancata disponibilità di ATP, alla deplezione del glicogeno, all'aumento della concentrazione di H+, e per questo motivo può essere utilizzata come verifica dell'allenamento in risposta a un carico esterno.

Per ulteriori approfondimenti vedere il capitolo 2.

Test di valutazione

L'HIIT deve essere disegnato sulla base delle modalità EBT viste in precedenza, allo stesso modo gli adattamenti attesi avverranno nel corso di alcune settimane, o mesi.

È quindi necessario mettere a punto dei metodi di controllo, monitoraggio e valutazione che, se ripetuti nel tempo, tracceranno un profilo dell'atleta sempre più accurato portando ad una ulteriore riduzione dell'errore metodologico.

MLSS, massimo stato stazionario del lattato

Il massimo stato stazionario del lattato, che si indica con MLSS (Maximal Lactate Steady State), è definito come "la più alta concentrazione di lattato e di carico di lavoro che può essere mantenuta nel tempo senza generare un accumulo di lattato nel sangue". L'MLSS ha una stretta relazione con la performance, e gli atleti di élite si basano su questa intensità per le gare di lunga percorrenza quale, solo a titolo esemplificativo, la maratona.

La MLSS non è definibile a priori, poiché la concentrazione di lattato che identifica questa soglia varia ampiamente tra i singoli atleti, da 2 a 8 mmol/L nel sangue capillare. [264]

In questa zona metabolica gli zuccheri contribuiscono mediante al 50 percento del fabbisogno energetico, con una miscela tra grassi e carboidrati. Il risultato del test capillare al lattato è inoltre influenzato non solo dalla capacità della glicolisi di produrlo, ma anche dalla capacità ossidativa di smaltirlo. Atleti allenati pertanto potrebbero avere livelli bassi di lattato al momento del test per la concomitanza di fattori attribuibili principalmente all'ossidazione nei muscoli impegnati attivamente e alla gluconeogenesi nel fegato.

Un'ulteriore funzione che condiziona il test capillare è l'efficienza dei trasportatori monocarbossilati (MCT), le proteine transmembrana che diventano significativamente più efficienti grazie all'allenamento. [264]

Tlimit, tempo all'esaurimento

Un fattore importante che riunisce tutti gli adattamenti consolidati dall'atleta è il Tlimit, ovvero il tempo all'esaurimento. Chiamato anche tempo all'esaurimento TTE (Time To Exhaustation), è il tempo massimo, a una determinata velocità di lavoro (potenza o intensità) prima che l'atleta non sia più in grado di mantenerla. [25]

Il TTE è influenzato da numerosi fattori che l'atleta probabilmente trascura e che invece, a parità di adattamenti consolidati, potrebbe ulteriormente applicare con la massima attenzione:

- **Warm Up.** Modificando la cinetica del VO_2 consentirebbe all'atleta di iniziare la sua attività con un livello iniziale più alto, fondamentale in ottica di marginal gains per atleti d'élite; [268]
- **Disponibilità di carboidrati.** La bassa disponibilità di carboidrati pre-esercizio si traduce in un peggioramento delle prestazioni, effetto

La più alta concentrazione di lattato e di carico di lavoro che può essere mantenuta nel tempo senza generare un accumulo di lattato nel sangue.

Il risultato del test capillare al lattato è inoltre influenzato non solo dalla capacità della glicolisi di produrlo, ma anche dalla capacità ossidativa di smaltirlo.

probabilmente correlato all'incapacità dell'ossidazione dei grassi come sostituto dell'ossidazione del glicogeno muscolare a alte intensità di esercizio. [269]

- **Forza.** Il TTE aumenta significativamente in risposta all'allenamento per la forza, cambiamenti da considerare anche dagli atleti di endurance, che potrebbero ottenere una maggior tempo prima dell'esaurimento anche non modificando ulteriormente gli adattamenti ossidativi. [270]

CP, potenza critica

La potenza critica, che si indica con CP (Critical Power), è l'intensità metabolica d'esercizio più elevata che risulti dal solo sistema energetico ossidativo, in stato di equilibrio (steady state) e senza progressivo accumulo di lattato. È una zona di allenamento stabilito a un'intensità tale da ritardare l'affaticamento organico, e si colloca, generalmente, poco al di sopra della MLSS, tra il 70% e 80% del VO_2max a seconda del livello di allenamento dell'atleta. [271, 272, 57]

Prescrivere

Per essere sicuri non di imparare a memoria ma di saper applicare l'HIIT, si devono considerare i bisogni, la situazione di partenza, l'allenamento giornaliero, il numero di allenamenti settimanali, il numero delle settimane necessarie per ottenere il risultato. [127]

Occorre poi mantenere il programma per evitare di andare in detraining, che non è mai un'interruzione completa dell'allenamento ma, molto più di frequente, un cambio di modalità dell'allenamento, che si focalizza su altri aspetti senza mantenere gli adattamenti già consolidati.

Applicando la scuola del passato del "facciamo aerobico a inizio stagione", quindi esercizio lungo e lento, per poi passare a fare "le cose serie" nella parte centrale della stagione serve solo a perdere tempo. [92, 279]

Ogni metodo di prescrizione relativa all'intensità dell'esercizio presenta sia vantaggi che svantaggi, quando vengono prese in considerazione sia le considerazioni teoriche che quelle pratiche. Ne consegue che il metodo più appropriato di prescrizione va trattata in modo individuale, e dipende dalle caratteristiche del partecipante e intensità dell'esercizio. [263]

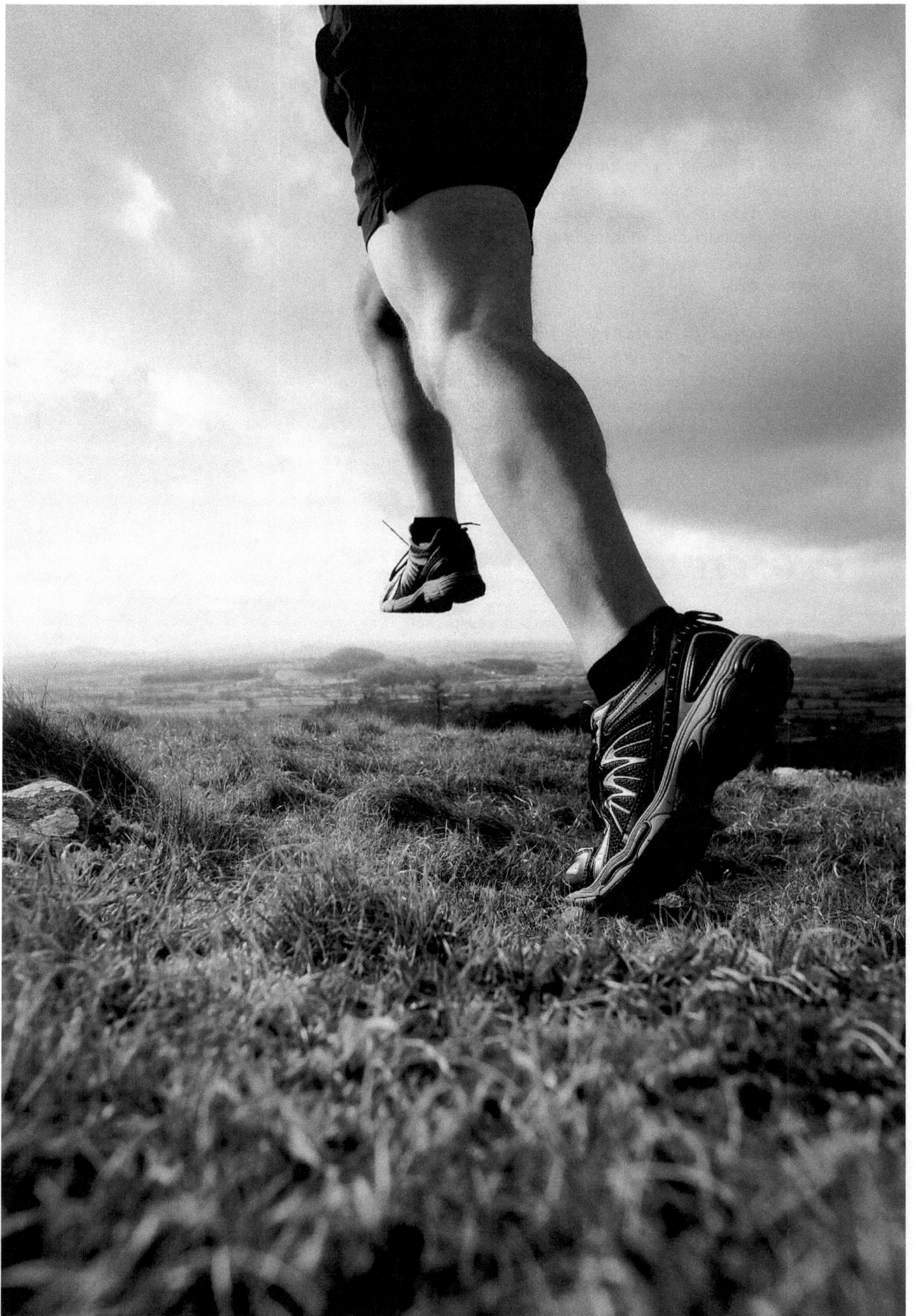

L'applicazione allo sport

Applicazioni negli sport individuali ciclici

Applicare l'HIIT agli sport individuali e ciclici è la soluzione più pratica e immediata quando si pensa all'applicazione sul campo.
La quasi totalità delle ricerche scientifiche sull'allenamento ad alta intensità, o comunque sulle metodologie di allenamento e sugli adattamenti fisiologici all'esercizio fisico, sono state realizzate quasi esclusivamente su ergometri che riproducono il gesto tecnico degli sport individuali, solitamente bici (cicloergometro) e corsa (treadmill), e nell'ambiente controllato di un laboratorio. Passare quindi da queste condizioni al campo è di facile visualizzazione per chi pratica sport ciclici, ma non di semplice applicazione.

Anche in questo caso è sempre bene ricordare che in un laboratorio tutte le intensità sono costantemente misurate e si ragiona per valutazione del carico interno: frequenza cardiaca, VO_2max, pressione, lattato, etc.

In campo, in piscina, o in un altro ambiente al chiuso o all'aperto, è più difficile ragionare in termini di carico interno, e più frequentemente si ragiona sul carico esterno: velocità, potenza, metri al secondo, numero di ripetizioni, distanze.

Gli adattamenti fisiologici rispondono però in modo individuale agli stimoli di un carico elaborato in modo interno dall'atleta e non da un carico imposto in modo esterno dall'allenatore: una semplificazione scontata, ma largamente applicata negli sport individuali come in quelli di squadra. [21]

Applicare l'HIIT evidence based è sempre possibile, ma occorre essere consapevoli di poter sbagliare. Nello sport individuale, l'errore che separa l'applicazione sul campo dallo studio scientifico deve essere il più piccolo possibile, poiché le variabili da considerare sono limitate.

Sport terrestri

Non tutti gli sport hanno la stessa applicazione e trasferibilità.

In questo libro vengono classificati, tra gli sport individuali e ciclici, in sport terresti e d'acqua.

Tra gli sport terrestri abbiamo analizzato quelli più noti o praticati rimandando il lettore a verificare i contenuti integrativi che saranno integrati nel tempo sul sito www.formulahiit.com/extra

Atletica leggera

Le caratteristiche generali dell'atleta di atletica leggera, in particolare della specialità della corsa, sono state definite in funzione dei requisiti energetici di tutte le gare che i corridori devono sostenere al massimo delle loro capacità durante i campionati.

Non si possono dare dei principi generali, poiché c'è una grande differenza, per esempio, tra le prove sui 3.000 e i 10.000 metri in cui l'apporto energetico del metabolismo aerobico è decisamente superiore in confronto a quelle sugli 800 e 1500 metri, in cui il ruolo dominante è quello dell'energia prodotta dal metabolismo anaerobico.

È stato stimato che negli 800 metri l'energia aerobica è di circa il 40% del totale, e sale all'80% sui 10.000. Un maratoneta, invece, ha una percentuale più alta, proveniente dal metabolismo aerobico, ma è sempre bene sottolineare che la base energetica, oltre ad essere un requisito biochimico, è sempre proveniente dal metabolismo anaerobico, che rimane la vera "barriera" del 30° chilometro, distanza in cui si ha la totale deplezione del glicogeno.

I corridori di lunga distanza devono quindi avere un alto livello di VO$_2$max, e soprattutto essere in grado di sostenerlo a un'alta frazione dello stesso, e anche un tempo prolungato prima dell'esaurimento (Tlimit).

I corridori di lunga distanza devono quindi avere un alto livello di VO$_2$max, e soprattutto essere in grado di sostenerlo a un'alta frazione dello stesso, e anche un tempo prolungato prima dell'esaurimento (Tlimit). Una gestione del metabolismo energetico che permette il risparmio del glicogeno grazie all'utilizzo dei lipidi, è particolarmente vantaggiosa nella maratona, dove gli atleti più veloci mantengono per tutta la durata della gara un'intensità vicina al 75% del VO$_2$max. Questo limite è molto più alto di quello che riescono a sostenere gli amatori, che riescono a correre al 60% del VO$_2$max, segno evidente di differenti adattamenti fisiologici consolidati.

Non è solo il VO$_2$max a determinare il successo dell'atleta, sono fondamentali numerose altre caratteristiche e tra queste, come già visto nel capitolo degli aggiustamenti e adattamenti fisiologici, è importante anche la capacità dei muscoli di utilizzare ossigeno.

Un'altra caratteristica fondamentale è la *running economy*. I corridori d'élite hanno anche una migliore economia del gesto rispetto agli altri, e quindi a parità di passo consumano meno energia e ossigeno. La running economy è influenzata non solo dal VO_2max, ma da tutti gli altri adattamenti fisiologici, dai parametri tecnici e biomeccanici agli adattamenti neuromuscolari, muscolo scheletrici e nutrizionali. [281, 282]

L'HIIT nella corsa

L'HIIT può essere utilizzato nella corsa in parziale abbinamento con gli allenamenti tradizionali, prevedendo inizialmente due sedute alla settimana. Si devono prima individuare le debolezze dell'atleta in tutte le fasi della gara: partenza, tenuta, fughe, distanza o ultimo miglio. In base a queste caratteristiche si scelgono i singoli protocolli per gli adattamenti enzimatici, i più immediati, per poi puntare agli adattamenti centrali, più lenti. L'HIIT non va aggiunto al volume, nei giorni in cui si applica non si dovrebbe fare ulteriore attività di tipo MICT; è utile invece unire all'HIIT sessioni neuromuscolari.

È consigliato, nell'applicazione di protocolli HIIT in pista, su strada o sterrato, non basarsi esclusivamente sul tempo (per esempio sui 20"), ma associarlo alla distanza, per esempio 150 metri, in modo che l'atleta possa correre all-out per 20" ma, allo stesso tempo, dover lottare per arrivare al segno indicato sul terreno. Per una maggiore visibilità si consiglia di usare i coni colorati. Per mantenere alta la consapevolezza e la motivazione dell'atleta anche in questa modalità è possibile usare la tecnica del doppio fallimento, stabilendo una percentuale di massima distanza più alta per gli atleti principianti, e sempre più strette per atleti evoluti.

Per alcune specialità, per esempio i 1500 metri su pista, diventa di grande importanza il lavoro sul Tlimit che, sulla base delle valutazioni svolte con l'atleta, potrebbe essere stimolato con protocolli di durata superiore a 30" e con recuperi attivi, insieme a concorrenti allenamenti neuromuscolari.

Per le discipline off-road, come il trail running, il mountain running, lo sky running, in rapida crescita di popolarità, si possono applicare combinazioni di HIIT mutuate da altri sport, sempre in combinazione con allenamenti neuromuscolari concorrenti. In questo caso infatti le differenze con le gare di corsa in pianura rendono questo sport diverso nel modello di prestazione.

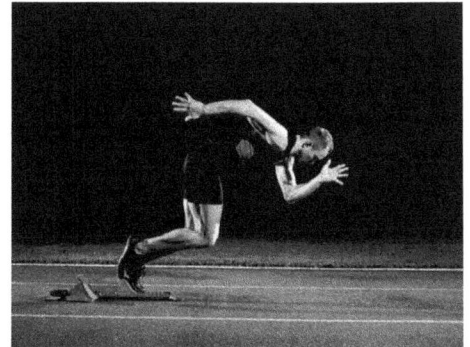

Tra i protocolli del capitolo 6 segnaliamo le tracce:

01, 02, 10, 17

Ciclismo

L'atleta di ciclismo su strada, per la peculiarità della disciplina, ha necessità di adattamenti aerobici e anaerobici. Il ciclista impegnato in attività fuoristrada, MTB o BMX, ha ulteriori specifiche, che riguardano sia gli adattamenti neuromuscolari, per generare alte potenze nelle brevi fasi della partenza, nelle salite e nel finale, ma anche abilità motorie che ne rendono più complessa l'esecuzione; per queste caratteristiche è difficile anche classificare queste discipline tra i tradizionali sport ciclici.

Una tipica gara su strada, come una mediofondo o una granfondo, può durare da 4 a 8 ore. In MTB una gara di cross country dura circa 1 ora e mezza; una granfondo fino a 3 ore e una marathon fino a 6 ore.
I ciclisti professionisti su strada devono invece essere in grado di tollerare grandi lavori anche per lunghi periodi, fino a 3 settimane come per esempio durante il Tour de France, la Vuelta o il Giro d'Italia. Le stesse esigenze le hanno gli atleti di ultra endurance, dove la durata complessiva della prestazione è di alcuni giorni, seppur a intensità notevolmente inferiori.

Tra le caratteristiche fisiologiche più importanti vediamo che gli atleti di élite hanno un alto VO_2max — di media 74 ml/kg/min — e una MLSS a circa il 90% del VO_2max. Nel ciclismo MTB evidenze importanti dimostrano che il picco di potenza (Wpeak Peak Power Output) maggiore di 5,5 W/kg è considerato un elemento predittore della performance. Le tecniche respiratorie, particolarmente utilizzate nell'apnea, sono sempre più applicate in altri sport per migliorare vari aspetti della performance, e per ottenere marginal gains, con sempre maggiori produzioni applicative. [283]

Adattamenti alla respirazione potrebbero infatti essere importanti per i ciclisti professionisti, una migliore efficienza dei muscoli respiratori risulterebbe il costo energetico con un miglioramento della cinetica del VO_2max. Basti considerare che il costo energetico del respiro è quantificato fino al 15% del VO_2max. Ai muscoli respiratori non allenati, inoltre, potrebbero compromettere il flusso di sangue ai muscoli degli arti inferiori durante l'esercizio intenso. [284]

L'efficienza è un'ulteriore caratteristica dei ciclisti di alto livello che contribuisce a raggiungere il massimo Wpeak. Alcuni autori hanno osservato che l'efficienza meccanica sembra incrementare con l'aumento dell'intensità dell'esercizio, portando a pensare che i ciclisti debbano acquisire un'alta efficienza con allenamenti ad alto carico per periodi prolungati nel tempo. Anche nel ciclismo numerosi studi sull'applicabilità dell'HIIT hanno dimostrato che periodi di allenamento superiori alle sei settimane con l'utilizzo protocolli di HIIT lungo, superiori a 2', hanno consentito di migliorare il VO_2max e il Wpeak con adattamenti centrali e periferici, a dimostrazione che sia gli adattamenti glicolitici che ossidativi possono essere ottenuti con il lavoro sport-specifico sulla bici. [285, 286] L'HIIT, da non dimenticare, ha una grande base di evidenze, a partire dal più noto Tabata, con protocolli studiati proprio sul cicloergometro. Anche HIIT brevi, a esempio 15 secondi all-out, separati da 45 secondi di riposo passivo possono incrementare l'attività enzimatica glicolitica e, parzialmente, anche quella ossidativa.

L'HIIT nel ciclismo

Le considerazioni fatte per la corsa sono simili anche nel ciclismo, e va evidenziato che HIIT prettamente neuromuscolari (SIT o HIIT brevi con recuperi passivi), uniti ad attività specifiche di potenza neuromuscolare, contribuiscono fortemente alle capacità di endurance. [132]
Nel caso del ciclismo, come consigliato per la corsa, è bene indicare anche una distanza da percorrere nel tempo indicato dal protocollo. Se non si

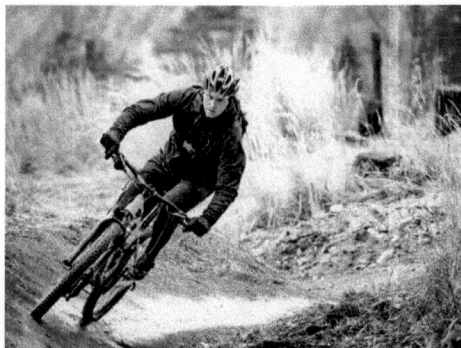

Tra i protocolli del capitolo 6 segnaliamo le tracce:
01, 03, 07, 19

hanno punti di riferimento precedenti per sforzi entro i 40" è consigliato fare un primo all-out e poi definire i punti sul terreno basati sul tempo di percorrenza allo sforzo massimale. Questa distanza sarà il punto di riferimento per l'atleta, che applicherà la tecnica del doppio fallimento, come consigliato per la corsa.

Se sulla bici si dispone di un misuratore di potenza (che deve fornire una misura corretta dei watt), si potrà usare come metro di misura per i SIT, per avere un riferimento della Power Peak e come parametro per il doppio fallimento, solitamente definito al 5% della potenza richiesta. Particolare rilevanza assumono gli allenamenti indoor sui rulli e sulle bike fisse, sia per i periodi invernali che per periodi di concentrazione, oggi sono preferiti da molti atleti sia per la facilità di esecuzione dei protocolli, sia per la possibilità di allenarsi nella massima sicurezza.

Triathlon

Il triathlon prevede il nuoto, il ciclismo e la corsa da effettuarsi in sequenza su diverse distanze. La gara dura da circa 1 ora nello sprint; 2 ore nell'olimpico e si arriva fino alle 10 ore nelle ultra-endurance (tempi medi per gli uomini); la maggioranza dei partecipanti, non professionisti, ha un'età compresa tra i 35 e i 44 anni.

Questa disciplina è relativamente giovane, e molte metodologie non sono specifiche ma mutuate dai tre sport che la costituiscono, il che costituisce un vantaggio pratico dal punto di vista metodologico ma non corretto da un punto di vista fisiologico. Le tre discipline infatti, oltre a essere solo apparentemente simili, hanno caratteristiche tecniche e fisiologiche — bici dopo il nuoto e corsa dopo la bici — che richiedono allenamenti dalle esigenze completamente diverse, con interferenze neuromuscolari sulla disciplina che segue. Inoltre è uno sport dove le abilità tecniche individuali sono fondamentali — le gare si possono vincere o perdere nelle transizioni — e le strategie sono meno importanti della tattica scelta al momento, considerando che non è possibile la scia e la squadra a supporto è inesistente. [287, 288]

Pur con queste caratteristiche, che lo rendono più difficoltoso dei tre singoli sport, il 26% degli atleti ha dichiarato di non aver voluto o avuto bisogno di un allenatore, e il 47% non aveva un piano di allenamento preciso. [289]

Tradizionalmente si ritiene che le prestazioni del triathlon siano principalmente determinate dal massimo consumo di ossigeno, dalla soglia del lattato e dall'economia del gesto, e i metabolismi energetici devono contribuire in maniera completa per soddisfare le esigenze di una alta intensità prolungata nel tempo. [287] Anche nel triathlon, come in larga parte tra gli sport olimpici e non, solo il VO_2max e il lattato sono stati oggetto di numerosi studi. Molto meno interesse, invece, è stato rivolto agli altri parametri, legati al Tlimit, e agli adattamenti periferici.

Tuttavia, pur con alcune differenze, a livello fisiologico il triathlon non differisce completamente dai tre sport di provenienza, quindi è possibile ragionare, in ottica evidence based, considerando la letteratura e ponendo l'accento sulla trasferibilità dei risultati. Le interazioni tra più stimoli, anche se differenti, hanno mostrato un trasferimento positivo considerando il crosstraining come possibile modalità idonea al miglioramento sia della forma fisica generale, che per la preparazione di atleti dilettanti e anche delle attività agonistiche multisport come il triathlon, il duathlon, ecc. [287, 290]

L'HIIT nel Triathlon

Anche in questo caso valgono le considerazioni fatte per la corsa e la bici, tenendo però in considerazione alcune importanti situazioni tattiche (fughe, sprint, cambi di ritmo...) e aspetti tecnici (biomeccanica della nuotata, transizioni veloci...), esigenze specifiche che devono essere allenate con protocolli HIIT che possono favorire il passaggio dal metabolismo aerobico verso l'anaerobico in tempi rapidi (a esempio per una fuga), che possano attivare un'efficace azione di corsa dopo un periodo di parziale assenza di stimoli all'apparato locomotore (per esempio nella transizione nuoto-bici) e che possano garantire una alta intensità senza la totale deplezione di glicogeno. [291]

Per queste caratteristiche si rimanda agli adattamenti periferici, soprattutto enzimatici, mentre gli adattamenti centrali, nel caso del VO_2, non sarebbero particolarmente utili se effettuati con l'HIIT, soprattutto sugli atleti d'élite. Gli adattamenti periferici consentono di migliorare la capacità respiratoria muscolare e l'efficacia del substrato energetico.

Nel triathlon le lesioni sono più frequenti rispetto ai singoli sport, e il sistema muscolo-scheletrico è quello in cui se ne registra la maggior parte, arrivando all'80-85% delle complessive. Il tempo "risparmiato" con l'HIIT dovrà quindi essere preferibilmente rivolto alla prevenzione sport-specifica, iniziando dall'attività neuromuscolare da effettuarsi "a secco" e quindi in palestra. [287, 292] Per l'applicazione pratica ci si può basare sui suggerimenti per la corsa e la bici; per il nuoto ci sono alcune variabili da considerare che vedremo nella sezione degli sport d'acqua.

Sci

Lo sport dello sci, alpino e nordico, nelle specialità discesa libera, slalom speciale, slalom gigante, supergigante, combinata e supercombinata, comporta un'integrazione complessa di ogni singola variabile fisiologica, ma nessuna di queste può essere considerata più importante dell'altra per la prestazione. Le condizioni ambientali estreme, le temperature anche notevolmente sotto lo 0°, l'altitudine, la complessità del movimento, ne fanno uno sport difficile da praticare, e anche da approfondire a livello scientifico. Anche se è noto come sport dall'elevata difficoltà tecnica, è chiaro che la capacità di mantenere la tecnica al più alto livello di espressione per l'allenamento, la prestazione e la stagione richiede importanti e specifici

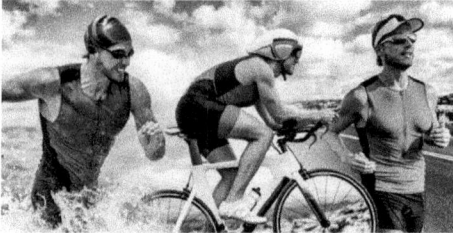

Tra i protocolli del capitolo 6 segnaliamo le tracce:

02, 10, 17, 19

adattamenti in tutti i sistemi fisiologici. Ricercarli, puntare a ottenerli con l'allenamento e verificarli, dovrebbe rimanere il punto focale degli allenatori nella programmazione dell'allenamento. [293]

Le gare di sci consistono in due prove di velocità e due eventi tecnici, ognuno differenziato per posizionamento al cancello, raggio di sterzata, velocità e lunghezza del percorso. Gli eventi di velocità possono raggiungere fino a 140 km/h. Una gara di discesa libera può durare da 1 a 3 minuti, e una gara di Slalom Gigante 1-2 minuti. La difficoltà tecnica del gesto atletico rende di fondamentale importanza il tempo trascorso sulla neve.

lo sci è uno sport antigravitazionale, che richiede un lavoro integrativo di postura e di equilibrio anche nelle fasi di maggior carico sull'atleta, vicino ai 1000 kg. A questo sforzo di breve durata e alta intensità, lo sci affianca azioni veloci, irregolari e variabili, e la ricerca di nuovi adattamenti sulle specifiche variabili dell'allenamento, come la forza muscolare, la potenza aerobica o la velocità, possono cambiare la performance. Lo sciatore d'élite ha un alto consumo di ossigeno, ed è correlato con la classifica in coppa del mondo. [293]

L'HIIT nello sci

Le considerazioni fatte per gli sport precedenti sono parzialmente applicabili nello sci, a causa della difficoltà di segnare i percorsi, di ottenere un feedback in tempo reale dall'atleta e di dover gestire una più alta componente neuromuscolare in fase di partenza rispetto agli altri sport. In questo caso l'HIIT è fondamentale per mantenere alto il metabolismo energetico ossidativo, e per poter rispondere in tempi più rapidi nel recupero.

C'è inoltre da considerare che, a causa della termoregolazione, il dispendio energetico a riposo è più alto rispetto a quello di un atleta che si allena e gareggia a temperature più alte, e questo causa uno stress costante a carico dello sciatore.

Lo sci nordico (cross country skiing), ha distanze che variano dai 2-3 minuti (sprint) fino a 50 chilometri, e quindi ha molti aspetti in comune con l'allenamento per la corsa. Ulteriori applicazioni anche per lo sci alpinismo (ski mountaineering), prossimo a diventare disciplina olimpica, si possono trovare nel sito formulahiit.com/extra.

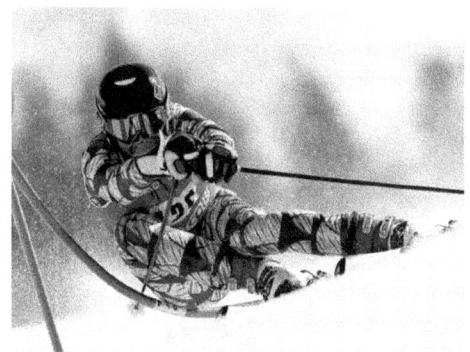

Tra i protocolli del capitolo 6 segnaliamo le tracce:

02, 12, 16, 19

Pattinaggio

Il pattinaggio di velocità è uno sport estremamente intenso, di alto interesse e sebbene sia lo sport con la più antica federazione internazionale, fondata nel 1893, conta un limitato numero di studi scientifici.

Le gare si effettuano su pista ad anello e su strada. Nel Pattinaggio di velocità individuale le gare possono essere classificate in sprint (100, 500 e 1.000 metri), in cui conta il tempo; in media distanza (1.500 metri) e lunga distanza (3.000, 5.000, 10.000 e 15.000 metri), che sono a punti o a eliminazione. Ci sono poi le maratone, sulla classica distanza di 42,195 km, che si svolgono su circuiti stradali chiusi al traffico.

Quando la prestazione è basata sul tempo l'atleta deve possedere elevate potenze meccaniche, e mantenerle con una minima perdita nel corso dell'intera gara. Deve quindi possedere numerose doti: antropometriche, di equilibrio, tecniche, fisiologiche, tattiche e psicologiche. L'area di intervento dell'HIIT è quindi quella fisiologica che consentirebbe, con l'opportuna gestione dei tempi e dei volumi, di avere più possibilità giornaliere per gli allenamenti.
L'alta intensità conta anche nelle gare a punti ed eliminazione, poiché non solo ci sono delle fasi molto intense, per esempio nelle ultime fasi delle gare ad eliminazione, ma in genere si corre sempre ad alta intensità, anche nelle maratone, che possono durare anche meno di un'ora, e che quindi si affrontano ad alta velocità fin dalla partenza.

Alcuni manuali tecnici del passato raccomandavano di iniziare le gare lentamente e finire velocemente, mentre le evidenze scientifiche hanno dimostrato che partendo più velocemente, o uniformemente, si ottengono risultati migliori. Alcuni suggerimenti tattici del passato, seguendo gli atleti più forti, indicavano di aumentare la velocità verso i 700 metri (in una gara da 1500 metri), per compiere l'ultimo giro con la fatica massimale. Essere in grado di partire più velocemente — grazie anche a un'efficace azione neuromuscolare, oltre a un efficiente metabolismo anaerobico alattacido — è fondamentale, e la considerazione di dover limitare le velocità massime all'inizio, per evitare un rallentamento in seguito alla fatica nella fase finale, non risponde più alle evidenze attuali nella fisiologia dello sport. [294, 295, 296]

I pattinatori d'élite hanno un consumo di ossigeno e potenza espressa significativamente più alte rispetto ai pattinatori con minore esperienza di allenamento. Dagli studi risulta una bassa variabilità tra le prestazioni degli atleti, probabilmente proprio a causa dell'applicazione delle stesse tecniche di allenamento e delle stesse strategie di gara. Inoltre la loro analisi della tecnica ha rivelato che i pattinatori d'élite utilizzavano una frequenza più alta di colpi e l'angolo di pre-estensione più corto, riuscendo quindi ad assumere una migliore posizione biomeccanica e aereodinamica. [296, 297, 298]
La tattica delle gare di velocità che si svolgono in gruppo si avvicina un po' a quella del ciclismo, dove le squadre, soprattutto nel finale o nei momenti di fuga, sfruttano le tattiche di scia per mantenere le prime posizioni.

L'HIIT nel Pattinaggio
Attualmente la metodologia supporta tecniche di potenza progressiva, ma per una migliore prestazione riteniamo valide e applicabili le basi scientifiche che trattano di prestazioni di durata oltre il minuto ed entro i due minuti (1:40.17 nel 2019 nei 1500 metri). Questi tempi posizionano il pattinaggio nell'area già vista dell'atletica leggera (800 metri), del nuoto (200 metri stile libero), della canoa (500 metri), del canottaggio (500 metri). In questi sport, pur con caratteristiche diverse, gli adattamenti fisiologici di tipo periferico, soprattutto quelli che avvengono ai trasportatori di membrana, sono particolarmente efficaci per ritardare la fatica muscolare.
Rimangono validi i suggerimenti sul rispetto dei tempi, delle distanze da segnare e del doppio fallimento come limite all'atleta.

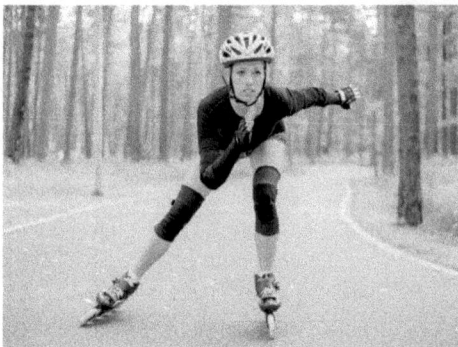

Tra i protocolli del capitolo 6
segnaliamo le tracce:
01, 06, 07, 09

Sport d'acqua

Gli sport d'acqua sono particolarmente diversi dalla locomozione terrestre poiché l'attrito del fluidi rende più intenso il lavoro e, soprattutto, particolarmente sensibile alle velocità di avanzamento.

In questo aspetto sport apparentemente simili, nuoto e nuoto pinnato, vedono delle differenze importanti nel contrasto al drag, passivo ed attivo, che influenza fortemente l'atleta. L'HIIT è perfettamente applicabile a questi sport pur se la componente idrodinamica rimane una componente particolarmente importante per poter sfruttare i miglioramenti fisiologici instaurati.
Allo stesso modo sport che hanno un mezzo a contatto con l'acqua avranno da un lato la resistenza del fluido ma anche le condizioni meteo che renderanno ulteriormente più difficoltoso il trasferimento della forza per l'avanzamento.

Nuoto e nuoto pinnato

Le richieste metaboliche delle gare di nuoto sono estremamente diverse e legate al tempo di gara: 20"91 sui 50 metri, 14'31"02 nei 1500 metri 1h52'59"9 per i 10 chilometri in acque libere (tempo di Rio 2016). Le prestazioni dei nuotatori sono continuamente migliorate grazie al perfezionamento della tecnica, alla maggiore abilità fisica degli atleti e all'evoluzione degli impianti. L'azione del nuoto recluta molti muscoli per consentire la propulsione e contrastare la resistenza dell'acqua all'avanzamento, e l'intera fisiologia dell'esercizio è stata completamente messa in discussione nello studio del movimento in ambiente acquatico.
Il fabbisogno energetico è superiore a quello della corsa, con un'efficienza complessiva inferiore al 10%; il costo energetico del nuoto nel soggetto femminile è di circa due terzi rispetto al soggetto maschile.

Le principali differenze rispetto alla fisiologia "terrestre" riguardano la maggiore pressione idrostatica, le temperature dell'acqua variabili (soprattutto in acque libere), la respirazione obbligata, la circolazione, il fluido e l'equilibrio elettrolitico, la termoregolazione. [299, 300]

Il nuoto, nelle sue 4 varianti (crawl, farfalla, dorso, rana), ha un costo energetico differente (più basso per il crawl e più alto a rana), che cambia al variare delle velocità, rendendo quasi impraticabile la farfalla a basse andature. Rispetto ad altre forme di locomozione terrestri, l'abilità tecnica nel nuoto ha un'influenza significativa sull'energia richiesta: un nuotatore d'élite infatti può avere un costo energetico inferiore fino alla metà rispetto a un nuotatore non esperto, alla stessa velocità, che ha un dispendio calorico fino al 30% maggiore. [301]

Il nuoto, alla pari di altri sport, ha visto negli anni '70, '80 e '90, la maggior parte della ricerca fisiologica concentrarsi su variabili "macro" (cioè, i principali sistemi fisiologici, come le risposte cardiorespiratorie), mentre ora l'obiettivo principale di diversi gruppi scientifici è centrato sulle variabili "micro" (a esempio

Per il nuoto, così per tutti gli altri sport non trattati in questa edizione del libro, è possibile fare riferimento al materiale scaricabile dal sito www.formulahiit.com/extra

a livello cellulare e molecolare). Queste considerazioni sono fondamentali nella definizione dei tempi e delle intensità in un protocollo HIIT, così come il calcolo della cinetica del VO_2, che differisce dagli sport terrestri. Nella scelta dei protocolli si può considerare che un all-out dei 100 metri crawl completo consente di ottenere il picco di VO_2 al termine della prova, mentre vengono ottenute percentuali ridotte con l'attività delle sole gambe (87%) o delle sole braccia (80%). [302, 303]

Il nuoto pinnato differisce notevolmente dal nuoto poiché la propulsione, nella specialità primaria della monopinna, è a totale contribuzione degli arti inferiori, mentre gli anteriori mantengono un assetto costante e isometrico. Anche la respirazione è totalmente differente poiché il boccaglio frontale consente un flusso d'aria continuo ma, vista la natura e la forma del boccaglio, una frequenza respiratoria ridotta e un'alta percentuale di CO_2 nell'aria inspirata, limiti che provocano una maggiore frequenza e gittata cardiaca. [304, 305]

HIIT nel nuoto e nuoto pinnato

Le considerazioni già analizzate negli sport ciclici terrestri restano valide, con alcune considerazioni pratiche. A differenza degli altri sport è difficile definire le distanze differenti dai canonici 25 e 50 metri delle piscine standard, e l'allenatore dovrà quindi prevedere protocolli che, con minime variazioni, possano essere adottati ai limiti della vasca.

Resta comunque valida la regola del doppio fallimento, che consente all'atleta di autoregolarsi, e responsabilizzarsi, utilizzando eventualmente anche pratici cronometri subacquei da polso.
Non si consiglia di far iniziare i set di HIIT dal blocco di partenza, ma sempre dall'acqua; è invece utile inserire anche la parte subacquea nelle fasi intense, per esempio: 40 metri all-out di cui 25 di nuotata e 10 tra virata e 15 di fase sub.

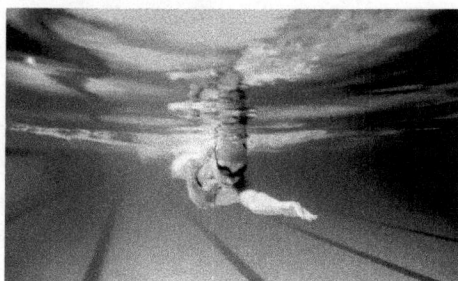

Tra i protocolli del capitolo 6
segnaliamo le tracce:
01, 02, 13, 16, 17

Canoa, kayak e canottaggio

Queste discipline, nell'ambito delle loro federazioni internazionali, hanno apparentemente tratti simili, ma caratteristiche fisiologiche diverse, oltre ad aspetti tecnici, di forza e potenza non oggetto di questo libro. Sfruttano la locomozione in acqua grazie a una imbarcazione con l'ausilio di strumenti (remi o pagaie), grazie a un impegno muscolare completo non attribuibile solamente agli arti superiori.

In tutte le specialità in singolo, coppia o equipaggio, nella partenza la barca viene fortemente accelerata e la spinta sui remi o la pagaia raggiunge il massimo; durante la gara la velocità viene mantenuta dagli atleti applicando una forza inferiore. I vogatori e i canoisti si sono adattati a questo sforzo sviluppando una grande massa muscolare e alte capacità metaboliche. I muscoli di vogatori di successo hanno il 70% -85% di fibre a contrazione lenta, con alte attività degli enzimi ossidativi che riflettono un elevato numero e densità dei mitocondri.

Esiste una correlazione diretta tra la forza applicata, la velocità dell'imbarcazione e il massimo consumo di ossigeno. La soglia al lattato, in atleti agonisti, è tra l'80 e l'85% del VO_2max.
In tutte le tre discipline è particolarmente praticato un tipo di allenamento basato sui volumi anche perché, caratteristica di tutti gli sport d'acqua, la tecnica influenza il costo energetico più dei miglioramenti fisiologici. [306, 307, 308]

Gran parte delle gare (in linea) sono percorse ai livelli massimi di VO_2, quindi sono di grande importanza la contribuzione anaerobica, che dovrà sostenere l'energia nella fase dove la cinetica del VO_2 non consente ancora il massimo potenziale, e un grande lavoro su adattamenti fisiologici, in ordine di aumentare il Tlimit.

Tuttavia, pur se nelle evidenze scientifiche l'atleta di queste discipline, prevalentemente nel canottaggio, ha un alto valore di VO_2max si ritiene che questo non sia la sola chiave del successo ma la contribuzione concorrente del metabolismo anaerobico. [309, 310]

Le valutazioni per questi atleti vengono effettuate su ergometri sport specifici (remoergometro, pagaioergometro), che consentono di raggiungere alti livelli di VO_2, particolarmente diversi dai valori ottenuti, dagli stessi atleti, su cicloergometro, arm crank o treadmill, non sono adatti alla valutazione sport-specifica. [311]

HIIT nella canoa, nel kayak e nel canottaggio

Restano valide le considerazioni già fatte per gli sport ciclici terrestri e per gli altri sport d'acqua, ci sono solo da aggiungere alcune considerazioni pratiche. A differenza degli altri sport terrestri è spesso impossibile delimitare il campo, non sempre provvisto di boe e corsie laterali, e per l'allenatore è difficile seguire l'atleta al fianco dell'imbarcazione.

Tuttavia per eseguire un allenamento corretto è necessario predisporre dei percorsi dove le distanze siano segnate, l'acqua sia piatta e non ci sia vento.

In questo caso infatti, a differenza degli sport terrestri, il vento ha un impatto molto forte nell'attrito dell'atleta, oltre a incrementare quello dell'imbarcazione, e quindi la valutazione di protocolli HIIT esclusivamente basati sul tempo possono risultare non coerenti con lo sforzo reale.

È utile abbinare anche strumenti quali l'RPE in modo da garantire una fatica percepita coerente con il protocollo prescelto, stabilendo, in questo caso, la durata della fase intensa come parametro fisso.

Per queste discipline esistono appositi ergometri, e l'abbinamento "a secco" tra la pagaia e il pagaioergometro e il remo e il vogatore rende l'applicabilità dell'HIIT molto più fruibile anche nei periodi invernali, o durante la fase di familiarizzazione dell'atleta con i protocolli intervallati ad alta intensità.

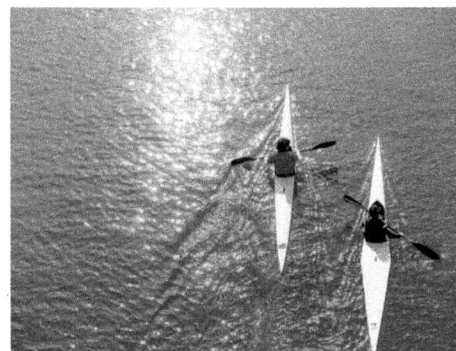

Tra i protocolli del capitolo 6 segnaliamo le tracce:

02, 09, 16, 17

Applicazioni negli sport individuali non ciclici

Pur se gran parte delle ricerche scientifiche dell'HIIT sono state realizzate con ergometri si è visto come numerosi adattamenti fisiologici (centrali e periferici) possono essere ottenuti anche con attività non apparentemente attinenti allo sport praticato. È consigliato ricercare attività che consentano adattamenti centrali con l'utilizzo degli stessi gruppi muscolari dello sport finale ed adattamenti periferici con l'utilizzo di attività molto vicine (anche se non identiche) al gesto tecnico.

Sport individuali, da combattimento e arti marziali

In questa parte del libro analizzeremo prima le caratteristiche di alcuni sport di combattimento, le richieste metaboliche e neuromuscolari ed alcune applicazioni reali di HIIT.

Pugilato

La percezione dell'allenamento nella boxe è che è sia necessario utilizzare specifici esercizi di pugilato e aumentare i chilometri percorsi nelle lunghe corse mattutine. Ma questo non è corretto, pur se fortemente radicato nell'opinione comune (probabilmente a causa di modelli televisivi del passato): ottenere delle prestazioni nella boxe moderna è molto più complicato.

Un incontro può durare dai 3 ai 12 round di 2-3 minuti l'uno, con un minuto di recupero passivo. L'intensità del combattimento è influenzata dal livello dell'avversario — caratteristica comune di tutti gli sport da combattimento — ed è dettata dalle tattiche, dalle strategie e dalle caratteristiche fisiologiche dei pugili. Per riuscire a mettere a segno un punto, e per evitare i colpi dell'avversario, devono garantire abilità tecnico-tattiche ben sviluppate e un alto livello di forma fisica e fisiologica. [312, 313]

Gli atleti di boxe devono avere un'alta soglia del lattato e un alto VO_2max, il combattimento richiede mediamente movimenti di alcuni secondi alla massima intensità, con spostamenti degli arti inferiori molto rapidi e azioni alla massima potenza espressa dagli arti superiori. Le pause tra le frequenti azioni di contatto sono brevi, insufficienti per garantire sia il recupero completo, sia il ripristino della fosfocreatina e quindi dopo i primi 30 secondi dell'incontro viene limitato il metabolismo energetico anaerobico alattacido. Questo causa un'alta produzione di piruvato, un accumulo e un'alta concentrazione di H+ intracellulare, uno tra i motivi dell'affaticamento muscolare. Oggi un pugile deve quindi affrontare la preparazione puntando a ottenere gli adattamenti fisiologici necessari a mantenere la domanda metabolica del combattimento, ma anche per accelerare i processi di recupero nei ristretti tempi stabiliti dal regolamento, favorire il ripristino delle energie nel post-allenamento e mantenere un elevato livello di forza, prevalentemente di potenza, sia negli arti inferiori che superiori.

Il mantenimento di un modello di gara intermittente a alta intensità, con un rapporto medio tra azione e recupero (attivo o passivo) che varia tra il 9:1 (atleti praticanti) e il 18:1 (atleti d'élite), richiede un livello di fitness aerobico e anaerobico molto sviluppato, che ben si presta a essere allenato con l'HIIT. [314]

Questi risultati evidenziano la necessità di adottare diverse strategie di allenamento, tenendo conto delle esigenze specifiche. Per vincere un incontro i pugili devono padroneggiare abilità tecnico-tattiche specifiche per raggiungere il successo in competizione o ottenere un knockout. [312, 315]

L'HIIT nel pugilato

Nella boxe si possono applicare le considerazioni valide per gli sport ciclici terrestri, con alcune variazioni dettate dalla pratica. Le attività della corsa sono adatte per ricercare e consolidare gli adattamenti centrali (cardiorespiratori), parzialmente per quelli periferici degli arti inferiori (la muscolatura è la stessa ma cambia l'applicazione della forza) ma inutili per gli adattamenti periferici degli arti superiori.
È quindi consigliato, per soddisfare l'esigenza di limitare la fatica e mantenere alta la potenza del colpo, di effettuare HIIT sport specifici con ripetute al sacco, per esempio 5x20" all-out con recupero passivo che va da 2' a scendere fino a un rapporto 1:1.

Sono possibili lavori con combinazioni al sacco (compresi di semispostamenti, schivate, torsioni del tronco) all-out (5"-10") e recuperi attivi con shadow boxe a bassa intensità attorno al sacco (simulando la lunga distanza).

Come ergometro è utile la *air bike* che, a differenza del cicloergometro, richiede un impegno misto delle braccia e delle gambe.
Queste modalità devono essere strutturate con lavori sport-specifici, in modo da sfruttare la muscolatura realmente utilizzata nel combattimento e ricercare gli adattamenti enzimatici, ormonali e dei trasportatori di membrana, particolarmente utili.

Come visto nei capitoli precedenti e nel rispetto del profilo fisiologico dell'atleta non si consigliano esclusivamente protocolli a recupero passivo, poiché gli adattamenti enzimatici ossidativi, fondamentali durante e dopo il combattimento, sulla stessa muscolatura impegnata sono necessari e raggiungibili anche con recuperi attivi.

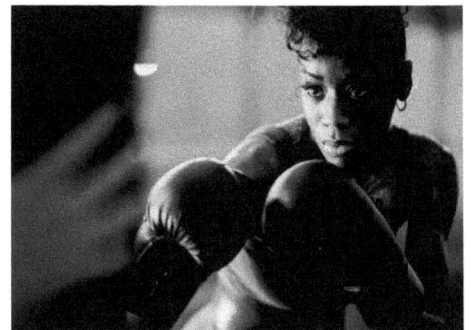

Tra i protocolli del capitolo 6 segnaliamo le tracce:

05, 06, 13, 17

Altri sport da combattimento

Oltre la boxe e la scherma (che tratteremo in seguito), gli sport di combattimento più popolari del programma olimpico sono il karate, lo judo, il taekwondo e la lotta. A questi possiamo affiancare il Brazilian Jiu Jitsu, il Muai Thai, la Kick Boxing, le MMA e numerose altre specialità.

Oggi c'è un crescente interesse per queste discipline, ma la diffusione delle conoscenze scientifiche da applicare ai programmi di allenamento e prevenzione è ancora in fase di avvio. Queste specialità hanno caratteristiche tecniche diverse ma profili fisiologici sovrapponibili, pur se con alcune differenze. Nelle discipline di *grappling*, è richiesta un'elevata potenza, per effettuare gli spostamenti verso l'alto, qualità che ha come prerequisito un alto valore di forza massima; nelle modalità di *striking*, invece, sono importanti miglioramenti delle prestazioni che si possono ottenere lavorando con carichi più leggeri e azioni di velocità più elevate. [316]

Le capacità anaerobiche sembrano essere una determinante e contraddistingue gli atleti d'élite. In particolare gli sforzi anaerobici prolungati sembrano essere la caratteristica degli atleti di successo negli sport basati sul grappling, mentre per altre discipline sembra essere più legata alla performance una componente anaerobica di breve termine. [317]

Il grasso corporeo è generalmente basso per questi atleti, a eccezione dei pesi massimi. Gli adattamenti periferici, rispetto a quelli centrali, sembrano essere un requisito che accumuna gli atleti d'élite: quelli di judo, per esempio, presentano una forza e una capacità anaerobica maggiore nella parte superiore del corpo rispetto agli atleti non d'élite, e la forza dinamica della parte inferiore sembra fornire una distinzione tra i giocatori di judo d'élite e principianti. [318]

Nei combattimenti sono fortemente sollecitati tutti i metabolismi energetici, servono potenza e capacità anaerobiche, potenza e capacità aerobiche. Tuttavia, la potenza e la capacità aerobica non sono altamente sviluppate in questi atleti. [319]

Per ottimizzare le prestazioni gli atleti degli sport da combattimento sono tenuti a valutare le proprie qualità fisiche e fisiologiche, specialmente nelle specialità con alte esigenze tecniche, tattiche, fisiche e fisiologiche, che si sviluppano nelle azioni di sferrare un colpo (a esempio il karate, il taekwondo...) e negli sport di lotta (a esempio, judo e wrestling). Una caratteristica comune degli atleti d'élite è la velocità, necessaria per un uso efficace delle tecniche e per reagire con la massima efficacia alle azioni degli avversari. [320]

Approfondimenti

Grappling e striking

In generale, gli sport da combattimento sono stati classificati come grappling (ad esempio, jiu-jitsu brasiliano, judo, wrestling), striking (ad esempio, boxe, karate, taekwondo) o misto (ad esempio le MMA, Ju jitsu fighting system), a seconda delle loro tecniche azioni e regole.

L'HIIT negli sport da combattimento

Alle considerazioni già espresse per la boxe aggiungiamo alcuni suggerimenti per l'utilizzo dell'HIIT in questi sport da combattimento, in particolare relativi agli adattamenti periferici e specifici.

È possibile inserire a fine serie la proiezione, a patto che questa non sia eseguita in maniera tecnicamente scorretta a causa della stanchezza dell'atleta.

Nel Judo le proiezioni sono tradizionalmente scomposte in tre fasi, che avvengono in sequenza o parzialmente sovrapposte: lo squilibrio (kuzushi), la corretta posizione (tsukuri) e la proiezione (kake).

Kuzushi e tsukuri rappresentano l'ingresso dell'atleta in proiezione, adatto ad una ripetizione continuativa e ciclica, denominato uchi komi.
È opportuno proporre la proiezione quando i secondi intensi sono brevi.

Per velocizzare la ripetizione e diminuire l'errore tecnico consentendo una migliore coordinazione si possono usare due accorgimenti:
1) Nelle tecniche con movimento di gambe (tai sabaki) a "T" o "completo", il partner che subisce la tecnica (uke) può aiutare il movimento di uscita appena tori ha concluso l'azione;
2) È possibile usare due uke in modo che tori possa alternare più rapidamente le fasi di kake, trovandoli già in perfetta posizione, ad es. 3 entrate in uchi komi in rapida successione e proiezioni passando subito all'altro partner.

Il Taekwondo, altra disciplina olimpica, ha tanti punti in comune con gli altri sport elencati per l'utilizzo degli arti (in questo caso quelli inferiori) e per i tempi della gara, tre round da 2 minuti.
In questo caso gli adattamenti periferici sono del tutto diversi, in particolare per gli arti inferiori, dove i modelli di allenamento devono tenere conto che uno scadimento della prestazione di striking porta anche un peggioramento della prestazione generale.

Nella Muay Thai si utilizzano prevalentemente i calci circolari (tae), i tipici i no-stop middle kick ai pao (in cui lo stesso calcio ad altezza busto viene ripetuto alla massima velocità e senza interruzioni, per un numero di secondi o un numero di volte, colpendo i pao tenuti dall'allenatore, talvolta anche a gambe alternate).
Si adoperano inoltre le ginocchiate (kao) frontali, laterali o oblique, alternate destra e sinistra ai pao o al sacco — in pratica assimilabile ad attività ciclica — oppure in clinch con un compagno, unendo quindi anche la componente lottatoria con la possibilità di eventuali proiezioni.

Nel Wrestling, lotta greco romana e libera, non viene usato molto il gesto tecnico per i vari adattamenti, tranne che per lavori aerobici e viene chiamato push push (nome internazionale) o schermaglia (nome italiano).

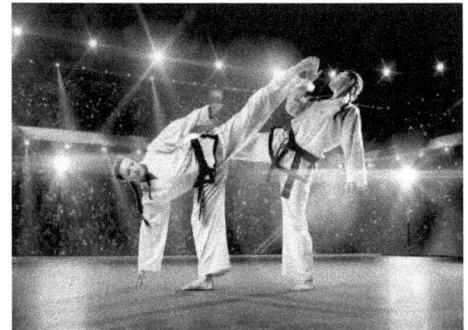

Tra i protocolli del capitolo 6 segnaliamo le tracce:

01, 05, 17, 20

Pratica

Le MMA
Le MMA sono uno sport di arti marziali miste, e ci si può allenare adottando le metodiche del grappling e dello striking in più lavori combinati, come per esempio le difese dei takedown, le difese dagli atterramenti (chiamate sprawl) eseguite in rapide combinazioni. In questo modo l'atleta alterna movimenti in piedi e di difesa, cambi di livello a terra con tecniche di striking. Queste metodiche favoriscono un rapido aumento delle frequenze cardiache.

Scherma

La scherma è uno sport olimpico in cui gli atleti combattono uno contro uno usando armi a lama. I combattimenti consistono in tre periodi di 3 minuti, con intervalli di riposo di 1 minuto. I dati attuali suggeriscono che a livello fisiologico la richiesta di energia è strettamente legata al livello dell'avversario, caratteristica comune a tutti gli sport da combattimento. Se gli atleti non sono dello stesso livello, infatti, sia il metabolismo dell'energia aerobica che le fonti di energia lattica anaerobica sono moderatamente reclutati: questo dovrebbe essere considerato dagli allenatori durante la preparazione di programmi per gli atleti.

Negli ultimi anni la ricerca applicata allo sport della scherma è stato oggetto di numerosi studi, reviews e congressi scientifici che ne hanno contribuito a valorizzare l'espansione. [320, 321, 322] Pur essendo uno sport dove alcuni elementi sono decisivi ai fine della performance, come ad esempio le relazioni tra il tempo di reazione (RT), il tempo di movimento (MT) e l'accuratezza (percentuale di target colpiti), con il mio team abbiamo dimostrato come in un combattimento di 3 attacchi della durata di 3 minuti e distanziati da 3 minuti di recupero (per un totale di 12 minuti) l'atleta d'élite è sempre oltre la soglia anaerobica, delineando un profilo fisiologico con solide caratteristiche metaboliche, soprattutto glicolitiche e ossidative. [323]

Nei gironi di eliminazione, e negli allenamenti sport-specifici, gli schermidori hanno un accumulo di alti livelli di lattato nel sangue, pertanto si raccomanda un allenamento a intervalli ad alta intensità per favorire il trasporto di membrana di ioni idrogeno e una rapida riconversione in piruvato. [323, 324]

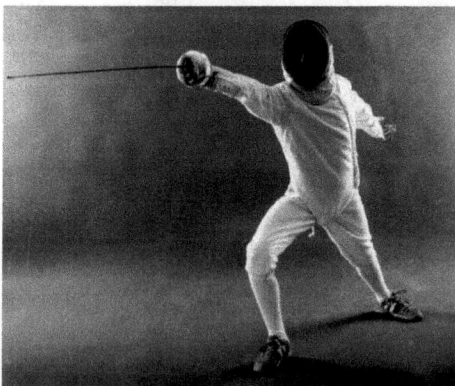

Tra i protocolli del capitolo 6 segnaliamo le tracce:

05, 06, 13, 17

HIIT nella scherma

Il contributo metabolico del modello di prestazione dell'atleta d'élite non differisce in maniera sostanziale da quello della boxe, ma sussistono evidenti differenze sull'applicazione della forza sugli arti e sulla velocità. Cercando di analizzare i protocolli dell'HIIT si ritiene che è possibile, per gli adattamenti centrali, prevedere dei cicli di HIIT lunghi a recupero attivo tra le modalità cicliche più aderenti alle caratteristiche dell'atleta (corsa, bike), e favorire quelli specifici per gli adattamenti periferici sia per gli arti inferiori che superiori.

Alcuni esercizi specifici possono essere costruiti con delle combinazioni di azioni in attacco e difesa, con distanza 6 metri, massimo 8 metri:

- Prima combinazione. L'atleta con maschera e fioretto dalla posizione di guardia esegue un balzo laterale per superare un piccolo ostacolo (lavoro di sensibilità dell'appoggio e della spinta dei piedi); quando atterra passo avanti e affondo e rientra in guardia dove c'è un altro ostacolino; lo salta e ripete l'azione; passo avanti affondo e rientra in guardia e ripete un altro balzo per passare l'ostacolino e passo avanti e affondo; quando ritorna in guardia retrocede velocemente al punto di partenza.
L'esecuzione varia tra i 5" e i 10" all-out, con recupero passivo o attivo a seconda degli obiettivi metabolici, partendo da 1:10.

- Seconda combinazione: L'atleta dalla posizione di guardia salta l'ostacolino (lateralmente); retrocede fino al secondo ostacolino; salta lateralmente in posizione di guardia; appena atterra passo avanti e affondo in guardia con movimento contemporaneo di entrambi gli arti inferiori; salto l'ostacolino lateralmente e appeno atterra azione di Flash.

Approfondimenti

La scherma

La Scherma si divide in 3 specialità a seconda dell'arma, della tecnica e del regolamento:

Fioretto: è un'arma leggera con una lama rettangolare, lunga non più di 90 centimetri, con peso dai 350 ai 500 grammi. Le lame sono appositamente progettate per piegarsi all'impatto, in modo che il rischio di lesioni per l'avversario sia significativamente ridotto. Gli schermidori possono segnare usando solo la punta della lama e sono obbligati a colpire aree bersaglio specifiche che includono il busto (definito dalla spalla all'inguine) e la parte posteriore della vita dell'avversario. Le aree fuori bersaglio includono mani, piedi, testa e collo. Se lo schermitore tocca un'area fuori bersaglio non sarà assegnato alcun punto e il gioco sarà fermato.

Spada: ha una lama triangolare, è leggermente più pesante del fioretto, arrivando al massimo a 770 grammi, anche se la maggior parte degli schermitori tende a usare lame più leggere. I tocchi vengono valutati solo usando la punta della lama e il bersaglio è l'intero corpo, inclusi gli arti e la testa. Un'altra differenza nella scherma di spada è che gli schermitori non devono solo colpire nell'area bersaglio, ma devono anche garantire che venga inflitto un impatto minimo prima che il punteggio venga assegnato.

Sciabola: ha la lama piatta e un peso massimo di 500 grammi. A differenza del fioretto e della spada, lo schermidore guadagna i punti se colpisce con qualsiasi parte della lama. L'area bersaglio include il busto sopra la vita, la testa e le braccia, ma esclude le mani e qualsiasi cosa sotto la vita.

Golf

Il golf è uno sport che richiede un alto impegno agli atleti d'élite, non solo in termini di precisione, ma anche nella ricerca di potenza esplosiva in un'ampia gamma di movimenti. Il gesto tecnico che caratterizza il golf è lo *swing*, un complesso movimento di tutto il corpo che trasferisce l'energia dalla parte bassa alla parte alta fino alla faccia del bastone e quindi a una pallina, con l'obiettivo di raggiungere grandi distanze con la massima precisione. [325]
Gli adattamenti necessari a sostenere un intero percorso di 18 buche — la richiesta metabolica è quantificata in 8,2 MET — sono principalmente a carico del metabolismo aerobico. Atleti di alto livello, come Tiger Woods e Annika Sorenstam, hanno introdotto un nuovo concetto in questo sport: il ruolo fondamentale della preparazione atletica, oltre che tecnica. Sempre più frequentemente gli atleti al vertice del ranking mondiale dichiarano di prepararsi in palestra, con obiettivi che riguardano l'equilibrio, la flessibilità, il core, la stabilità, la forza, la potenza ed eseguono anche allenamenti cardiovascolari. Oggi è cambiata anche la composizione corporea, l'atleta di élite ha una minore massa grassa, un più alto livello di massa magra e una maggior flessibilità rispetto ai giocatori del passato. Il golf è ora uno sport in cui l'allenamento fisico è parte integrante del regime di allenamento dei giocatori d'élite, e la preparazione atletica supporta le abilità tecniche durante le competizioni e riduce l'incidenza degli infortuni. [326]

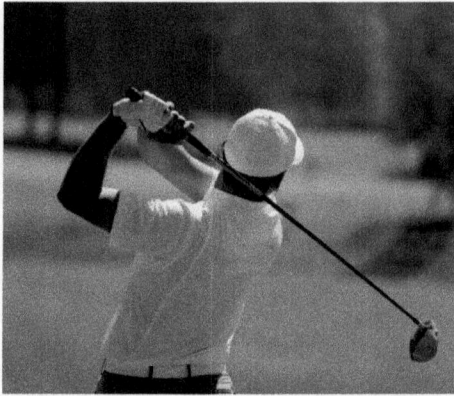

Tra i protocolli del capitolo 6
segnaliamo le tracce:

01, 05, 17, 20

L'HIIT nel Golf

Il modello di prestazione dell'atleta d'élite ha l'esigenza di mantenere una forte efficienza cardiocircolatoria, per poter garantire un'alta attivazione del metabolismo energetico aerobico in tutto l'intero percorso. In questo caso non sono necessari protocolli HIIT per gli adattamenti periferici, ma preferibilmente HIIT lunghi per gli adattamenti centrali.

È da segnalare che il golfista per poter ottenere il massimo della performance dovrà essere in grado di soddisfare le richieste cardiorespiratorie, metaboliche, ormonali, muscoloscheletriche e nutrizionali. A questo programma ne dovrà abbinare altri che prevedano delle esercitazioni, sulla mobilità, sulla flessibilità, sull'equilibrio e per lo sviluppo della forza muscolare sport specifica, non allenabili con protocolli HIIT. [326, 327] A seconda delle predisposizioni dell'atleta si possono scegliere attività indoor con ergometri quali treadmill (consigliato) o cicloergometri. Le esercitazioni di tipo funzionale o cicliche si scelgono in funzione del livello tecnico dell'atleta. Le attività non indoor possono essere effettuate con la corsa (consigliato) o la bici. I protocolli HIIT adatti sono quelli che richiedono intensità submassimali (max 95% della massima intensità).

Tennis

Il tennis è uno sport non ciclico, per definizione imprevedibile. L'imprevedibilità è insita in ogni aspetto: nella lunghezza del punto, nella selezione del colpo, nella strategia, nella durata della partita e anche nel meteo. Come per gli sport da combattimento ogni incontro può avere esiti differenti a seconda del livello dell'avversario, che influenza il complesso insieme degli aspetti fisiologici degli atleti. Il tennis richiede brevi esplosioni di energia ripetute centinaia di volte per partita o sessione pratica. Il Tennis, a differenza di molti altri sport, non ha limiti di tempo per le partite. Ciò può causare partite che durano meno di un'ora o fino a cinque ore (nei tornei del grande slam dove possono essere giocati 5 set). Questa variabilità richiede che gli atleti debbano avere adattamenti sia anaerobici specifici per le prestazioni, sia aerobici centrali per favorire un recupero veloce durante e dopo il gioco. [328]

Il tennis è influenzato da 4 aree: tattiche, tecniche, fisiche e mentali . A differenza di molti altri sport al tennista di alto livello si richiede di mantenere un'elevata precisione ed un alto livello di forma fisica per un lungo periodo di tempo. Per gli aspetti fisici e fisiologici è necessario quindi prevedere un programma di allenamento neuromuscolare specifico oltre ad una preparazione fisica.

Il regolamento internazionale prevede un tempo di recupero preciso ad ogni punto, ad ogni game , ad ogni cambio campo e alla fine di ogni set. Di conseguenza per il condizionamento generale e sport specifico è possibile adottare dei programmi di HIIT che possano consentire un rapido recupero delle frequenze cardiache (mediamente di 144 battiti al minuto durante l'incontro) anche in funzione del raggiungimento dei picchi di frequenza cardiaca massima (fino all'84% nelle fasi più intense). Anche i livelli di lattato non devono superare le soglie di equilibrio e, pur se ritenuto uno sport con bassa contribuzione glicolitica, la produzione di lattato è importante, con una crescita costante della concentrazione durante tutto l'incontro. Nelle fasi di gioco il tipico rapporto lavoro-recupero è tra 1:3 e 1:5 con le durate intense inferiori ai 10", caratteristiche che rendono fondamentale la contribuzione anaerobica alattacida. [329]

L'HIIT nel Tennis

Il modello di prestazione dell'atleta di tennis delinea l'esigenza di ricercare e consolidare gli adattamenti centrali che consentano un recupero veloce della HR e della fosfocreatina, oltre agli adattamenti periferici specifici che favoriscono il trasporto degli ioni H+ nello spazio extracellulare e limitare la fatica muscolare. Non sono necessari protocolli HIIT sovramassimali o all-out per adattamenti periferici e HIIT medi per adattamenti centrali.

A seconda della predisposizione dell'atleta si possono scegliere attività indoor con ergometri quali treadmill (consigliato) o cicloergometri. Attività di ginnastica funzionale e ciclica sono adatte a seconda del livello tecnico di esecuzione dell'atleta. Attività non indoor possono essere effettuate con corsa (consigliato) o bici. Il tennis potrebbe utilizzare con successo anche alcuni protocolli SSG su spazi ridotti. I protocolli HIIT più adatti sono quelli che richiedono intensità massimali entro i 20" con recuperi passivi e submassimali (max 95% della massima intensità) e recuperi attivi.

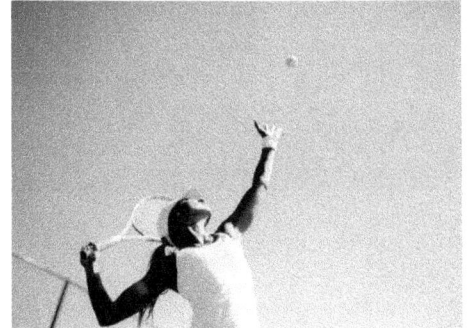

Tra i protocolli del capitolo 6 segnaliamo le tracce:

01, 13, 15

Tennis tavolo

Il tennis tavolo è uno sport a racchetta tra i più veloci del mondo, caratterizzato da un movimento intermittente che include azioni intense fino a 3 secondi, intervallate da brevi pause. [330]
I principali obiettivi tattici sono centrati nel colpo offensivo, con il completamento di un punto il più rapidamente possibile. Queste azioni combinano sforzi intensi e ripetuti con alta potenza, movimenti delle gambe con brevi accelerazioni e decelerazioni, con il braccio dominante che esegue colpi potenti (oltre 50 m/sec) con blocco veloce dopo il contrattacco dell'avversario. [331]

Nel tennis da tavolo il modello di prestazione include quindi la capacità di eseguire sforzi ad alta intensità, recuperare rapidamente tra gli attacchi e le partite seguenti e mantenere alta ed efficiente la funzione cognitiva. Da un punto di vista fisiologico integra lavoro anaerobico e aerobico, con ri-sintesi della fosfocreatina durante i periodi di recupero. Il sistema aerobico consente il rapido recupero del sistema anaerobico e, a causa del maggior tempo di pausa in una partita (circa 8 secondi in relazione ai 3-4 di sforzo), domina il sistema aerobico. L'atleta deve quindi possedere elevate capacità cardio-metaboliche e neuromuscolari, deve migliorare la fitness cardio-metabolica e neuromuscolare, l'antropometria e deve seguire ottimali strategie nutrizionali a lungo e breve termine.

Negli incontri i valori medi della frequenza cardiaca sono compresi tra i 162 e i 172 battiti al minuto; mentre sono molto al di sotto quelli negli allenamenti (142 bpm). [332]

L'HIIT nel tennis tavolo

Il modello di prestazione dell'atleta di tennis tavolo richiede adattamenti centrali che consentano un recupero veloce della frequenza cardiaca e della fosfocreatina, oltre ad adattamenti periferici specifici di tipo neuromuscolare. I protocolli HIIT possono includere HIIT micro con recuperi attivi, e HIIT medi con recuperi attivi e passivi.

Sono fondamentali i test HRR60 e HRV (vedi più avanti nel libro) per valutare se gli adattamenti ricercati — la diminuzione rapida della frequenza cardiaca e la capacità di recupero generale — stanno manifestando cambiamenti misurabili nel periodo di 6/12 settimane.
I protocolli HIIT più adatti sono quelli che richiedono intensità sovramassimali brevi e recuperi attivi, e protocolli all-out con recuperi passivi.

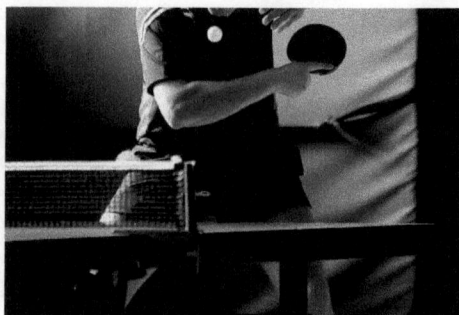

Tra i protocolli del capitolo 6 segnaliamo le tracce:

01, 15, 07

Sollevamento pesi

Il sollevamento pesi è uno sport olimpico con azione dinamica di forza e potenza che impegna l'intero corpo in più articolazioni. Ci sono due specialità: lo strappo e lo slancio; per un sollevamento corretto gli atleti devono reggere il bilanciere saldamente sopra la testa, con braccia e gambe diritte e senza movimenti. L'allenamento di sollevamento pesi implica un alto costo metabolico. Le ricerche suggeriscono che induca la trasformazione delle fibre da IIX a IIA. Inoltre i sollevatori maturano un'ipertrofia delle fibre di tipo II, che è vantaggiosa per le prestazioni e per la massima produzione di forza. È stato dimostrato che l'allenamento con i pesi e la competizione inducono significativi adattamenti strutturali e funzionali del sistema cardiovascolare, con aumentata resistenza periferica, quindi ipertrofia concentrica ventricolare sinistra.

L'esercizio di resistenza a alta intensità aumenta lo spessore della parete miocardica, dovuto alla parallela aggiunta di nuove miofibrille in risposta compensativa allo stress della parete del ventricolo sinistro e alla pressione sistolica. La funzione cardiorespiratoria nei sollevatori di pesi maschili, come determinato dalle misure del massimo consumo di ossigeno è tra 42,0 e 50,7 ml/kg/min, con valori medi simili a quelli degli atleti coinvolti in attività ad alta intensità o con potenza di breve durata. [333]
Anche in questo sport la ricerca scientifica applicata all'HIIT è in fase di rapido sviluppo, alcune tematiche quali HIIE (High Intensity Interval Exercise) e HIPT (High Intensity Power Training) potrebbero dare interessanti risposte per gli adattamenti periferici specifici per la pesistica, mentre per gli adattamenti centrali sono consigliabili i protocolli HIIT inseriti nel Capitolo 6, con focalizzazione sui recuperi attivi. [42, 111, 334, 130]

L'HIIT nel Sollevamento pesi

Il modello di prestazione dell'atleta di pesistica è basato su un'acuta espressione di potenza in un gesto estremamente breve.

Gli adattamenti prestativi necessari non sono direttamente allenabili con l'HIIT, ma lo sono (anche con l'HIIT) tutti i fattori preventivi e sinergici, quali a esempio la capacità di recupero veloce, di smaltimento lattato, di ripristino rapido della fosfocreatina.

I protocolli HIIT più adatti sono quelli che richiedono intensità massimali e recuperi attivi, e protocolli all-out con recuperi passivi.

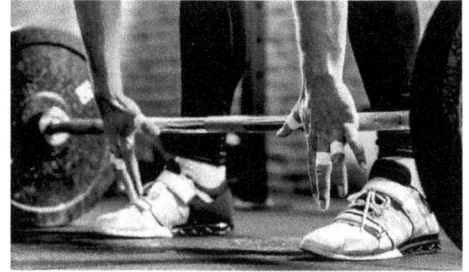

Tra i protocolli del capitolo 6 segnaliamo le tracce:

08, 12

Windsurf

Il windsurf è stato introdotto per la prima volta nelle Olimpiadi del 1984. Da allora la Federazione internazionale ha implementato diversi cambiamenti nei regolamenti per renderlo più spettacolare, permettendo all'atleta il pumping, introdotto con le prime modifiche 1993.

È una manovra in cui l'atleta tira la vela ritmicamente in modo che agisca come un'ala, fornendo in tal modo una propulsione aggiuntiva utile specialmente con venti leggeri.

L'introduzione di questa manovra ha variato il modello di prestazione dell'atleta di classe olimpica, con un'aumentata richiesta cardiorespiratoria, rendendo il windsurf molto impegnativo in termini di capacità aerobica. Con l'introduzione della classe RS:X dalle olimpiadi di Pechino il pompaggio delle vele si è dimostrato ancora di più impegnativo rispetto alla classe Mistral (VO_2 tra 80 e 90% del massimo), a causa della vela più grande. I windsurfisti riportano anche che questa nuova tecnica è più vigorosa rispetto alla vecchia, in quanto comporta una maggiore quantità di attività muscolare, sia della parte superiore che inferiore del corpo. [335, 336]

Questo potrebbe avere un impatto sul fabbisogno energetico degli atleti grazie al maggior livello di reclutamento dei muscoli richiesto dall'applicazione della nuova tecnica di pompaggio, che richiede un miglioramento considerevole della forma aerobica a causa del maggiore consumo di ossigeno, fino al 10% in più.

È quindi consigliabile che i regimi di allenamento in acqua debbano mirare all'attuazione di protocolli a intervalli composti da periodi alternati di alta e bassa intensità di pompaggio, di intensità leggermente superiore alla soglia al lattato. Negli allenamenti a secco, invece, gli atleti possono esercitarsi sugli ergometri di voga ad intensità che si avvicinano allo sforzo di pompaggio e coinvolgono l'attività muscolare sia nella parte inferiore che nella parte superiore del corpo.

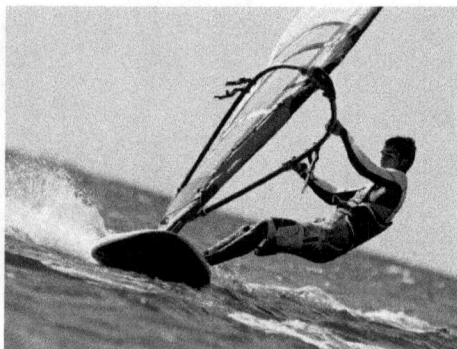

Tra i protocolli del capitolo 6
segnaliamo le tracce:

01, 02, 14

L'HIIT nel Windsurf

Il modello di prestazione dell'atleta di windsurf olimpico deve prevedere adattamenti aerobici, anaerobici e neuromuscolari, oltre alle altre componenti sport specifiche e psicologiche.

I livelli di consumo d'ossigeno e di lattato (oltre i 9 mmol/l in una gara di 30 minuti) rendono l'HIIT utile in diverse applicazioni, sia per gli adattamenti centrali che per quelli periferici. Queste modalità devono essere strutturate con lavori sport-specifici, inizialmente anche solo con la stessa muscolatura da effettuarsi a secco, in modo da ricercare gli adattamenti enzimatici, ormonali e ai trasportatori di membrana, particolarmente utili all'atleta durante la prestazione sulla tavola RS:X.

Nel rispetto del profilo fisiologico dell'atleta non si consigliano esclusivamente protocolli a recupero passivo, poiché gli adattamenti enzimatici ossidativi, fondamentali sia per la gestione dell'efficienza intra gara che nelle fasi di recupero, sono necessari e raggiungibili anche con recuperi attivi, sulla stessa muscolatura impegnata.

I protocolli HIIT più adatti sono quelli che richiedono intensità sottomassimali medi e lunghi con recuperi attivi, e protocolli all-out con recuperi passivi e attivi.

Motocross

Il motocross è una competizione ad alta velocità che si svolge in modo piuttosto irregolare su un circuito di terreno naturale. Il fondo, di terra e fango, che varia in continuazione, è caratterizzato da curve di diversa ampiezza e da variazioni di pendenza anche repentine. Lungo il tracciato sono posizionati ostacoli naturali o artificiali, in genere salti di diversa altezza e lunghezza, che permettono di eseguire delle fasi di volo anche superiori ai 20 metri di lunghezza e 4 di altezza.

La competizione prevede di guidare lungo il circuito il più velocemente possibile per un tempo massimo prefissato (di 30-40 minuti), scelto in base alle categorie determinate dall'età degli atleti e dalla cilindrata delle moto. Solitamente si effettuano due gare consecutive separate da brevi pause.

Le gare di enduro si svolgono su strade di campagna, mulattiere e strade pubbliche sotto le ordinarie regole del traffico. Alcuni percorsi non sono noti agli atleti, che si possono trovare ad affrontare ostacoli imprevisti e strade non segnate, per una durata complessiva di 6-8 ore.

I motorally, che si svolgono anche nel deserto, sono gare di regolarità con navigazione che durano anche diversi giorni (fino a 20) in cui si coprono migliaia di chilometri (la famosa Dakar ha raggiunto i 14.000 km). [337]

Il pilota di motocross deve avere un'alta forza muscolare per il controllo del mezzo, situazione comune ad altri sport estremi come gli sport alpini di alta quota, le lunghe distanze e ultra-maratone. Per quanto riguarda il motocross, la durata delle competizioni e i frequenti cambi di direzione e velocità richiedono la costante attivazione di tutti i gruppi muscolari, con il coinvolgimento del metabolismo aerobico e anaerobico.
Una caratteristica dei piloti di motocross è l'alta potenza aerobica.

Le gare di motocross si svolgono a oltre il 90% della HRmax
(con il raggiungimento della frequenza massima in più punti della gara):
oltre all'alta attivazione metabolica il motocross richiede contrazioni isometriche ripetute a carico dei muscoli del braccio, del core e soprattutto degli arti inferiori. L'alta frequenza cardiaca è condizionata anche da altri fattori, di tipo adrenergico. [338]

Le concentrazioni di lattato ematico rilevate alla fine di una gara di motocross variano tra i 5 e gli 8 mmol/L, mentre in allenamento, esercitazioni di varia tipologia o simulazioni di gare sono più variabili, da 2 a 12 mmol/L.

Quando il flusso sanguigno e l'apporto di ossigeno ai muscoli sono insufficienti, a causa dell'elevata pressione intra e intermuscolare, per le alte e per le alte velocità del metabolismo, i sottoprodotti chimici come il lattato, l'adenosina, K+ e H+ raggiungono maggiori concentrazioni locali nei muscoli maggiormente coinvolti nella guida, e rappresentano una delle cause della fatica locale dell'atleta. [339]

Gli atleti impegnati in gare di enduro e motorally hanno complessivamente attivazioni principalmente aerobiche. Nelle prove "speciali", nelle "estreme" dell'enduro, e in alcuni tratti molto impegnativi, seppur brevi, dei motorally si presentano le stesse intensità del motocross, dove la fatica è dovuta principalmente al coinvolgimento statico di diversi gruppi muscolari, insieme ai salti e ai movimenti di atterraggio. [339]

Gli allenamenti HIIT possono essere funzionali agli adattamenti richiesti dall'atleta delle discipline fuoristradistiche ora menzionate, in rispetto della performance, della sicurezza e della prevenzione dell'atleta. [340]

L'HIIT nel motocross
Il modello di prestazione dell'atleta di motocross prevede adattamenti aerobici, anaerobici e neuromuscolari, con attivazioni prolungate e anche isometriche.

Considerati gli impegni metabolici della competizione e degli allenamenti, si ritiene che gli adattamenti da ricercare con l'HIIT siano quelli che richiedono intensità sottomassimali, cioè medi e lunghi con recuperi attivi, e protocolli all-out con recuperi passivi e attivi.

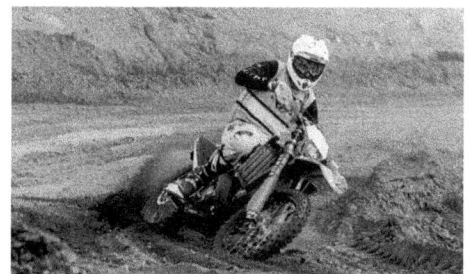

Tra i protocolli del capitolo 6
segnaliamo le tracce:

01, 03, 04, 12

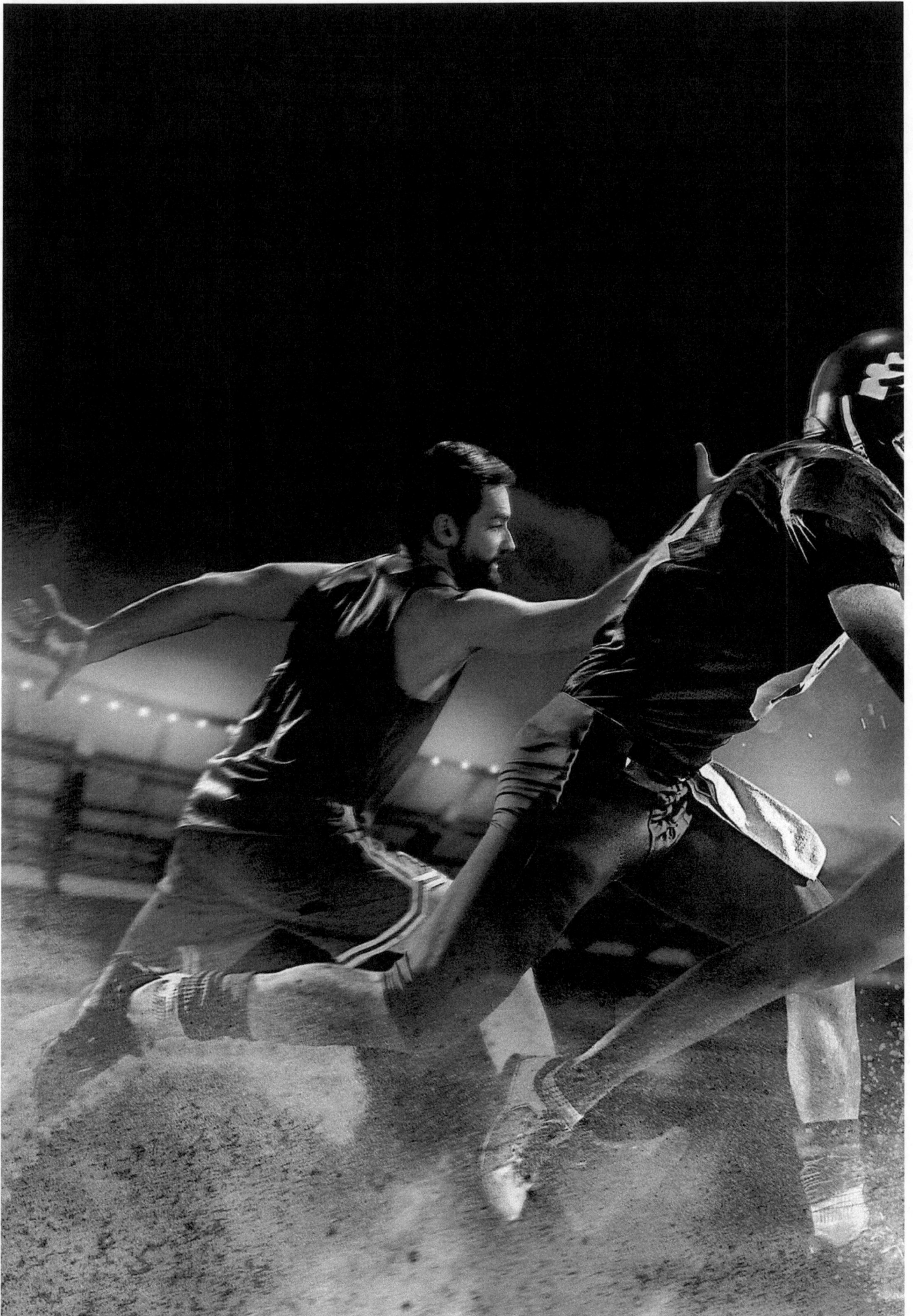

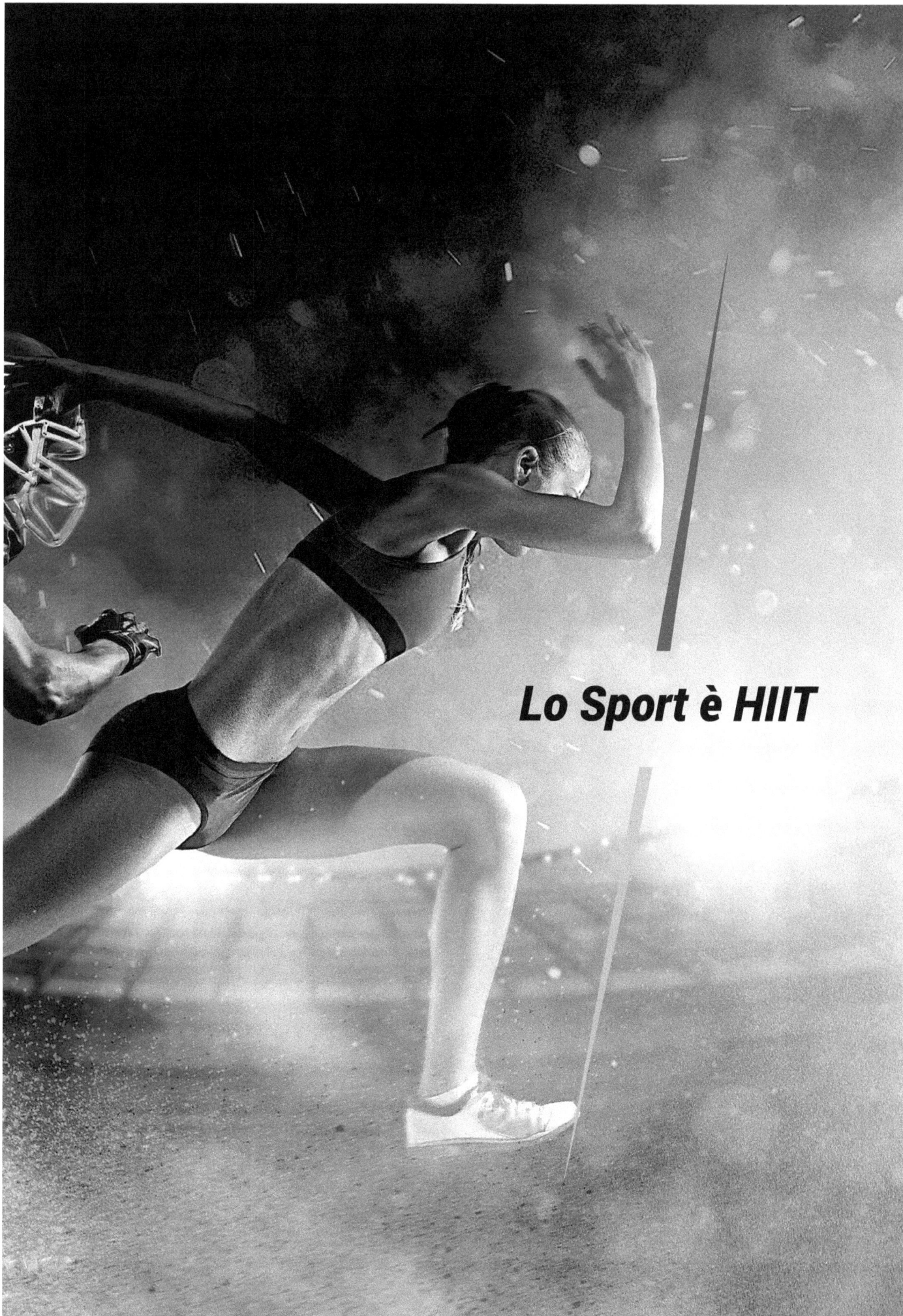

Lo Sport è HIIT

Altre attività sportive

Altre attività sportive o miste, non incluse nei programmi olimpici, sono particolarmente diffuse in ambienti misti sport-fitness, e si prestano a essere allenate con modalità HIIT. Tra questa le più note sono il CrossFit, il Military Fitness e il Bodybuilding. Vediamole in dettaglio.

CrossFit

Questo programma di allenamento è utilizzato per migliorare l'efficienza fisica in dieci ambiti di fitness: resistenza cardiovascolare e respiratoria; endurance, forza, flessibilità, potenza, velocità, coordinazione, agilità, equilibrio e precisione. L'allenamento si svolge con movimenti funzionali ad alta intensità chiamati "allenamento del giorno", WOD (Workout Of the Day). Sebbene sia molto diffuso in letteratura non è stato ancora stabilito un livello elevato di ricerche che dimostrino risultati positivi. Uno studio che ha confrontato il CrossFit con altri allenamenti, basati sulle raccomandazioni ACSM, ha segnalato che risulta più faticoso e viene considerato un'attività "molto dura". I partecipanti a questa ricerca sul CrossFit hanno anche riportato maggiore affaticamento, maggiore dolore muscolare e gonfiore e difficoltà di movimento degli arti durante o dopo 48 ore. [343]

Tra i WOD più frequentemente usati sono da citare il *Fran* e il *Cindy*, durante i quali gli atleti hanno raggiunto valori di frequenza cardiaca (95-97% della HRmax), percentuale di VO_2 (57-66%), lattato ematico (14-15 mmol/L) e sforzo percepito (alto RPE) simili a quanto riportato in sport di potenza e velocità. [341,342] Dagli studi disponibili sembra che il VO_2max, i risultati del test Wingate e il valore della soglia anaerobica non riescono a predire le prestazioni durante i WOD, dove i risultati sono contrastanti poiché la presente letteratura non è conclusiva per quanto riguarda i predittori delle prestazioni nel CrossFit. [343]

L'HIIT nel CrossFit

Il modello di prestazione dell'atleta di CrossFit non è definito in maniera certa, poiché i WOD presentano esigenze psico-fisiologiche molto diverse e includono componenti di allenamento che richiedono equilibrio e propriocettività. Alcuni protocolli, non basati su studi scientifici ma sulla pratica di campo, attestano la frequenza cardiaca tra il 54 e il 98% della HRmax, livelli di lattato nel sangue tra le 6 e le 15 mmol/L, percentuali di VO_2 tra il 57 e il 66% della VO_2max, RPE tra 8 e 9 (su 10).
Alcuni WOD, come il Fran, il Cindy e il 15,5, possono essere identificati come livelli ad alta intensità, mentre altri, come il *Triplet,* possono essere considerati moderati. [344]

I protocolli HIIT provenienti dagli studi scientifici da abbinare ai WOD classici consentono di poter ottenere degli adattamenti fisiologici con minor margine di errore, rendendo quindi più efficace la prestazione seguente nel CrossFit.

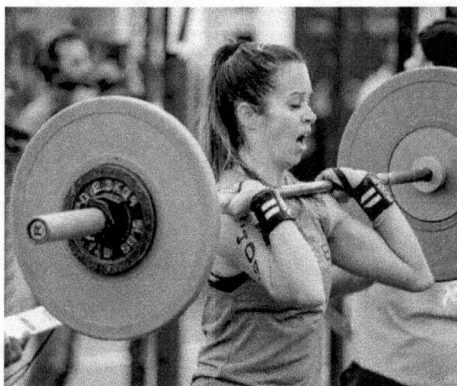

Tra i protocolli del capitolo 6 segnaliamo le tracce:
01, 02, 03, 13

I più adatti, considerato l'impegno metabolico dei WOD, sono quelli che richiedono intensità massimali e recuperi attivi, e protocolli all-out con l'utilizzo di ergometri quali vogatore e AirBike per le attività cicliche. Grande importanza si sta dando inoltre agli allenamenti mentali per sollevare il livello di stress.

Military fitness

Questo programma di allenamento è progettato per promuovere la preparazione fisica generale, ed è utilizzato enfatizzando i vari movimenti funzionali in più piani di movimento, come il sollevamento, la trazione, il lancio, etc., eseguiti a intensità relativamente alte. Nato originariamente per scopi militari per rispondere a compiti specifici di lavoro e guerra, è ora diffuso anche in ambito sportivo e fitness.

Il Military fitness richiede la contemporanea attivazione dei metabolismi energetici aerobici e anaerobici, con una sinergia di potenza, forza, flessibilità, velocità, resistenza, agilità e coordinazione. Gli allenamenti sono molto vari e soggetti alla valutazione del risultato, con tempi e numero di ripetizioni, rendendo questa attività idonea per la valutazione dei miglioramenti. I programmi di Military fitness, in letteratura sotto la tematica HIFT, sono proliferati nelle forze armate in seguito ai dubbi sorti sui benefici del tradizionale allenamento fisico militare, che storicamente si concentrava principalmente sul condizionamento aerobico a basse intensità e con grandi volumi. [345, 346]

HIIT nel Military fitness

Il modello di prestazione dell'atleta di Military fitness e delle attività HIFT è legato all'utilizzo di movimenti funzionali e multi-articolari con esercizi sia di tipo aerobico che di potenziamento muscolare. L'HIFT richiede un maggiore reclutamento muscolare rispetto agli esercizi aerobici ripetitivi, migliorando così la resistenza cardiovascolare, la forza e la flessibilità. [347]

Bodybuilding

Pur se apparentemente ritenuta una attività non sportiva il bodybuilding, naturale, è un'attività con caratteristiche assimilabili a numerosi profili sportivi precedenti, con un modello di prestazione che differisce per i soli fattori estetici e di ricerca di ipertrofia.

Limitando in questo libro l'attenzione ai soli vantaggi dell'HIIT sugli adattamenti fisiologici, portiamo l'attenzione sull'esigenza di adottare protocolli sempre più evidence base anche al bodybuilder. L'analisi della letteratura esistente segnala infatti un parametro della RHR (frequenza cardiaca a riposo) tra 70 e 104 battiti al minuto per atleti evoluti, molto distante dai valori ottenuti dagli atleti degli sport già descritti.

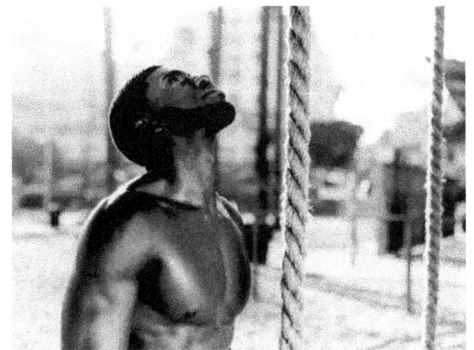

Tra i protocolli del capitolo 6 segnaliamo le tracce:

01, 02, 03, 13

La frequenza cardiaca a riposo (vedi il capitolo dedicato), è un indicatore dell'efficienza cardiorespiratoria, ed è strettamente legato al recupero post allenamento e al rischio di overtraining.

Questo parametro, influenzato dagli adattamenti aerobici, è potenzialmente allenabile con l'HIIT. Tuttavia la pratica di campo ritiene tuttora che la corsa lenta per periodi prolungati sia l'allenamento per ricercare questi allenamenti.

La ricerca — in questo libro abbiamo analizzato le evidenze più recenti — ha dimostrato che i protocolli HIIT siano adatti anche ad atleti che fanno attività di forza e potenza, poiché più efficaci nella scala temporale e meno soggetti agli effetti collaterali dell'allenamento concorrente. [130, 348, 349, 350]

L'HIIT nel bodybuilding

Il modello di prestazione dell'atleta di natural bodybuilding ha caratteristiche distinte dal modello prestativo poiché orientato principalmente all'estetica. Tuttavia alcuni adattamenti fisiologici centrali potrebbero ulteriormente rendere più efficaci gli effetti dell'allenamento e del recupero in particolare.

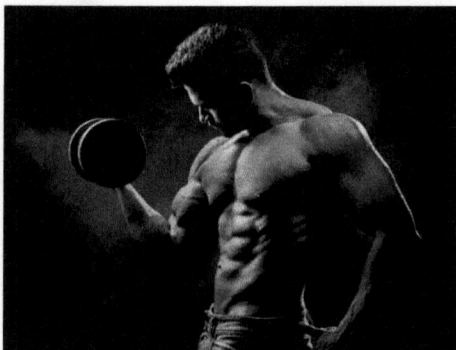

Tra i protocolli del capitolo 6 segnaliamo le tracce:

08, 14

Per ulteriori approfondimenti non inclusi in questa edizione che rientrano nelle modalità HIIT e HIFT si rimanda al sito: www.formulahiit.com/extra

Sport di squadra

Gli sport di squadra sono caratterizzati da attività intermittenti con periodi brevi ad alta intensità che comprendono cambi di direzione, sprint ripetuti e salti, e recuperi attivi o passivi con un rapporto molto stretto.
Questo limitato tempo di recupero tra le azioni ad alta intensità necessita di adattamenti aerobici molto sviluppati per consentire la capacità dei giocatori di recuperare rapidamente. Un alto livello aerobico contribuisce alla rapida risintesi della fosfocreatina, substrato energetico prioritario durante le azioni intermittenti ad alta intensità della durata di alcuni secondi.

Numerosi studi longitudinali hanno evidenziato l'efficacia di vari tipi di allenamento aerobico, quali HIIT, RSA (Repeate Sprint Ability) e SSG (Small Side Games), giochi a lato piccolo. Questi ultimi sono considerati il miglior metodo di allenamento fisico — sia aerobico che anaerobico — per il basket, la pallamano, il calcio e altri giochi di squadra con presenza dell'avversario.

Sono allenamenti intervallati efficaci poiché contemporaneamente sviluppano abilità fisiche, tecniche e tattiche ottenendo risultati in termini di adattamenti comparabili con gli allenamenti più tradizionali, pur mantenendo le specifiche caratteristiche di questi sport. [351, 352, 353]

Inoltre gli studi tra i vari sport di squadra hanno costantemente confermato che gli allenamenti basati sugli SSG o l'HIIT hanno portato a miglioramenti simili a quelli dei protocolli continui ma in tempi ridotti, con miglioramenti nella running economy e nella soglia al lattato. [354, 355]

Approfondimenti

HIIT e sport di squadra

RSA. Con il termine di Repeated Sprint Ability (RSA) s'intende la capacità, nell'ambito di alcune discipline sportive di squadra — come a esempio il calcio, la pallamano, l'hockey, il rugby, il basket — di effettuare sprint massimali alternati a periodi di recupero, che possono essere attivi o passivi, completi o incompleti. In letteratura alcune definizioni non aiutano a comprendere se negli RSA ci siano attività oltre i 10 secondi. Alcune terminologie identificano con il termine di ISE (Intermittent Sprint Exercise) gli sprint di corta durata (> 10 secondi) separati da recuperi completi (> di 60 secondi). Con il termine RSE (Repeate Sprint Exercise) s'intendono gli sprint, sempre di breve durata (> 10 secondi), separati da brevi recuperi, generalmente minori di 60 secondi. Queste differenze comportano importanti variazioni nelle risposte all'allenamento poiché negli ISE si registra solo un limitato decremento della performance, mentre negli RSE si assiste invece a un marcato decremento della prestazione. [356, 357]

SSG. Con il termine SSG (Small Side Games) si intendono delle esercitazioni svolte utilizzando il campo di gioco con spostamenti anche sui piccoli lati e con ripetuti cambi di direzione. Gli SSG sono le più comuni esercitazioni utilizzate dagli allenatori per l'allenamento del calcio. Nel passato venivano usate principalmente con finalità tecnico-tattiche, ma la ricerca ha dimostrato un'efficacia come strumento per l'allenamento aerobico, in confronto ad attività comuni di HIIT lunghi al 90-95% della HRmax. [358, 359] Gli SGG quindi risultano efficaci per gli adattamenti aerobici centrali quando messi in confronto con modalità di allenamento MICT e anche con modalità HIIT lunghe (>2'), suscitando anche un maggior grado di gradevolezza, motivazione ed entusiasmo da parte degli atleti. [360]

Calcio

Il calcio è influenzato da una moltitudine di parametri che dipendono dagli aspetti tecnici, tattici, fisici, fisiologici e mentali. Gli atleti di alto livello percorrono circa 10-12 km per incontro, con una diminuzione della prestazione nel secondo tempo del 5-10%. La distanza differisce notevolmente tra i giocatori ed è parzialmente correlata alla posizione in squadra. Mediamente ogni sprint avviene ogni 90 secondi, con una durata media fino a 4 secondi. Gli sprint costituiscono fino all'11% della distanza percorsa durante la partita, con cambi di direzione ogni 4-6 secondi. [361]

I giocatori di centrocampo corrono a una velocità più a bassa dei difensori e degli attaccanti, mentre non sembra esserci differenza tra i gruppi quando si confronta la distanza percorsa ad alta velocità, che è la stessa all'inizio come alla fine di una partita.
Forza, potenza e resistenza sono strettamente collegate alle prestazioni e al grado di efficienza dell'atleta, mentre durante i 90 minuti il giocatore mantiene le frequenze cardiache ai valori della soglia anaerobica, cioè vicine all'85% della

HRmax e al 75% del VO$_2$max. [362] Il calciatore deve essere in grado di ripetere i gesti alle alte intensità con recuperi incompleti.

La capacità aerobica dei giocatori è aumentata significativamente a partire dagli anni '80, e la soglia anaerobica si è progressivamente spostata a livelli più vicini agli sport di endurance, ovvero tra il 76,6% e il 90,3% della HRmax.

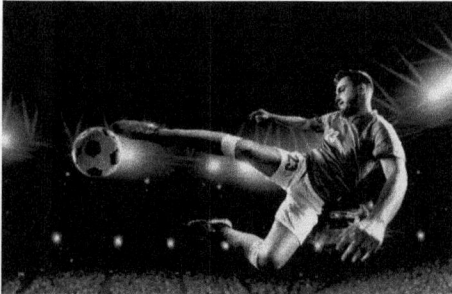

L'HIIT nel calcio

L' HIIT ha importanti implicazioni per il calciatore. I calciatori hanno generalmente una funzione cardiovascolare molto alta. Tuttavia, il carattere start-and-stop, sprint-jog-run di una partita richiede una forte domanda sui sistemi metabolici e muscolo scheletrici. Poiché HIIT fa affidamento su sprint ad alta intensità ripetuti, è ritenuto funzionale l'applicazione poiché entrambi questi sistemi energetici sono attivati.

Alcuni studi hanno dimostrato che programmi SSG hanno dimostrato risultati comparabili a protocolli HIIT più tradizionali rendendo quindi una maggiore trasferibilità alle esigenze del calciatore.

Pertanto, un programma di allenamento che simula i movimenti e le richieste di energia incontrate durante una partita è importante per il giocatore.

Tra i protocolli del capitolo 6 segnaliamo le tracce:

01, 11, 15
Protocolli RSA e SSG

Calcio a 5

Il calcio a 5 (Futsal), è un gioco di due tempi da 20 minuti di azioni intermittenti ad alta intensità che richiede alti sforzi fisici, tattici e tecnici. Il campo è ridotto rispetto a quello da calcio, con dimensioni di 40x20 metri e porte di 3x2 metri.

È stato progettato per mantenere il ritmo e l'intensità del gioco per tutta la durata della partita, con rapide sostituzioni. Il tempo si ferma quando la palla è fuori dal campo di gioco e per altri eventi, quindi la partita dura in genere il 70-85% in più rispetto al totale programmato di 40 minuti.

Ogni giocatore, a differenza di altri sport, deve eseguire sia attacchi che compiti difensivi costantemente ad alta velocità con più fasi ad alta intensità rispetto ad altri sport intermittenti. La distanza totale coperta ad alta intensità e la velocità massima è maggiore nel calcio a 5 rispetto al calcio, al basket, e alla pallamano, dato che ne riflette la natura ad alta intensità.

Il rapporto lavoro : riposo è di circa 1:1, dove il recupero può essere effettuato in forma attiva o passiva. I giocatori professionisti coprono il 13,7% della loro distanza totale a alta intensità (alla media di 15 km/h), l'8,9% in sprint (a circa 25 km/h), eseguono sforzi a bassa intensità ogni 14 secondi, a media intensità ogni 37 secondi, ad alta intensità ogni 43 secondi, e sforzi massimali ogni 56 secondi. Da questi risultati si può concludere che il calcio a 5 è uno sport anaerobico multi-sprint, in cui l'esercizio ad alta intensità costituisce una maggiore proporzione del tempo di gioco rispetto al calcio e altri sport di squadra.

HIIT nel calcio a 5
L' HIIT ha importanti implicazioni anche per il calciatore di calcio a 5.

Considerando la natura più intermittente del calcio a 5 e le intensità più alte si ritiene che siano necessari degli protocolli differenti da quelli del calcio tradizionale, ovvero che tengano conto anche delle esigenze di sprint brevi e ripetuti.

Un numero maggiore di sessioni HIIT può essere utilizzato durante la pausa e la pre-stagione quando maggiore attenzione sullo sviluppo della preparazione atletica. Mentre l'allenamento durante la stagione si può utilizzare HIIT una o due volte alla settimana.

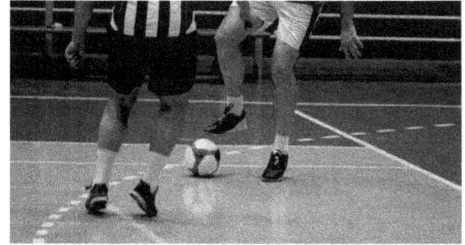

Tra i protocolli del capitolo 6 segnaliamo le tracce:

05, 10, 13
Protocolli RSA e SSG

Pallamano

Si tratta del Team Sport di transizione indoor, giocato sul campo di dimensioni maggiori rispetto a tutti gli altri (40x20 metri), dove due squadre di sette giocatori (un portiere e sei di campo) si affrontano in partite di 60 minuti semieffettivi, con intervallo di 15 minuti a metà gara.

I sei giocatori di campo hanno il compito sia di attaccare che di difendere, con azioni ripetute ad alta intensità come sprint, cambi di direzioni, salti, lanci, e intensi contatti fisici, intervallati da periodi di recupero. In media, i giocatori di pallamano d'élite eseguono 14 salti, 7 tiri e 12 uno contro uno in situazioni difensive e offensive, raggiungendo una frequenza cardiaca media dell'82-89% sulla HRmax, una concentrazione di lattato media di circa 9 mmol/L, percorrendo circa 4,3 km dei quali il 3,7% ad alta velocità. I giocatori nel ruolo di Ala, percorrono mediamente 3,6 km a partita dei quali il 7,9% ad alta velocità. [363, 364]

Questi dati presentano scostamenti anche importanti a seconda del ruolo, delle strategie di gioco, e della possibilità di effettuare cambi senza soluzione di continuità con una panchina composta, come recita il regolamento attuale, da altri 9 giocatori (16 totali), che permette di eseguire un numero indefinito di rotazioni, anche schierando specialisti attaccanti o/e difensivi che ad ogni cambio di fronte possono fermarsi in panchina a recuperare.
Le suddette considerazioni sono frutto di ripetute modifiche al regolamento di gioco apportate negli ultimi anni al fine di renderlo più spettacolare, e pertanto a tutt'oggi non è stata prodotta sufficiente letteratura per determinare con precisione una significativa quantità di dati.

Le caratteristiche fisiologiche dei giocatori d'élite sembrano essere molto simili tra le posizioni, e la capacità aerobica non sembra una determinante primaria ai fini della prestazione.
Allenamenti di HIIT in modalità sport specifica HBT(Game-Based Handball Training) hanno riportato risultati sovrapponibili in giocatori adolescenti. [359]

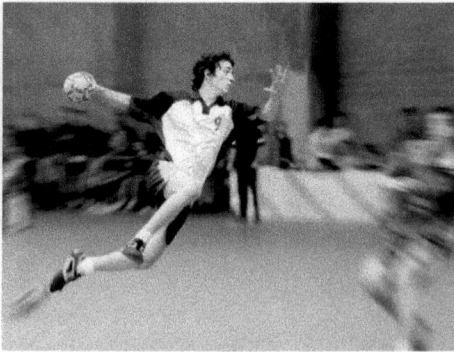

Tra i protocolli del capitolo 6
segnaliamo le tracce:

01, 11, 15
Protocolli RSA e SSG

L'HIIT nella pallamano

L' HIIT nello sport della pallamano è applicato in diverse società del mondo con ottimi risultati pur se la ricerca è limitata rispetto ad altri sport di squadra. Anche in questo caso l'applicazione di protocolli standard e di protocolli SSG possono essere un mezzo efficace per raggiungere un alto livello di VO_2 durante l'allenamento.

L'utilizzo di diversi lati del campo può essere usato per richiedere scatti ad altissime velocità che non necessariamente porteranno ad alte frequenze cardiache per il limitato tempo necessario.

I percorsi adattati al campo di pallamano possono essere efficaci come un classico allenamento HIIT e si suggerisce di integrare entrambe le modalità nella ricerca degli adattamenti fisiologici voluti.
I protocolli HIIT svolti sul campo sono generalmente percepiti come meno faticosi dalla maggioranza dei giocatori rappresentando una opportunità da applicare soprattutto durante la stagione.

Pallacanestro

Il gioco del basket è caratterizzato da frequenti avvii, soste e cambi di direzione, in una partita di 48 minuti un giocatore copre una distanza di circa 4.500-5.000 metri. Questa attività richiede sia il metabolismo aerobico che anaerobico, e l'analisi dei requisiti fisiologici del basket negli ultimi 20 anni ha mostrato un maggiore affidamento sul metabolismo anaerobico. I sistemi di energia anaerobica forniscono energia per contrazioni muscolari ad alta intensità e breve durata, e durante la partita sono responsabili dei salti, degli sprint, delle accelerazioni e delle decelerazioni.

La ricerca ha rilevato che un giocatore ha in una partita fino a 1.000 cambiamenti di schemi di movimento, che si verificano in media ogni 2 secondi: è chiaro che allenare il sistema energetico anaerobico è la chiave del successo nel gioco del basket; il sistema aerobico mantiene i movimenti a bassa intensità e durata più lunga, che rappresentano circa il 65% del tempo di gioco attivo, utilizzando l'ossigeno per convertire il glucosio e il grasso in energia.

La contribuzione aerobica sembra quindi giocare un ruolo nelle fasi secondarie, ma la sua efficienza è correlata al successo delle prestazioni del lavoro ad alta intensità. A esempio è stata trovata una correlazione positiva tra la capacità di sprint ripetuti, specifica del basket, alla durata della corsa e all'intensità del salto e il valore del massimo consumo di ossigeno.
I valori medi di VO_2max per giocatori di pallacanestro femminile e maschile sono stati riportati, rispettivamente, negli intervalli 44-54 e 50-60 ml/kg/min, anche se variano in base alla posizione, con le guardie che tendono a avere una capacità aerobica superiore rispetto ai centri.

L'andamento della frequenza cardiaca dei giocatori durante la pratica è correlato al VO_2max, e un buon valore potrebbe migliorare la capacità di stabilire e mantenere un livello di idoneità aerobica, fondamentale anche nella rimozione del lattato e nel rapido ripristino della fosfocreatina.

La rigenerazione di PCr fornisce al muscolo energia per continuare le contrazioni ad alta intensità. Nel complesso, il modello di attività intermittente nel basket richiede capacità aerobiche sufficienti a sostenere brevi periodi ripetuti di alta intensità. [365, 366]

L'HIIT nella pallacanestro

L' HIIT nello sport della pallacanestro ha dimostrato effetti di miglioramento seppur, anche in questo caso, la ricerca specifica è tutt'ora limitata.
Come nel calcio però gran parte degli studi sono stati svolti nelle modalità più sport specifiche che richiedono abilità necessarie durante la partita, come i cambi di direzione.

Gli RSA, in questo caso, hanno manifestato una valida opportunità di allenamento oltre che di test di valutazione e possono essere integrati, insieme agli SSG, agli allenamenti che puntano al condizionamento fisico durante il campionato.
Protocolli più tradizionali di HIIT possono essere inseriti nelle fasi precampionato e limitati ad 1 intervento settimanale in campionato.

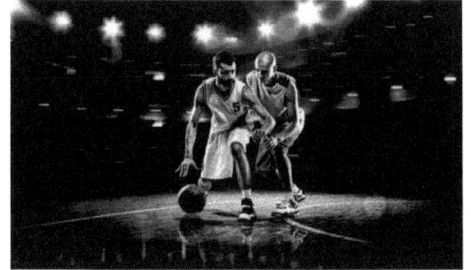

Tra i protocolli del capitolo 6 segnaliamo le tracce:
01, 11, 15
Protocolli RSA e SSG

Rugby

Il Rugby, è uno sport praticato a livello internazionale in tutto il mondo, le varianti più conosciute a livello mondiale sono il rugby a 15, detto anche rugby union, e il rugby a 7, che fa parte dei Giochi olimpici a partire dalle Olimpiadi di Rio de Janeiro del 2016.

Ad alto livello si ricerca un gioco sempre più dinamico, veloce e con poche pause tra le azioni; gli scontri intensi e a velocità più elevate tra i giocatori richiedono preparazioni accurate e con la tendenza a sviluppare potenza, velocità e agilità senza perdere la componente fondamentale della tecnica individuale e specifica di ogni ruolo.

Nel Rugby a 15 gli *avanti* rispetto ai *trequarti* sono in genere più pesanti, di maggiore statura e con percentuali di grasso corporeo più alte rispetto ai compagni di squadra. Queste differenze antropometriche tra i due reparti oggi però stanno cambiando, e anche gli avanti hanno una maggiore massa magra, abbinata a una maggiore potenza aerobica e anaerobica.
Le caratteristiche dei giocatori devono rispettare le esigenze del modello prestativo, dove gli sforzi ad alta intensità sono spesso seguiti da periodi di recupero incompleto.

In un incontro il lavoro totale degli avanti è tendenzialmente superiore nel contatto e nell'opposizione rispetto ai trequarti, ma queste indicazioni non devono assolutamente trarre in inganno: oggi il rugby moderno ad alto livello richiede praticamente a tutti i ruoli ricoperti all'interno della squadra le stesse doti di potenza, di forza e di velocità.

Gli intensi sforzi intrapresi dal giocatore di rugby sono a carico prevalente delle fonti di energia anaerobica, ma è presente anche l'aspetto aerobico, che può fornire anch'esso energia durante sforzi ripetuti nel tempo e per il recupero. [367]

Il campo del rugby a 7 ha le stesse dimensioni di quello del rugby a 15. Nel primo caso i giocatori si trovano quindi a ricoprire spazi molto più ampi, e le caratteristiche principalmente sfruttate in questa disciplina sono la velocità e l'agilità. I giocatori hanno l'esigenza di poter correre ad alta intensità e alla massima velocità in modo ripetuto per la maggior parte dell'incontro.

Analizzando le caratteristiche fisiche dei giocatori si è visto come tendenzialmente i trequarti siano rispetto agli avanti più leggeri e con una statura inferiore, e in generale i giocatori dei vari ruoli presentano una ridotta percentuale di massa grassa. Sulle distanze dai 10 ai 30 metri i trequarti di livello internazionale hanno caratteristiche di velocità simili ai trequarti di rugby a 15.

L'HIIT nel Rugby

Considerate le differenze tra le varianti principali si ritiene di poter suggerire questi protocolli:

Rugby 7
- Traccia 05 (GIBALA 2006) in season (no bike ma run).
- Traccia 06 in pre-season.
- Traccia 11, season (moderando il carico in base al recupero fra gli impegni agonistici) e pre-season.

Rugby a 15
- Traccia 10 soprattutto per i 3/4 in periodo di pre-season.
- Traccia 11, season (moderando il carico in base al recupero fra gli impegni agonistici).
- Traccia 15, pre-season.

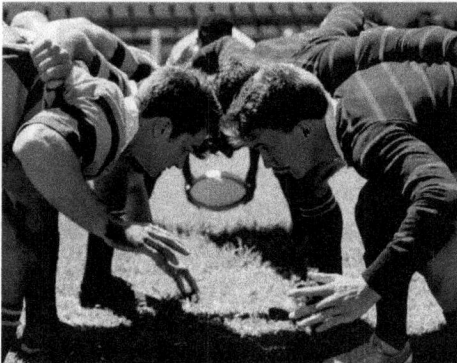

Tra i protocolli del capitolo 6 segnaliamo le tracce:

05, 06, 10, 11, 15
Protocolli RSA e SSG

Pallavolo

La pallavolo è uno sport intermittente ed esplosivo, con movimenti brevi ma frequenti che comprendono salti e tuffi. [368]
L'atleta deve avere una combinazione di parametri fisici (per esempio altezza, massa corporea e massa magra), fisiologici (per esempio profilo aerobico, forza, abilità di salto verticale, agilità e velocità) monitorati da costanti dati sul campo e in sessioni di test (per esempio frequenza cardiaca e livello di lattato).

Anche se la pallavolo è un gioco di natura intermittente è importante possedere un'alta capacità aerobica, specialmente nei giochi multiset dove è fondamentale mantenere un alto livello di prestazioni nel tempo. Il livello di VO_2max dei giocatori di pallavolo risulta simile a quello dei giocatori di pallacanestro (tra 44–54 ml/kg/min). [369]

Oltre a perfezionare le abilità specifiche per il gioco in campo, per rimanere competitivi gli atleti della pallavolo devono sviluppare un alto livello di resistenza aerobica. Per gli adattamenti centrali e periferici non specifici l'HIIT è applicabile sia nelle modalità classiche (cicliche) che con esercizi funzionali (HIFT) e con l'uso dei piccoli lati del campo da gioco (SSG).

Alcune modalità sostitutive EBT che vedremo nella sezione del fitness sono molto utili, tra queste citiamo: i burpees, i lunge jumps e i box jumps.

L'HIIT nella pallavolo

Il modello di prestazione dell'atleta di pallavolo deve prevedere adattamenti aerobici, anaerobici e neuromuscolari, oltre alle altre componenti sport specifiche, tecniche, tattiche e psicologiche. Tuttavia alcuni adattamenti fisiologici centrali potrebbero ulteriormente rendere più efficaci gli effetti dell'allenamento e del recupero in particolare.

Con la trasformazione di alcuni protocolli in attività più sport specifiche (rincorsa, salto, indietro) si possono ricercare adattamenti periferici funzionali alla pallavolo.

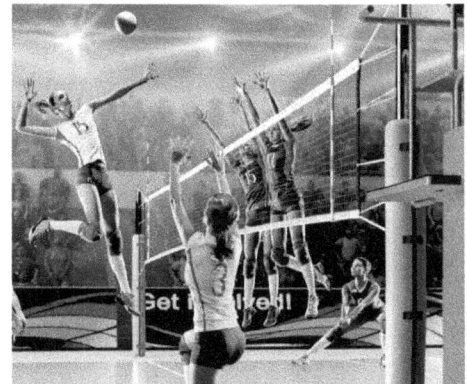

Tra i protocolli del capitolo 6 segnaliamo le tracce:

01, 11, 15
Protocolli RSA e SSG

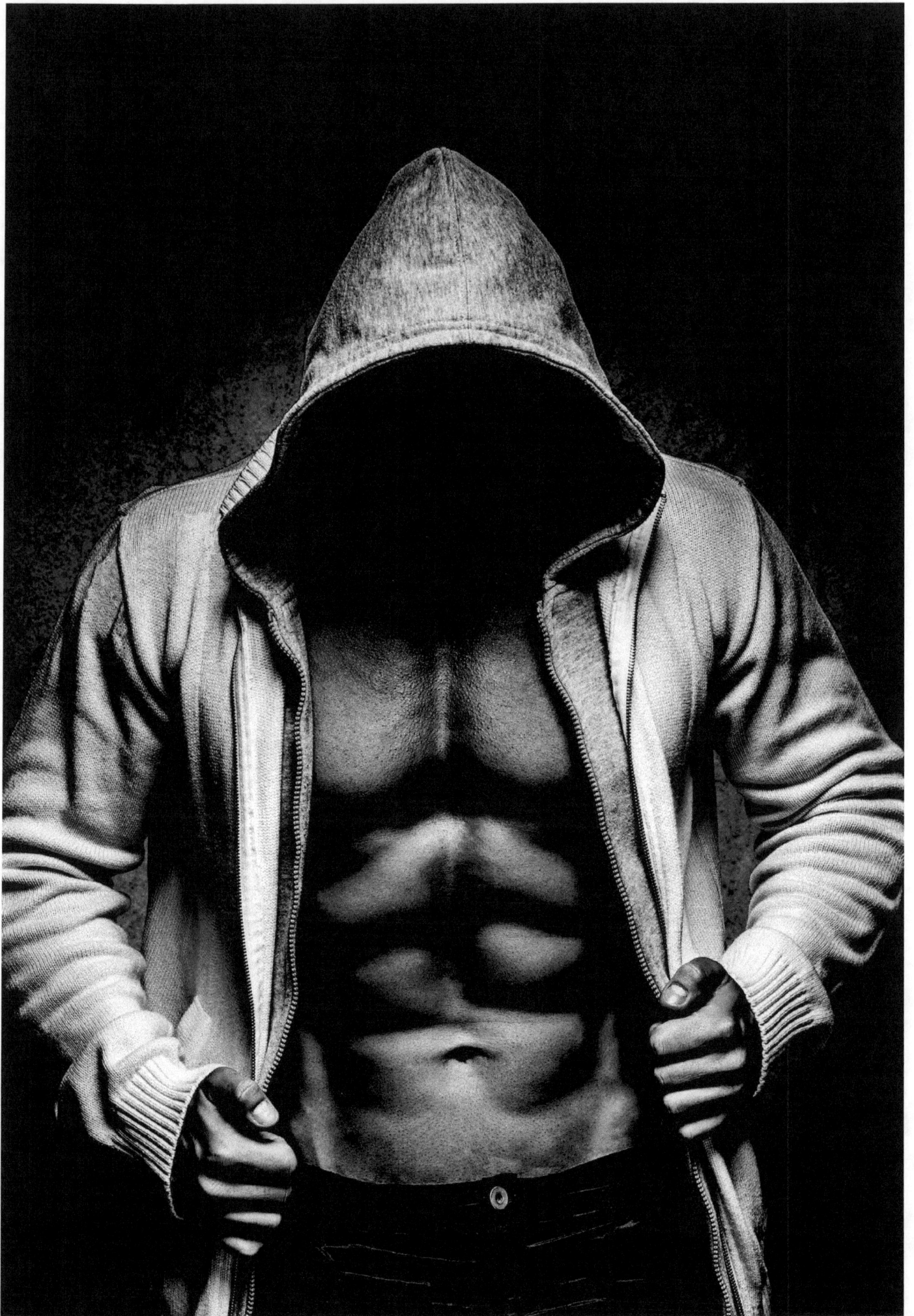

L'HIIT applicato al fitness

L'HIIT nel mondo ha vissuto una fase di grande popolarità soprattutto nel settore del fitness, non perché lo sport lo sottovalutasse, ma perché, come visto nella storia dei primi 100 anni, lo sport lo ha creato e usato con codifiche diverse. La popolarità è dovuta al fatto che il fitness ha importato dallo sport una componente fondamentale: è un allenamento che sembra funzionare.

Effettivamente questo è un effetto da non sottovalutare, perché se nel passato ci si rivolgeva al fitness per il mantenimento della forma, per il divertimento o per socializzare, dopo alcuni mesi passati in palestra si scopriva che fisicamente non era cambiato nulla: ci si ritrovava contenti, sì, ma non allenati.

Applicando l'HIIT, perlomeno nei primi mesi di attivazione di questo protocollo, anche una persona non particolarmente allenata ottiene dei vantaggi, a volte anche notevoli, notando su se stesso benefici immediati. Chiaramente parliamo di protocolli HIIT basati sulle evidenze scientifiche e svolto alla corretta intensità.

Un aspetto trasversale di tutte le ricerche scientifiche, è che l'HIIT è molto più efficace nel breve periodo con gli atleti non allenati piuttosto che con gli atleti d'élite, e questo spiega uno dei motivi della così grande diffusione nelle palestre.

Alcuni studi hanno ritenuto di differenziare le modalità HIIT per gli allenamenti funzionali ad alta intensità chiamandolo HIFT (High Intensity Functional Training). Qual è la differenza? Secondo queste ricerche l'HIIT è caratterizzato da esplosioni relativamente brevi di attività vigorose ripetute, intervallate da periodi di riposo o esercizio a bassa intensità per il recupero, mentre l'HIFT utilizza esercizi funzionali costantemente variati con diverse durate che possono o meno incorporare riposo. [345]

Questa differenza non trova una reale applicazione pratica nelle evidenze scientifiche poiché risulta essere una differenziazione del metodo. In questo libro forniamo gli strumenti per poter ragionare sugli adattamenti fisiologici e, con una trasformazione EBT, di poter sostituire il cicloergometro del Tabata in una corsa o in un movimento funzionale. Nel rispetto delle intensità e delle durate dello studio originale.

L'applicazione nel fitness ha visto tutti gli studi immediatamente "convertiti" modificando le routine da laboratorio, ciclo, treadmill, etc. in altre attività più attraenti, vediamo quali sono:

Attività a corpo libero, funzionali

Sono pensate per riprodurre i movimenti compiuti nella vita normale, come trasportare borse pesanti quando si va a fare la spesa, quando ci si china per sollevare un mobile, una pesante valigia.

Attività variate

In molti protocolli di HIIT adattati al fitness i protocolli vengono chiamati *gli allenamenti del giorno*. È bene variarli, poiché fare sempre le stesse cose produrrà sempre meno risultati.

Attività con intervalli ad alta intensità

L'intero allenamento può durare un'ora, ma include il riscaldamento; poi il segmento di vero condizionamento può essere anche molto breve, per esempio di 12 minuti con esercizi svolti alla massima intensità.

In palestra non ci sono solo attività a corpo libero, si possono effettuare protocolli di HIIT utilizzando macchine con movimenti ciclici molto simili a quelle usate nei laboratori:

Cyclette

Ce ne sono di vari tipi, con diverse posizioni del corpo. Fondamentalmente sono degli ergometri molto simili al cicloergometro del laboratorio, per pedalare nella massima sicurezza.

Ciclismo indoor

Ci sono macchine di vari marchi che propongono soluzioni diverse; si tratta sempre di ergometri ma la forma, la posizione della sella, la seduta dell'atleta, l'impugnatura sono molto più simili a quelli di una bici da strada piuttosto che a un cicloergometro da laboratorio.

Ellittica

Si usa in piedi, con un movimento delle gambe e delle braccia, a varie intensità.

Scalatore

Si usa in posizione in stazione eretta, e viene simulata la salita di una scalinata, passo dopo passo.

Vogatore

Simula il canottaggio ed è anche un ergometro specifico per quello sport. Permette di svolgere un esercizio molto intenso, per essere utilizzato al meglio richiede tecnica e la coordinazione delle braccia e delle gambe.

Tapis roulant o Treadmill

Nelle palestre si trova la versione commerciale dell'ergometro usato in laboratorio, ma con caratteristiche simili. Non è esattamente come correre in pista o su strada ma ha il vantaggio di poter essere programmato per impostare protocolli a velocità predeterminate. Alle alte velocità è molto pericoloso, pertanto non se ne consiglia l'uso per gli all-out.

Nastri trasportatori non motorizzati

Sono simili al tapis roulant con la differenza che il movimento è impresso dall'atleta con il passo o la corsa; ne esistono di vari modelli lineari o con la superficie curvata.

Air Bike

Utilizza un dispositivo che collega i pedali a una grande ventola: la resistenza generata dall'aria attraverso le pale aumenta con la velocità aumenta e quindi si oppone al lavoro delle gambe: più forte si pedala, più difficile e faticoso diventa pedalare. L'assault air bike è un ergometro che combina contemporaneamente un'azione per la parte superiore del corpo e anche per quella inferiore.

Arm Crank

È un ergometro che consente di poter effettuare un movimento ciclico rotatorio con la sola forza delle braccia. Si può usare in posizione verticale o seduta.

In assenza di macchine come queste c'è sempre la variante evergreen:

Corda per saltare

La corda da salto è un esercizio per tutto il corpo. I muscoli delle gambe lavorano per saltare, il bacino è attivato per mantenere l'equilibrio e le braccia lavorano per ruotare la corda.

Trasformare i protocolli HIIT in un allenamento a corpo libero

In questo libro non proporremo protocolli predefiniti, non è questo l'obiettivo, ma forniremo gli strumenti per capire come preparare un protocollo in funzione degli obiettivi. Sarà facile individuare perché alcuni protocolli commerciali hanno inserito particolari routine e quindi ragionare su eventuali variazioni.

Qui analizziamo i più noti esercizi a corpo libero, dando una spiegazione tecnica con un'applicabilità nell'HIIT, rimandando il lettore a libri più specifici per l'allenamento funzionale. [370]
Dividiamo in questa rappresentazione gli esercizi raggruppandoli per intensità e ciclicità:

GRUPPO 1

Esercizi ciclici con ergometri

Ciclici più vicini agli ergometri da laboratorio

BIKE MACHINE

Ergometro a pedali, stabile e anche sicuro. È molto simile a quelli usati nelle ricerche, adatto a tutti i protocolli HIIT ciclici.

RUNNING MACHINE

Treadmill o tapis roulant. Pratico per intensità submassimali, sconsigliato per HIIT massimali e all-out per bassa sicurezza.

ROWING MACHINE

Simula il movimento del canottaggio, adatto alla maggior parte dei protocolli HIIT. È influenzato dalla tecnica di remata.

AIRBIKE MACHINE

Nata recentemente, richiede l'azione coordinata di braccia e gambe. Azione ciclica, adatta a tutti gli HIIT.

ARM MACHINE

Richiede l'azione delle sole braccia. Adatta a gran parte degli HIIT verrà percepita più intensa degli ergometri per sole gambe.

SWIMMING MACHINE

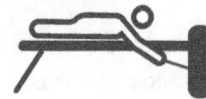

Simula il nuoto, è regolabile nell'intensità, ed è adatta a numerosi protocolli HIIT.

LADDER MACHINE

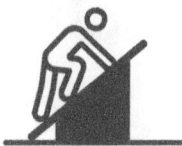

Nata recentemente, richiede un'azione simile alla salita delle scale. Adatta a protocolli sottomassimali.

ELLIPTICAL MACHINE

Consente l'utilizzo delle sole gambe ma anche dell'azione combinata con le gambe. È adatta a HIIT submassimali.

NON-MOTORIZED MACHINE

Simile ai treadmill, ma senza motorizzazione, con pedana piatta o curva. È sconsigliata per gli HIIT massimali e all-out per bassa sicurezza.

GRUPPO 2

Esercizi ciclici a corpo libero

Esercizi ciclici, a corpo libero a basso livello coordinativo, senza sovraccarichi

HIGH KNEES SKIP	BUTT KICKS	JUMPING JACK
La corsa sul posto a ginocchia alte va effettuata alla maggiore frequenza possibile portando il ginocchio all'altezza dell'anca.	La corsa calciata sul posto va effettuata alla maggiore frequenza possibile portando il tallone a contatto con il gluteo.	Si parte tenendo le gambe unite e le braccia lungo i fianchi, si effettua poi un salto divaricando gli arti inferiori e tenendo le braccia sopra la testa. Si ritorna alla posizione di partenza con un piccolo salto.

JUMP ROPE	WALKING LUNGES	SUMO SQUAT
Si inizia a saltare cercando di lasciare solo uno/due centimetri fra la scarpa e il pavimento, quanto basta per far passare la corda. Il suolo va toccato soltanto con gli avampiedi. Mentre fai girare la corda tieni i gomiti vicino ai fianchi. Il movimento parte dal polso e dall'avambraccio, non dalle spalle.	Iniziare in piedi, gambe leggermente divaricate e mani sui fianchi. Avanzare con una gamba, flettendo le ginocchia per far cadere i fianchi. Scendere fino a quando il ginocchio posteriore sfiora il suolo. Il tronco deve rimanere in posizione verticale e il ginocchio anteriore deve rimanere sopra il piede anteriore. Rialzarsi estendendo le ginocchia; ripetere l'affondo sulla gamba opposta.	Iniziare in posizione eretta, gambe divaricate. Scendere come nello squat finché le cosce non sono parallele al suolo, o anche leggermente sotto il parallelo se più allenati. Risalire fino alla posizione di partenza. Durante l'esecuzione non sollevare i piedi da terra, non curvare la parte bassa della schiena.

LATERAL LUNGE

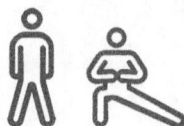

Si parte con le gambe divaricate, spingere indietro i fianchi e piegare il ginocchio destro per effettuare in un affondo fino a quando la coscia destra è parallela al pavimento. Risalire in posizione e ripetere con l'arto sinistro.

TRICEPS ON CHAIR

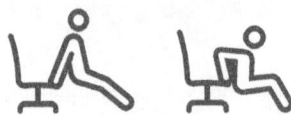

Afferrare il bordo della sedia vicino ai fianchi. Mantenere le gambe distese, leggermente divaricate, con i talloni che toccano il suolo. Guardare in avanti con il mento leggermente sollevato. Abbassarsi fino a quando i gomiti sono piegati tra 45 e 90 gradi. Fare pressione sui palmi delle mani per sollevare il corpo fino alla posizione iniziale e ripetere.

JUMPING LUNGES

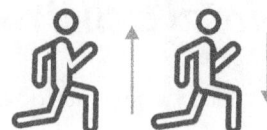

Iniziare in una posizione di affondo di base con la gamba destra di fronte e il ginocchio sinistro quasi a contatto con il pavimento. Spingersi rapidamente verso l'alto con entrambi i piedi, in modo che le gambe si uniscano a mezz'aria. Scendere e finire in un affondo con la gamba sinistra davanti. Ripetere in maniera fluida senza interruzioni.

BATTLE ROPE

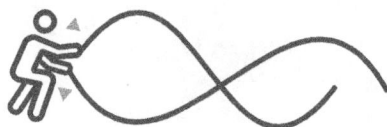

Tenere le estremità della corda a distanza del braccio disteso davanti. Mantenere le mani alla larghezza delle spalle. Rimanere in posizione leggermente seduta e iniziare l'oscillazione delle braccia in modo esplosivo e continuo.

BICYCLE CRUNCH

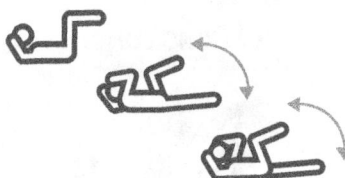

Sdraiarsi sul pavimento con la parte inferiore della schiena a contatto con il pavimento. Mettere le mani dietro la testa, portare il ginocchio destro verso il petto per farlo toccare con il gomito sinistro sollevando le scapole da terra. Assicurarsi che ruoti la gabbia toracica, non solo i gomiti. Alternare il movimento in modo continuo senza toccare il pavimento con i piedi.

MOUNTAIN CLIMBER

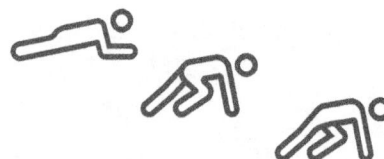

Iniziare dalla posizione del plank. Portare il ginocchio destro in avanti con un movimento regolare e controllato fino a toccare il petto, senza che venga a contatto con il pavimento. Riportare la gamba distesa dietro e ripetere con l'altra in un'azione continua.

SPEED LADDER	SQUAT	FRONT KICKS

Si effettua alla massima frequenza possibile in numerose combinazioni: corsa all'interno, corsa indietro, corsa dentro/fuori, corsa alternata, corsa laterale, etc.

Dalla posizione eretta con le gambe alla larghezza delle spalle accovacciarsi fino a che le cosce non siano parallele al terreno (o più sotto) spingendo le ginocchia di lato mentre si spostano indietro i fianchi. Mantenere il tronco disteso senza perdere la schiena.
Spingere e ritornare nella posizione verticale mantenendo le braccia in avanti o sui fianchi.

Eseguire il calcio frontale con la parte superiore del corpo diritta ed equilibrata. Piegare il ginocchio destro al petto, estendere la gamba mantenendo la punta del piede verso l'alto. Ritornare in posizione e ripartire con la gamba sinistra con un movimento continuo senza interruzioni.
Alcune arti marziali effettuano varianti sport-specifiche.

GRUPPO 3

Esercizi ciclici ed aciclici con sovraccarichi naturali ed attrezzi

Esercizi ciclici e aciclici a corpo libero con sovraccarichi naturali e attrezzi

PUSH UP	SQUAT JUMP	BOX JUMP

Con il corpo disteso a contatto con il pavimento, la mani appoggiate sui palmi, gomiti piegati, distendere le braccia senza sollevare i fianchi, con i piedi uniti e le punte a contatto con il pavimento. Appoggiare le mani leggermente più ampie delle spalle e tra spalle e capezzolo. La testa è in linea con il corpo e le braccia distese. Piegare le braccia fino quasi a toccare il terreno e risalire con un movimento continuo.

Iniziare con uno squat regolare, con accosciata verso il basso, quindi saltare in aria in modo esplosivo. In fase di atterraggio, mantenere la posizione con le ginocchia parallele al terreno (o più in basso); questa è una ripetizione. Atterrare il più silenziosamente possibile, richiedendo un maggiore controllo del movimento.

Assumere una posizione atletica, con i piedi alla larghezza delle spalle, a una comoda distanza dal box. Piegare le ginocchia e spingere indietro i fianchi mentre si fanno oscillare le braccia dietro. Effettuare una spinta esplosiva per saltare sul box. Ritornare alla posizione di partenza.

LATERAL BOX JUMP

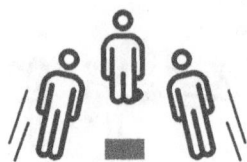

Con i piedi alla larghezza delle spalle, piegare le ginocchia per accovacciarsi verso il basso. Spingere verso l'alto e lateralmente saltando il box verso. Atterrare dolcemente a piedi uniti e assorbire lo shock accovacciandosi profondamente. Ripetere in direzione opposta senza interruzioni.

TUCK JUMP

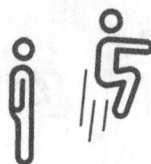

Con i piedi alla larghezza delle spalle in posizione eretta simulare uno squat jump e spingere in maniera esplosiva verso l'alto portando le ginocchia verso il petto. In fase di atterraggio piegare le ginocchia per assorbire l'impatto e ripartire immediatamente con un nuovo salto in azione continua.

SPLIT SQUAT JUMP

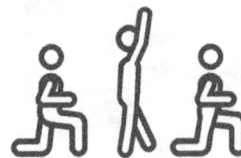

Iniziare nella posizione di affondo di base, con la gamba destra di fronte e il ginocchio sinistro quasi a contatto con il pavimento. Saltare in aria e atterrare nella posizione invertita, con la gamba sinistra avanti, il ginocchio piegato e la gamba destra all'indietro appoggiandosi sulle dita dei piedi. Fermarsi un attimo e ripartire con l'azione alternata. Per alcuni sport ci sono delle varianti specifiche.

PULL UP

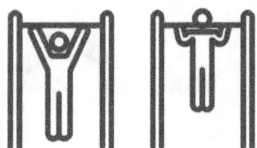

Afferrare la barra con le braccia distese, i palmi rivolti verso il basso e la presa alla larghezza delle spalle. Sollevare il tronco piegando i gomiti fino a quando il mento supera la barra. Ritornare nella posizione iniziale.

BURPEES

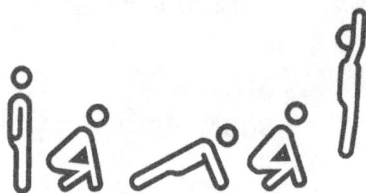

Con i piedi alla larghezza delle spalle e le braccia lungo i fianchi piegare le ginocchia e allungare il corpo in avanti, appoggiando le mani sul pavimento. Riportare le gambe indietro, mantenendo il corpo disteso. Spingere con le gambe per avvicinare i piedi alle mani e alzarsi con le braccia in alto. Per atleti più evoluti effettuare un salto nella fase finale.

BURPEES & LONG JUMP

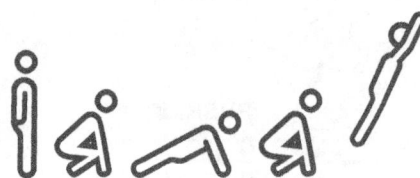

Effettuare un burpee, aggiungere un salto orizzontale a piedi uniti, ruotare di 180° e ripartire con un nuovo burpee.

FRONT SQUAT

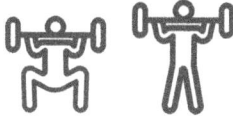

Afferrare il bilanciere con entrambe le mani rivolte verso il pavimento, alla larghezza delle spalle. Ruotare i polsi e portare la barra in modo che tocchi la base della gola e si appoggi sulle spalle. Spingere i gomiti verso il soffitto tenendo le dita sulla barra, in modo che prema sulle spalle. Scendere come nello squat, con il bacino al livello delle ginocchia (o più in basso), salire in posizione eretta in modo che il ginocchio, il bacino e le spalle siano sulla stessa linea.

OVERHEAD SQUAT

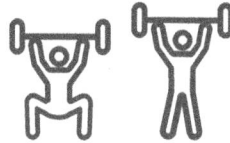

Iniziare in posizione eretta, tenendo il bilanciere in alto, leggermente dietro il capo, con le braccia distese e l'apertura ampia. Scendere come nello squat con il bacino al livello delle ginocchia (o più in basso). Salire in posizione eretta in modo che il ginocchio, il bacino e le spalle siano sulla stessa linea.

CLEAN & PRESS

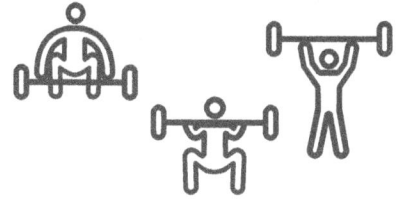

Con i piedi alla larghezza delle spalle e il bilanciere a circa due pollici di distanza dagli stinchi. Afferrarlo mantenendo l'impugnatura alla larghezza della spalle con i palmi rivolti verso il corpo. Tirare la barra velocemente fino al petto, di fronte alla clavicola, mantenendo la schiena distesa. Appena la barra raggiunge il petto distendere le braccia e le gambe, portando il bilanciere verso l'alto. Ritornare lentamente nella posizione di partenza e ripetere.

ONE ARM SNATCH

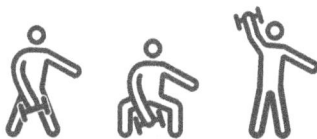

Con i piedi divaricati alla larghezza dei fianchi, i talloni in basso, afferrare un manubrio con la mano destra e posizionarlo tra le gambe, con il braccio disteso. Piegare leggermente le gambe, sollevarsi portando il braccio verso l'alto con il manubrio il più possibile vicino al corpo. Bloccare il braccio disteso verso l'alto tenendo il bicipite vicino all'orecchio. Piegare il gomito lentamente e ritornare alla posizione iniziale, riportando il manubrio in basso. Ripetere alternando le braccia.

KETTLEBELL SWING

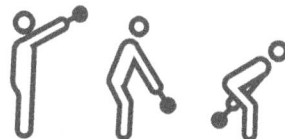

Con i piedi alla larghezza delle spalle, posizionare un kettlebell sul terreno a circa 30 cm. Piegare il tronco in avanti e afferrare la maniglia del kettlebell con entrambe le mani. I palmi delle mani dovrebbero essere rivolti verso il corpo e il busto dovrebbe essere quasi parallelo al terreno. Sollevare il kettlebell da terra e farlo oscillare tra le gambe. Le ginocchia dovrebbero piegarsi leggermente durante questo movimento. Tenere la schiena piatta e il collo dritto. Spingere con forza i fianchi in avanti per spingere il kettlebell in avanti alto. Controllare il kettlebell con le braccia senza sollevarlo e senza far superare l'altezza delle spalle. Controllare la discesa mantenendo un movimento fluido.

GRUPPO 4
Esercizi ciclici ed aciclici con sovraccarichi naturali ed attrezzi

Esercizi isometrici

SIT WALL	PLANK	SIDE PLANK
Appoggiarsi al muro con la schiena piatta, farla scorrere piegando le gambe fino a quando a raggiungere un angolo vicino a 90 gradi. Le ginocchia dovrebbero essere direttamente sopra le caviglie, ma non più in avanti. Tenere la posizione.	Dalla posizione push up, con gli avambracci a terra, i gomiti piegati e allineati sotto le spalle, stringere i glutei e mantenere il corpo allineato dalla testa ai piedi, con il collo e la colonna vertebrale neutri. Tenere la posizione.	Girai su un fianco, appoggiare a terra i piedi uniti e sollevarsi, con l'avambraccio sotto la spalla, fino a quando il corpo è in linea retta dalla testa ai piedi. Tenere la posizione senza far cadere i fianchi per il tempo assegnato per ogni set, quindi ripetere sull'altro lato.

Modulare l'intensità

In questa parte abbiamo inserito alcune delle più comuni esercitazioni del fitness. Non tutte però sono adatte ai protocolli "all-out", alcune infatti, come per esempio il jumping jack, anche se eseguite in velocità non consentono di arrivare all'intensità massimale. Ma non tutti i protocolli HIIT richiedono all-out, quindi possiamo fare una prima classificazione in questo modo:

Gruppo 1
Tutti gli HIIT sotto massimali, massimali e all-out con la sola esclusione dei treadmill con o senza motorizzazione.

Gruppo 2
Tutti gli HIIT sotto massimali, massimali e all-out. In alcune sequenze gli atleti non saranno comunque in grado di raggiungere le intensità previste dai protocolli.

Gruppo 3
HIIT vicini o superiori al massimale, richiedono una più alta componente neuromuscolare e potrebbero non essere tollerati da atleti principianti o con una tecnica carente. Questi protocolli sono potenzialmente a rischio di infortuni se non eseguiti e monitorati con attenzione.

Gruppo 4
Non particolarmente adatti ai protocolli HIIT, si possono inserire nelle sequenze con poca frequenza, richiedono un forte impegno neuromuscolare.

Monitorare
e verificare i risultati

È opinione comune che in campo sia impossibile, o molto complicato, raccogliere e analizzare i dati, quindi è la sola esperienza che deve guidare l'allenamento. Arrivati a questa pagina di Formula HIIT c'è sicuramente qualche dubbio in merito o, almeno, si sa che si può scegliere: usare un metodo EBT oppure la sola esperienza. Ci sono o alcuni strumenti, facili, pratici, economici e affidabili che, se usati con costanza e perizia, possono far raggiungere risultati straordinari con l'allenamento: i cardiofrequenzimetri, che permettono di rilevare la frequenza e la variabilità cardiaca (HRV).

Non inseriamo i test del VO_2max e del lattato perché richiedono strumenti professionali, o comunque test invasivi per i quali è necessaria la presenza di uno staff anche medico.
Ma la conoscenza, perfetta, anche di soli pochi parametri misurati vi farà capire se il vostro atleta sta consolidando i suoi adattamenti, se sta recuperando, se sta migliorando le performance. Poi parleremo di un altro strumento, ancora una volta pratico, che lega la fisiologia alla psicologia.

Il monitoraggio del carico di lavoro aiuta gli allenatori a prescrivere, seguire, analizzare, regolare e programmare le sessioni di allenamento individuali. Le variabili HR, HRV e le altre legate al carico interno, si devono valutare nei vari momenti della preparazione e del singolo allenamento: una sola lettura non crea un profilo dell'atleta. Le misure devono essere costanti e coprire un'intera stagione — prima, durante e dopo l'allenamento — tracciando un profilo molto accurato dello stato dell'atleta e delle sue potenzialità, e dei suoi limiti, nella performance. [371]
Tuttavia, l'analisi dei soli marcatori oggettivi deve essere analizzata insieme ai marcatori soggettivi della valutazione dello sforzo percepito, quale a esempio è la RPE. Le misure soggettive infatti, in particolare le misure di disturbo dell'umore, dello stress percepito e del recupero e i sintomi dello stress, posso essere più sensibili rispetto alle misure oggettive soprattutto nei momenti di sovraccarico dell'allenamento. [372, 373]

Approfondimenti

Il sistema nervoso autonomo
Il sistema nervoso autonomo è quella parte del sistema nervoso periferico che controlla le funzioni degli organi interni, come il cuore, lo stomaco e l'intestino, e di alcuni muscoli. Può essere diviso in tre parti: il sistema nervoso simpatico, il sistema nervoso parasimpatico e il sistema nervoso enterico (o metasimpatico).

Il sistema simpatico favorisce l'attività fisica e l'eccitazione, il sistema parasimpatico il rilassamento, il riposo, la quiete e la digestione. In linea generale quindi, il sistema simpatico e quello parasimpatico esercitano sui loro bersagli un effetto opposto, controllando funzioni come la dilatazione delle pupille, la produzione della saliva e del muco,

la frequenza cardiaca, la contrazione dei muscoli dei bronchi, i movimenti dello stomaco e dell'intestino, l'accumulo di glicogeno nel fegato, la produzione dell'urina, il rilassamento della parete della vescica e l'apertura del suo sfintere.

Il sistema nervoso enterico è invece formato dall'insieme delle fibre nervose che innervano i visceri.

Pratica

Misurare la HRR

Misurare la HRR è semplice, ma bisogna rispettare alcuni accorgimenti. Dopo lo sforzo l'atleta deve assumere la posizione distesa e supina, e l'ambiente deve essere tranquillo, senza musica, schiamazzi e senza sollecitare la discussione. La temperatura deve essere ambiente, ma l'atleta non deve avvertire freddo. La variazione della frequenza cardiaca si misura con il cardiofrequenzimetro con fascia, e la lettura andrebbe fatta dall'allenatore a breve distanza, poiché la frequenza cardiaca è influenzata anche da minime variazioni. Il controllo va fatto sempre alla stessa ora e con le stesse modalità di allenamento delle ultime 24 ore o del test precedente. Questo metodo non si può applicare per la misura della frequenza cardiaca minima.

Recupero della frequenza cardiaca (HRR Heart Rate Recovery)

La frequenza cardiaca, che si indica con HR (Heart Rate), è determinata dall'azione del sistema nervoso autonomo, che regola il battito. Durante l'esercizio la dinamica della HR è inizialmente modulata dall'attenuazione dell'attività parasimpatica e, successivamente, dall'attivazione del sistema nervoso simpatico; il contrario avviene durante il recupero.

Di conseguenza, analizzare il battito in funzione dell'attività fisica svolta è una azione che può essere utilizzata con buoni risultati nella pratica di campo, con solide evidenze. [374]

La variazione della frequenza cardiaca durante i primi minuti di recupero è stato infatti proposto come un indicatore non invasivo, economico, valido e semplice dell'attività del sistema nervoso, ed è usato sia nella pratica clinica che in quella sportiva.

Analizzare il battito nei due minuti post-esercizio è stato proposto come indicatore per differenziare la cinetica della frequenza cardiaca a riposo — battito progressivamente decrescente — nelle due diverse possibilità: *normale* (fisiologico di interesse sportivo) e *anormale* (patologico di interesse clinico). Un recupero veloce è dovuto a una migliore efficienza cardiorespiratoria, e quindi all'allenamento pregresso.

L'accelerazione della HRR dopo l'esercizio è influenzata dall'adattamento funzionale cardiaco a prolungato esercizio dinamico e statico e è quindi utilizzato per la prescrizione e il monitoraggio della preparazione atletica.

La prima parte del declino della HR nel post esercizio è imputabile alla cessazione dello stimolo nervoso; la seconda fase è imputabile ad altri fattori, più prettamente metabolici, che concorrono alla diminuzione della frequenza cardiaca dopo l'attività fisica: la clearance dei metaboliti, l'abbassamento della temperatura corporea, la cessazione dell'effetto delle catecolamine. [375]

Il tasso di diminuzione della frequenza del battito cardiaco e il tempo di recupero dopo l'esercizio moderato-pesante sono comunemente usati come indicatori di cardiovascolari fitness. A livello clinico una diminuzione ritardata della frequenza cardiaca durante il primo minuto dopo l'esercizio è stato suggerito di essere un potente predittore indipendente della mortalità per tutte le cause.

Si può pensare che la HRR sia uno strumento di minore portata rispetto a più complesse valutazioni da laboratorio, ma non è così, basti pensare che il VO_2max non è uno strumento affidabile per monitorare i cambiamenti nel tempo di un atleta, mentre la HRR ha dimostrato una maggiore sensibilità. [376]

Prima di intraprendere una valutazione con la HRR è necessario creare un profilo individuale dell'atleta, perché molte volte possono nascere delle situazioni apparentemente contraddittorie, per esempio una maggiore velocità di HRR con un aumentato sovraccarico. Alcuni studi hanno infatti dimostrato questa osservazione come una diminuita sensibilità del sistema nervoso simpatico, ipotizzando che una HRR più veloce possa manifestarsi nella giornata del sovraccarico allenante (fatica acuta) mentre una HRR più lenta possa indicare uno stato di affaticamento cronico (overreaching). Quindi la HRR ha valori e comportamenti diversi sia per gli effetti acuti, aggiustamenti, che cronici, adattamenti. [377, 378]

Frequenza cardiaca a riposo (RHR Resting Heart Rate)

Nel capitolo degli adattamenti fisiologici all'allenamento abbiamo introdotto alcuni effetti causati dall'esercizio fisico continuativo, tra i quali la riduzione della frequenza cardiaca a riposo. Avviene perché l'esercizio fisico aumenta la gittata cardiaca e la pressione sanguigna, ma le persone adattate all'esercizio mostrano una frequenza cardiaca a riposo inferiore e ipertrofia cardiaca.

Durante l'esercizio fisico il cuore è sottoposto a sollecitazioni emodinamiche intermittenti, con sovraccarico di pressione, di volume o entrambi. La ripetizione degli allenamenti di forza induce un adattamento del muscolo cardiaco, che aumenta di massa principalmente attraverso un incremento dello spessore della parete della camera ventricolare, a differenza degli adattamenti di endurance che portano un aumento di volume del ventricolo sinistro. [378]

Il rimodellamento del cuore in risposta all'esercizio fisico si verifica in genere con la conservazione o il miglioramento della funzione contrattile, a differenza di quanto avviene nel rimodellamento patologico dovuto a sovraccarico pressorio cronico sostenuto (per esempio durante uno stato di ipertensione o stenosi aortica), che può comportare una perdita della funzione contrattile e all'insufficienza cardiaca. [379]

L'HIIT risulta un metodo di allenamento che può modificare la frequenza cardiaca a riposo ma questi effetti sono evidenti solo con adattamenti ottenuti in programmi di allenamenti costanti e mantenuti oltre le 12 settimane. [380]

Variabilità della Frequenza Cardiaca (HRV Heart Rate Variability)

Abbiamo analizzato le frequenza cardiache che descrivono lo stato dell'atleta di notte, a riposo, nel pre e nel post esercizio. Un aspetto da ricordare è che la HR misura solo il numero dei battiti nel minuto, e che questa singola informazione non contiene la distanza tra battito e battito, che non è mai uguale; per esempio a una HR di 60 bpm non corrisponde un battito al secondo.

La distanza tra battito e battito delinea l'esistenza di una differenza nei tempi di contrazione tra un battito e l'altro, che sono minimi, valutabili in alcuni millisecondi. Questa differenza è altamente correlata con le interazioni pressorie dell'attività respiratoria e con le influenze esercitate sul muscolo cardiaco dai rami del sistema nervoso simpatico (VLF Very Low Frequency, LF Low Frequency) e parasimpatico (HF High Frequency).

Negli atleti, al contrario di quanto si possa pensare, un'alta HRV, variabilità della frequenza cardiaca, associata a un migliore stato di salute, è indice di un buon recupero.

Al contrario un atleta sofferente di sovraccarico persistente, che ha subito uno stress cronico, avrà invece un ritmo cardiaco molto regolare.

L'analisi della variabilità della frequenza cardiaca consente di valutare in pochi minuti l'attività del sistema nervoso autonomo in funzione di valori alti (iper) o bassi (ipo). Questa valutazione può essere effettuata mediante l'utilizzo di particolari strumenti o software.

Recentemente le fasce cardio Bluetooth, predisposte al battito-per-battito (r-r) consentono di poter effettuare la lettura della HRV grazie a pratiche App scaricabili per gli smartphone, e tutti prodotti posteriori al 2016 sono in grado di fornire un buon risultato. Al posto della fascia è possibile utilizzare anche i dispositivi con luce verde o rossa:

Pratica

Misurare la frequenza cardiaca a riposo

La frequenza cardiaca a riposo va rilevata sempre nelle stesse condizioni, a letto in posizione supina al mattino è un buon punto di partenza. Tenere presente che le variazioni quotidiane della frequenza cardiaca a riposo di circa il cinque percento sono comuni, e non sono segnali allarmanti se non ricorrenti in almeno 3 giorni consecutivi. Aumenti superiori al cinque percento sono in genere un segno di affaticamento o di eccessiva intensità; una diminuzione superiore al 5% viene spesso osservata in caso di eccessivo volume di esercizio.

la luce verde PPG (Photoplethysmography) dei dispositivi indossabili (solitamente al braccio) registra la variazione dell'intensità luminosa che viene trasmessa attraverso il tessuto mentre il sangue scorre tra gli strati superficiali della pelle. Non è un sistema un gold standard, ed è influenzato da numerosi fattori oltre dall'alto assorbimento della luce dai tessuti, rendendo il dato non accurato.

La luce rossa è più affidabile, ed è utilizzata in campo medico. Questi sensori impiegano una tecnologia chiamata pulsossimetria, che utilizza la luce nello spazio rosso e nel vicino infrarosso (in genere riferito a come spettroscopia nel vicino infrarosso o NIRS). La luce rossa viene assorbita marginalmente dal corpo, quindi attraversa la pelle arrivando agli strati più profondi, dove sono presenti più letti vascolari. Per la sua precisione e affidabilità è in grado di misurare simultaneamente fino a 10 parametri fisiologici, tra i quali: l'idratazione, la frequenza cardiaca, la variabilità cardiaca, la frequenza respiratoria, la pulsossimetria, l'ossigenazione muscolare, l'emoglobina totale (flusso sanguigno), la soglia di lattato e altro.

Una analisi della HRV prima e dopo l'esercizio fisico saranno associati con la HRR: una rapida riduzione della HRR potrebbe indicare anche un aumento dell'attività parasimpatica, ovvero di una pronta risposta di un ritorno all'omeostasi. Durante l'esercizio l'attività simpatica inizia a salire, aumentando tutti i valori fisiologici dove la frequenza cardiaca è solo la più evidente; con la cessazione dell'esercizio i meccanismi si invertono, contribuiscono all'aumento dell'attività parasimpatica che a sua volta genera la diminuzione di tutti i valori coinvolti dall'attività del sistema simpatico.
Il dato maggiormente conosciuto, e usato dagli sportivi e da coloro che debbono mantenere elevate prestazioni intellettive è l'rMSSD che riporta la misura dell'attività del sistema parasimpatico in uno specifico arco temporale. Un basso rMSSD è indice di una scarsa attività parasimpatica e di difficoltà nel recupero da uno sforzo fisico o da una situazione a elevato stress emotivo.
L'HRV non è valutabile durante l'attività poiché numerose interferenze rendono difficile l'interpretazione del dato corretto, allo stesso modo si ritiene più praticabile una valutazione standard per l'atleta in condizione supina. [120, 375]

La valutazione dell'HRV è recentemente diventata uno dei più pratici, efficaci, promettenti metodi per monitorare le risposte ai diversi carichi di allenamento e poterne valutare gli adattamenti positivi o negativi.

La valutazione dell'HRV è recentemente diventata uno dei più pratici, efficaci, promettenti metodi per monitorare le risposte ai diversi carichi di allenamento e poterne valutare gli adattamenti positivi o negativi.
L'overreaching non funzionale (NFOR) è un tipico adattamento negativo all'allenamento ed è una fase molto delicata per l'atleta: le evidenze suggeriscono che l'HRV potrebbe essere un prezioso strumento per valutare l'adattamento individuale dell'atleta. Un periodo di sovraccarico allenante corrisponde a una riduzione dell'HRV, mentre ad un periodo di scarico, o di tapering, corrisponde, o dovrebbe quindi corrispondere, a un netto incremento della HRV. [381]
Questa semplificazione dell'andamento della HRV potrebbe anche non verificarsi in alcuni atleti, anche in presenza di prestazioni ottimali. In questi casi la riduzione della HRV prima della competizione, probabilmente riflette la risposta

dell'HRV a giorni consecutivi di allenamento ad alta intensità.

Per poter inserire la HRV in un progetto di HIIT è necessario un monitoraggio nel tempo dell'atleta, non sono sufficienti rilevazioni sporadiche. La HRV dell'atleta è infatti individuale, non si possono confrontare i dati tra atleti diversi e ritenere i valori di uno il parametro da raggiungere per l'altro: è bene considerare la HRV come se fosse un'impronta, unica al mondo, che contraddistingue un atleta. Inoltre, è consigliato utilizzare un solo indice di HRV per l'analisi, e tra le diverse possibili soluzioni si ritiene che il valore del rMSSD fornisca la misura più affidabile e praticamente applicabile per il monitoraggio costante nel tempo. Solitamente le App forniscono questo valore. [382]

Con alcune App è anche possibile tenere traccia dei livelli di potenza LF (bassa frequenza) e HF (alta frequenza) del sistema nervoso. Questo è importante da tenere d'occhio per un paio di motivi:

- Avere letture più alte di LF e HF può rappresentare maggiore flessibilità e robustezza nel sistema nervoso.
- Le persone sedentarie hanno numeri bassi, circa 100, mentre le persone con una maggiore efficienza cardiorespiratoria e quelle attive hanno spesso valori vicini a 900 o superiori. I numeri di solito aumentano man mano che migliora la salute del sistema nervoso e del fitness.
- Tracciare LF e HF insieme può illustrare l'equilibrio nel sistema nervoso. In generale, si desidera che i due punteggi siano relativamente simili. A volte, quando non lo sono, può indicare che il corpo è in uno stato di riposo con troppa attività del sistema nervoso parasimpatico (alto HF) o in uno stato di stress con eccessiva attività del sistema nervoso simpatico (alte VLF e LF).

Approfondimenti

Le influenza sull'HRV

Possono ridurre l'HRV a breve termine	Possono ridurre l'HRV a lungo termine
• Stress	
• Privazione del sonno	• Malattia cronica o infiammazione
• Nutrizione	• Stressori o esaurimento cronici
• Consumo di alcool	• Mancanza cronica di sonno
• Stato di salute	• Mancanza di forma fisica
• Sovrallenamento acuto	• Sovrallenamento cronico
• Alcuni farmaci	• Casa o ambiente di lavoro malsano

Cronotipo e POMS

La mente influenza il corpo o il corpo influenza la mente? Entrambe le cose. Protocolli HIIT di specifiche intensità producono effetti che influenzano la sfera psicologica, e il rapporto biunivoco si può sfruttare per capire dalle percezioni della fatica dell'atleta qual è il suo stato di affaticamento. Abbiamo visto più volte come la fatica mentale o la percezione della fatica siano comunque collegati da un rapporto mediato tra psicologia e fisiologia. [153]

Sentirsi energici, felici, deboli o vigorosi riflette sia una condizione mentale

Pratica

Il test dell'HRV

Un test dell'HRV dovrebbe essere effettuato costantemente con gli atleti, almeno due o tre volte alla settimana, soprattutto nei periodi in cui il carico dell'allenamento è in aumento. È preferibile farla rilevare direttamente all'atleta al risveglio, seguendo questi accorgimenti:

• Misurazione al mattino, a letto, senza luce, musica e senza dialoghi. La prima misurazione va fatta prima di aver messo il piede fuori dal letto e aver bevuto o preso il caffè. Il tempo di misurazione standard è di 300 battiti (circa 5 minuti) ma alcune app tendono a ridurlo misurando direttamente l'rMSSD. L'analisi della HRV consente anche rilevare la Frequenza a Riposo, quindi con un solo test si possono avere due valori importanti. Al termine del test l'atleta può fare uno screenshot della schermata dello smartphone e inviarla all'allenatore, alcune app consentono direttamente l'invio o la condivisione.

Ricerca

Esperienze con atleti olimpici

Io con il mio staff abbiamo testato 3 atleti olimpici per una settimana prima delle Olimpiadi di Rio, simulando una settimana reale in cui potevano verificarsi alto stress e sonno parziale. Questa prova, utile all'allenatore e allo staff, ha dimostrato come in soli tre giorni di parziale privazione di sonno (circa un'ora e mezza al giorno) i valori del POMS tendevano a cambiare significativamente, anche prima degli oggettivi riscontri strumentali. Dopo cinque giorni la situazione era abbastanza compromessa con la conferma di altri valori fisiologici, HRR e HRV, decisamente alterati, insieme alle prestazioni. [385]

temporanea che una consapevolezza legata alla prestazione. Un atleta che si sentirà esausto, imbarazzato e poco vigoroso non ha esattamente le caratteristiche del "modello del campione" e lo strumento POMS può aiutare l'allenatore a intercettare questi fattori per ottenere migliori risultati con l'HIIT. [383, 384]

Nel mondo dello sport il POMS (Profile of Mood States) ha guadagnato il primo posto tra gli psicologi dello sport alla fine degli anni '70. [317, 383]

Anche grazie alle nuove ricerche sulla performance degli atleti, che confermano il legame tra il recupero della mente e il recupero del corpo, il POMS si è rivelato uno strumento pratico adatto a essere utilizzato nello sport. I risultati, se analizzati con uno psicologo, possono spiegare perché l'apatia generale, i sentimenti di depressione o ansia le oscillazioni dell'umore spesso indicano affaticamento, malattia imminente, anche sovrallenamento o stati di recupero incompleto, segni che anticipano di un calo della performance. La valutazione POMS può essere fatta tramite apposite tabelle, anche in italiano, oppure anche online in lingua inglese. [386]

Approfondimenti

Lo stato d'animo dell'atleta

Il POMS, in italiano il profilo degli stati d'animo, è una scala psicologica sviluppata nel 1971 da McNair, Droppleman e Lorr, e viene utilizzata per valutare stati d'animo transitori e distinti tra loro. [387] Studiata per esser semplice, rapida e comprensibile, fornisce gli stati psicologici con una misurazione che può essere fatta con moduli cartacei o anche online. Il POMS misura sei diverse dimensioni degli sbalzi d'umore in un periodo di tempo: *tensione o ansia, rabbia o ostilità, vigore o attività, affaticamento o inerzia, depressione o sconforto, confusione o smarrimento.*
Una scala di cinque punti viene somministrata dagli sperimentatori ai pazienti (e atleti in questo caso) per valutare i loro stati d'animo. Il completamento della valutazione può richiedere alcuni minuti.

Variazioni circadiane

Gli studi sulle variazioni circadiane delle variabili fisiologiche e psicologiche mostrano dei picchi massimi in diversi momenti della giornata, che potrebbero avere effetti positivi, ma anche negativi, nella prestazione sportiva. Possono essere influenzati da diversi sistemi multifattoriali, che agiscono nello stesso tempo: esterni (esogeni), interni (endogeni) e psicobiologici (stile di vita).

La temperatura corporea, per esempio, è generalmente considerata il principale indicatore endogeno del ritmo circadiano innato, associato alle prestazioni atletiche, in particolare con attività fisiche a breve termine. La temperatura corporea (più alta la sera), il cortisolo (più alto di prima mattina) e altri marker fisiologici sono soggetti a variazioni nella giornata e possono influenzare la maggior parte delle prestazioni fisiche a seconda del momento della giornata. Tuttavia, le differenze individuali tra gli atleti sono molto ampie, soprattutto nella ritmicità, che può differire notevolmente tra atleta e atleta.
Il cronotipo è lo strumento che riesce a individuare la predisposizione di un atleta verso l'attività della mattina o della sera, e di solito viene valutato usando questionari di autovalutazione; il più utilizzato è il MEQ (Morningness-

Eveningness), e la valutazione può essere fatta con apposite tabelle, anche in italiano, oppure anche online in lingua inglese. [389]

L'influenza dei ritmi circadiani sulla performance non è ancora basata su solide metanalisi, quindi ci limitiamo a sottolineare che esistono dei cronotipi mattutini, serali e neutri, che a seconda del momento della giornata possono influenzare la personalità, l'umore e la performance cognitiva, con differenze di oltre 2 ore tra i vari tipi.

È utile comunque inserire questi strumenti in una strategia complessiva che riguardi anche il sonno e le sue fasi profonde, poiché anche un'interruzione per una sveglia imposta, per esempio, alle 6,30 può essere la causa di alterazioni dell'umore e delle prestazioni dell'atleta, magari eliminabili con lo slittamento orario in funzione del suo profilo MEQ. [388]

L'HIIT applicato alla prevenzione

L'HIIT, seguendo le prescrizioni mediche, si può applicare anche per il mantenimento della salute di anziani e pazienti. Abbiamo visto come oggi l'inattività fisica sia la causa di un declino della salute e della qualità della vita e, di conseguenza, di un'ampia lista di patologie.

"Non ho tempo ": questa è la frase che le persone ripetono all'infinito per giustificare il fatto che non svolgono attività fisica. Ma con l'HIIT non regge: basta davvero poco per fare il minimo necessario per invertire la direzione. Vero però è che non è adatto a tutti. Sembra infatti un allenamento pensato per i giovani in salute e gli anziani, da sempre incoraggiati a *non stancarsi*, temono che questo tipo di esercizio duro e veloce possa causare più problemi di salute di quanti ne risolva, mettendo a rischio il cuore e le articolazioni. [38]

Può essere, ma esistono protocolli HIIT pensati per la salute, non per le prestazioni, dove le fasi intense sono limitate ad alcuni secondi, fino a 10, dando molto spazio ai recuperi attivi e alle intensità moderate. Sulle persone inattive questi protocolli possono far ottenere benefici misurabili a partire dalle due settimane al metabolismo del glucosio, al fitness cardiovascolare e alla composizione corporea, se applicati secondo le raccomandazioni internazionali. [390]

Valutazione dell'intensità

Sugli anziani, sulle persone sedentarie o non allenate non è praticabile una valutazione strumentale. Pur essendo possibile l'utilizzo del cardiofrequenzimetro — in questo caso si consiglia quello da polso, senza fascia — è più pratica la RPE10, ovvero la scala di sforzo percepito. Si tengano presente queste fasce:

- Sessioni moderate sono tra il 5 e il 6.
- Sessioni vigorose tra il 6 e il 7.
- Sessioni molto intense oltre il 7 (non consigliate in questa area).

Ricerca

Un protocollo HIIT soft
Il 10-20-30 è uno studio del 2012 dove viene ottenuto un ciclo da 1 minuto con intensità progressive, con soli 10" ad alta intensità ma sottomassimale. Ogni ciclo va ripetuto senza pause per 5 volte, seguono due minuti di recupero, e quindi si riprende completando da 3 a 5 cicli. Questo protocollo leggero migliora il profilo di cardiovascolare ed è adatto alle persone sedentarie, non allenate fino agli atleti nelle fasi iniziali della preparazione. [391]

Ricerca

HIIT e il paziente cardiaco

Questo argomento è inserito solo a titolo informativo ma si ritiene che per patologie invalidanti sia necessaria la sola prescrizione medica con protocolli applicati da laureati magistrali in preventiva ed adattata in stretto contatto con il medico.

L'applicazione dell'HIIT senza queste raccomandazioni è infatti alla base della reale applicabilità, pur in presenza di dati oggettivamente più efficaci se comparati con i protocolli MICT. [353]

Pur se la ricerca ha dimostrato che programmi della durata di 7-12 settimane hanno prodotto i maggiori miglioramenti nell'idoneità cardiorespiratoria in popolazioni con patologie cardiovascolari, le misure precauzionali sono superiori alla validità del protocollo. HIIT sembra quindi avere lo stesso livello di sicurezza dei protocolli MICT tra i protocolli di attività fisica in pazienti in riabilitazione cardiovascolare. [393]

Over 65 anni

Per i veterani il primo passo verso l'HIIT si compie sottoponendosi alla visita medica, per verificare l'idoneità all'allenamento intervallato. Poi si può iniziare, con protocolli facili. Inizialmente basta compiere solo dei momenti più veloci, 10 passi, in una camminata giornaliera ripetuti a distanza di qualche minuto. Poi si passerà a protocolli tipo Fartlek e quindi ai veri e propri HIIT, come il 10-20-30, preferendo sempre recuperi attivi.

Bisogna quindi *uscire dalla zona di comfort*, ma un passo alla volta, progressivamente. Non ci si deve preoccupare se alle volte sembra mancare il fiato, basta rallentare e poi riprendere l'esercizio. Il nostro corpo ha la tendenza a resistere al cambiamento, e per migliorare dobbiamo chiedere sempre un po' di più. Iniziando per gradi: una sola sessione di HIIT ogni 5 giorni per 6 settimane può essere un metodo fattibile ed efficace per indurre miglioramenti clinicamente rilevanti nel picco di potenza negli uomini over 65 sedentari. [396] Poco alla volta, quindi, ma sempre.

La qualità della vita correlata alla salute, e la motivazione all'esercizio, migliorano con l'allenamento HIIT anche negli uomini sedentari, mentre in persone attive gli stessi protocolli non sembrano mostrare effetti significativi: questo dato dimostra come in persone che mantengono una vita attiva sia necessario uno stimolo adeguato all'effettivo fitness metabolico. [400, 36]

È interessante considerare che, a differenza delle fasce giovanili, gli over 65 hanno dimostrato di saper applicare programmi MICT e HIIT anche senza la diretta supervisione di un allenatore, ma con la semplice assistenza a distanza, anche tramite internet. [402]

Abbiamo visato che l'attività fisica apporta benefici alla salute in generale, ed effetti interessanti sono clinicamente riscontrabili anche nelle patologie della deambulazione, come per esempio l'artrite reumatoide. Dieci settimane di deambulazione ad alta intensità nei pazienti affetti da AR stabile hanno portato a riduzioni clinicamente significative dell'attività della malattia, accompagnate da cambiamenti nella funzione delle cellule immunitarie indicativi di una migliore immunità innata e di un ridotto rischio di infezione batterica. Anche una semplice "camminata HIIT", 10 secondi di camminata intensa intervallata con momenti di cammino a ritmi naturali, potrebbe essere un intervento pratico, tollerabile e altamente efficace per migliorare la salute generale nei pazienti con AR. [401]

Approfondimenti

Anziani e alta intensità

Io con il mio gruppo abbiamo dimostrato che gli over 65 allenati con protocolli con picchi di 2 minuti a intensità vigorosa e recuperi attivi hanno raggiunto migliori risultati in termini di VO_2, composizione corporea, HRR, HRV, equilibrio e aspetti psicologici della qualità della vita rispetto a gruppi che nello stesso periodo — 12 settimane 3 volte alla settimana — si sono allenati con intensità live-moderata.

Anche la cessazione del protocollo di 8 settimane ha mantenuto alcuni adattamenti, ma solo nel gruppo a alte intensità. [397-399]

L'HIIT applicato ai giovani

L'immaturità del metabolismo anaerobico, e soprattutto della parte lattacida, nei bambini è un aspetto importante da tenere in considerazione nella pianificazione dell'allenamento, e ci sono diverse possibili ragioni per questa ridotta attività glicolitica.

La maggior proporzione di fibre a contrazione lenta (tipo I) nei bambini rispetto agli adulti non allenati, riduce la generazione di ATP anaerobica glicolitica durante l'esercizio ad alta intensità; la ridotta attività degli enzimi fosfo fruttochinasi e lattato deidrogenasi nei bambini in età prepuberale potrebbe anche spiegare la minore capacità glicolitica e la produzione limitata di lattato muscolare rispetto agli adulti.

Al contrario i bambini e gli adolescenti sono adattati all'esercizio prolungato di intensità moderata: la crescita e la maturazione inducono un aumento della massa muscolare, con proliferazione di mitocondri e proteine contrattili. L'utilizzo del substrato durante l'esercizio fisico varia da bambino ad adulto, suggerendo adattamenti metabolici e ormonali. I dati indicano che i bambini fanno più affidamento sull'ossidazione dei grassi rispetto agli adulti, e aumentano la mobilizzazione degli acidi grassi liberi. Il rilascio di glicerolo e l'aumento dell'ormone della crescita nei bambini preadolescenti supportano questa ipotesi. Le risposte glicemiche plasmatiche durante l'esercizio prolungato sono invece generalmente paragonabili nei bambini e negli adulti. Quando il glucosio viene ingerito all'inizio dell'esercizio moderato, i livelli plasmatici di glucosio sono più alti nei bambini che negli adulti. [81]

L'HIIT e i bambini

L'allenamento di forza nei bambini, in combinazione con l'allenamento metabolico HIIT, è diventato sempre più popolare tra gli atleti, per ottenere un vantaggio competitivo durante la stagione. L'allenamento di forza nelle fasce giovanili prepuberali è tuttavia sempre stato oggetto di controversie e opinioni contrastanti, e in genere ci si pone la domanda: le attività di forza fanno male ai bambini?

Questo è un punto, a volte fermo e indiscusso. Ma forse è il caso di affrontarlo con una maggiore partecipazione, magari riscrivendo la frase: le attività di forza fanno male ai bambini?
Per rispondere scendiamo nel dettaglio. Lo sport, soprattutto agonistico, comporta il rischio di lesioni, questo è un dato di fatto, ma non un alibi, infatti nella maggior parte dei casi gli eventi traumatici sono prevedibili.

Nel nuoto, nel ciclismo, nel triathlon, ma anche pesistica, esistono delle evenienze non prevedibili dovute a cause accidentali, ma sono una percentuale irrisoria nella casistica dei traumi da sport. La maggiore incidenza è legata a eventi che si possono verificare in acuto (errori tecnici o biomeccanici) e in cronico (infiammazioni o lesioni muscolari da sovraccarico). Per entrambi questi aspetti c'è un'innumerevole serie di singoli eventi, diversi da disciplina e disciplina, tutti uniti da una unica considerazione: erano prevedibili. Ma non sono stati previsti. Negli anni le evidenze scientifiche relative all'allenamento di forza sono state ampiamente trattate con le pubblicazioni di review e position statement, ovvero di vere e proprie linee guida condivise sia da istituzioni mediche che sportive. [403, 404, 405, 406, 407] In estrema sintesi si è dimostrato che i giovani atleti, ma anche non atleti (intesi come non agonisti), possono migliorare con successo e sicurezza la forza se inseriti in un programma strutturato da professionisti e costruito sulla fisiologia dell'accrescimento.

I giovani atleti, ma anche non atleti (intesi come non agonisti), possono migliorare con successo e sicurezza la forza se inseriti in un programma strutturato da professionisti e costruito sulla fisiologia dell'accrescimento.

L'attività dei bambini, sempre intesi come prepuberali, ma anche negli adolescenti, intesi come post-puberali, è quindi sempre legata a queste evenienze, con la doppia responsabilità del tecnico che in quel caso specifico deve seguire un atleta che non sa rispondere da solo a un allenamento imperfetto.

L'allenamento per la forza in atleti di giovane età può essere utile, ma non esiste una correlazione diretta tra l'allenamento per la forza e l'incidenza o la gravità degli infortuni nei giovani atleti. La partecipazione a un programma di condizionamento può tuttavia ridurre indirettamente il rischio o la gravità di questi traumi, che possono anche essere la causa di un precoce abbandono allo sport.

Una convinzione sostenuta da molti operatori, sia di ambito sportivo che sanitario, è stata che l'allenamento della forza non è efficace nei bambini fino a quando non hanno livelli significativi di testosterone, che è necessario per generare l'ipertrofia muscolare. Ma gli studi hanno dimostrato che i bambini possono migliorare la forza dal 30% al 50% dopo solo 8-12 settimane di un programma di allenamento ben strutturato, obiettivo che ottengono anche con gli adattamenti neurali, non solo grazie all'ipertrofia muscolare.

L'allenamento della forza nei bambini probabilmente migliora il numero e la coordinazione dei motoneuroni attivati, così come la frequenza e il ritmo. In quest'ottica l'abbinamento dell'HIIT è quindi coerente, poiché mantiene lo stesso focus di indirizzo puntando ad attività intense, seppur di breve durata, dove gli aspetti neuromuscolari sono particolarmente sollecitati.

L'HIIT e gli adolescenti

Le ricerche scientifiche degli ultimi dieci anni hanno migliorato la nostra comprensione dell'influenza dell'HIIT nei bambini in condizioni sperimentali, ed è stato riscontrato che le dimensioni relativamente piccole dei campioni e i metodi dell'intervento evidenziano potenziali problemi relativi all'implementazione su scala più ampia dell'HIIT.

In gran parte delle ricerche e delle review si denota che a tutt'oggi le scuole sono state spesso utilizzate come base per l'attuazione degli interventi di attività fisica, sia per la rapida applicazione di modelli sperimentali, sia per la possibile applicazione negli ambienti scolastici, ed è stato dimostrato che in quest'ambito gli interventi HIIT a breve termine si integrano con successo. Offrire quindi un'applicazione dell'HIIT alla scuola, piuttosto che al solo ambiente sportivo, può essere utile per il futuro delle nazioni — vedi l'Italia — dove l'orario dell'attività fisica inserita nel programma scolastico è sotto il limite di quanto consigliato dalle linee guida internazionali. [408]

È stato suggerito che l'HIIT può consentire un maggiore controllo della classe rispetto alle lezioni di educazione fisica convenzionali, e può essere adattato per includere movimenti specifici relativi a diversi sport. Infine, gli allenamenti HIIT hanno riportato miglioramenti significativi sia nella composizione corporea che nella salute cardiometabolica e cardiovascolare nei bambini e negli adolescenti, mentre rimangono non sufficientemente studiati gli effetti a lungo termine su alcune tipologie di sport.

In questo caso l'allenatore "evidence-based" può affrontare l'allenamento basandosi sulle informazioni certe in suo possesso e valutare i programmi HIIT che, nel rispetto dei limiti esposti, possano puntare a un miglioramento delle prestazioni. Di conseguenza, l'HIIT potrebbe essere uno strumento di allenamento più efficiente e appropriato nell'allenamento di giovani e adolescenti, che consente di ottenere miglioramenti aerobici e anaerobici e lasciare il tempo per migliorare anche le abilità specifiche dello sport come la tecnica e la tattica. [409]

Atleti master

La maggior parte degli atleti master vive una riduzione delle prestazioni atletiche all'aumentare dell'età. In genere attribuita alla sola sfera anagrafica, è però influenzata da altri fattori legati alle scelte sociali e di vita (lavoro, famiglia, etc.), che portano a una riduzione del volume e dell'intensità dell'allenamento, fattori che possono avere un ruolo nel declino della funzione cardiovascolare, neuromuscolare e muscolo scheletrica.

Ulteriori elementi quali la riduzione della frequenza cardiaca massima (circa un battito ogni anno) e della differenza artero-venosa (a-VO_2 diff), condiziona la capacità del muscolo scheletrico di estrarre e consumare ossigeno dal sangue. Tuttavia negli ultimi decenni sembra esserci una controtendenza. Infatti la partecipazione di atleti master alle competizioni, soprattutto di endurance, è stata accompagnata da un miglioramento delle loro prestazioni, con un ritmo molto più rapido rispetto ai loro colleghi più giovani. [394]

Negli atleti master gli allenamenti HIIT a basso volume al posto dei MICT ad alto volume e bassa intensità, possono portare aumenti di potenza e testosterone libero. [395]

L'HIIT nella programmazione annuale

La scelta dei protocolli HIIT è effettuata sulla base degli adattamenti funzionali al modello del campione, ovvero al nostro atleta. La durata del protocollo è definita in base al tempo necessario per raggiungere gli adattamenti cronici, ma questo non vuol dire che a quel punto si può interrompere perché, come visto, si rischia di entrare nella fase reversibile di detraining. [92]

È quindi essenziale pensare anche alla programmazione annuale, che tenga conto di tutte le fasi che vive un atleta: si parla di *periodizzazione*. Il termine è ben noto e genericamente utilizzato, ma non sempre chiaro o condiviso,

Offrire quindi un'applicazione dell'HIIT alla scuola, può essere utile — vedi l'Italia — dove l'orario dell'attività fisica inserita nel programma scolastico è sotto il limite di quanto consigliato dalle linee guida internazionali.

probabilmente ancora condizionato dalle prime impostazioni di Matveyev, cioè caratterizzato da una segmentazione progressiva con un *passaggio da alto a basso volume e da bassa ad alta intensità*, accompagnata da una riduzione simultanea delle due variabili in prossimità della competizione. [410]

Nel corso degli anni, con le informazioni provenienti prevalentemente dall'esperienza del campo, numerosi autori hanno proposto diversi protocolli di periodizzazione; per esempio:

- Periodizzazione frattale;
- Periodizzazione a sequenza coniugata;
- Periodizzazione a blocchi;
- Periodizzazione lineare.

Tutti questi modelli, anche se basati su schemi differenti, hanno dei punti in comune:

- Stabilire dei tempi per l'ottenimento degli adattamenti fisiologici;
- Stabilire la sequenza e la gerarchia delle attività (per esempio la forza prima della potenza, l'endurance prima della velocità);
- Organizzare una struttura di allenamento dei tempi organizzati e uno schema progressivo;
- Raggiungere gli adattamenti biologici dalla sommatoria di ogni singolo allenamento;
- Programmare gli allenamenti futuri in modo individualizzato.

Tutti gli sport orientati alle alte prestazioni hanno necessità di un periodo di preparazione adeguatamente lungo, idoneo a raggiungere gli adattamenti fisiologici necessari per arrivare al momento della gara nelle migliori condizioni psicofisiche.

Tuti gli sport rispettano questi principi generali, sia che richiedano di raggiungere un alto livello di forza massimale o di velocità o di endurance. La migliore prestazione per l'atleta va quindi organizzata in un programma che preveda un tempo adeguato al raggiungimento degli obiettivi agonistici, senza incorrere in traumi sportivi o in episodi di sovrallenamento.

Nel corso degli anni i programmi di allenamento di tutti gli sport sono sempre stati basati su un programma variabile, quindi sulla manipolazione dei volumi, delle frequenze, delle intensità, all'interno di fasi consecutive che riguardavano i singoli allenamenti (microcicli), fasi consecutive (mesocicli), e periodi più ampi anche annuali (macrocicli) solitamente intervallati da periodi di preparazione e competizione.

Ogni sport individuale o di squadra ha però dei tempi completamente diversi, che riguardano i regolamenti tecnici nazionali o internazionali, ci sono differenze nella durata dei periodi di competizione che vanno dalle 12 alle 35 settimane negli sport di squadra, e sport dove il picco di prestazione è richiesto fino a 26 settimane continuative.

In questo libro non affronteremo l'argomento programmazione specifico per i singoli sport, per i quali vi consigliamo di approfondire con il materiale delle varie federazioni, ma affronteremo i modelli intermedi di periodizzazione a breve termine su 5-36 settimane, poiché sono questi i tempi per i quali abbiamo le evidenze necessarie a comprendere come applicare correttamente l'HIIT per l'ottenimento di nuovi adattamenti.

L'HIIT va quindi organizzato per il raggiungimento dei singoli obiettivi fisiologici. Se si passa da uno schema tradizionale organizzato in mesi a uno schema più evidence based organizzato in tempi necessari alla creazione di nuovi adattamenti, vediamo che il periodo di *mesociclo,* originariamente pensato per il passaggio da un periodo a un altro, può essere disegnato in base al raggiungimento di specifici adattamenti fisiologici. L'HIIT è quindi perfettamente inseribile nei periodi che solitamente vengono definiti mesocicli.

Facendo tesoro delle informazioni riguardanti il detraining, sappiamo anche che il raggiungimento di un adattamento va protetto e mantenuto anche nelle fasi successive, garantendo un periodo anche prolungato di *peaking* — il punto di maggior espressione della performance — ed eventualmente valorizzato in un periodo di tapering. [411, 412]

Intendere i mesocicli come "periodi necessari al raggiungimento di specifici adattamenti" può aiutare a fare chiarezza sull'uso appropriato del termine. È infatti evidente come gli stessi periodi siano estremamente vari, dalle 5 alle 24 settimane, e basati soprattutto sull'esperienza di campo e sui programmi degli allenatori che hanno raggiunto risultati di successo.

A un livello più profondo, si può suggerire che tali modelli condividono un retaggio culturale profondamente radicato e sostenuto da un insieme comune di convinzioni e assunti basati sulle proprie opinioni, in assenza quindi di dati sperimentali. Le ricerche degli ultimi anni mettono però in dubbio l'efficacia dell'applicazione di metodologie generiche, fondate in un processo decisionale troppo semplicistico, basato su concetti schematici lontani dalle regole più complesse dei sistemi biologici con i quali l'atleta si deve confrontare. [413, 414]

Un aspetto ricorrente nelle periodizzazioni del passato era la divisioni in blocchi metabolici, con una prima fase prevalentemente "aerobica", composta da alti volumi, per poi passare a fasi più anaerobiche. Con concetti simili venivano previste nel passato anche nelle periodizzazioni degli sport di forza. Questi modelli, peraltro ancora largamente utilizzati, non possono essere sostenuti da un metodo evidence base legato all'HIIT, sia per i risvolti del detraining che per le opportunità dell'allenamento concorrente. [135, 130]

Allenarsi contemporaneamente per gli obiettivi di forza e di resistenza può conferire benefici sinergici a una varietà di misure di prestazione atletica, superiori ai benefici realizzati con allenamenti in modalità singola. [415]

Tenere presente l'evidente complessità, e anche l'imprevedibilità della risposta adattativa umana a qualsiasi serie di fattori di stress imposti, è una sfida che l'allenatore del XXI secolo deve vincere ogni giorno, cercando di ragionare mettendo in discussione ogni singola tabella "standard" finora applicata con accurata precisione.

La periodizzazione a blocchi, a volte presentata come "nuovo orizzonte" è allo stesso modo basata su schemi che, appresi in fase di formazione, possono dare una visione più ampia del problema generale ma che se applicati senza ragionamento EBT perdono di ogni efficacia. [416]

Intendere i mesocicli come "periodi necessari al raggiungimento di specifici adattamenti" può aiutare a fare chiarezza sull'uso appropriato del termine.

Un aspetto ricorrente nelle periodizzazioni del passato era la divisioni in blocchi metabolici, con una prima fase prevalentemente "aerobica", composta da alti volumi, per poi passare a fasi più anaerobiche.

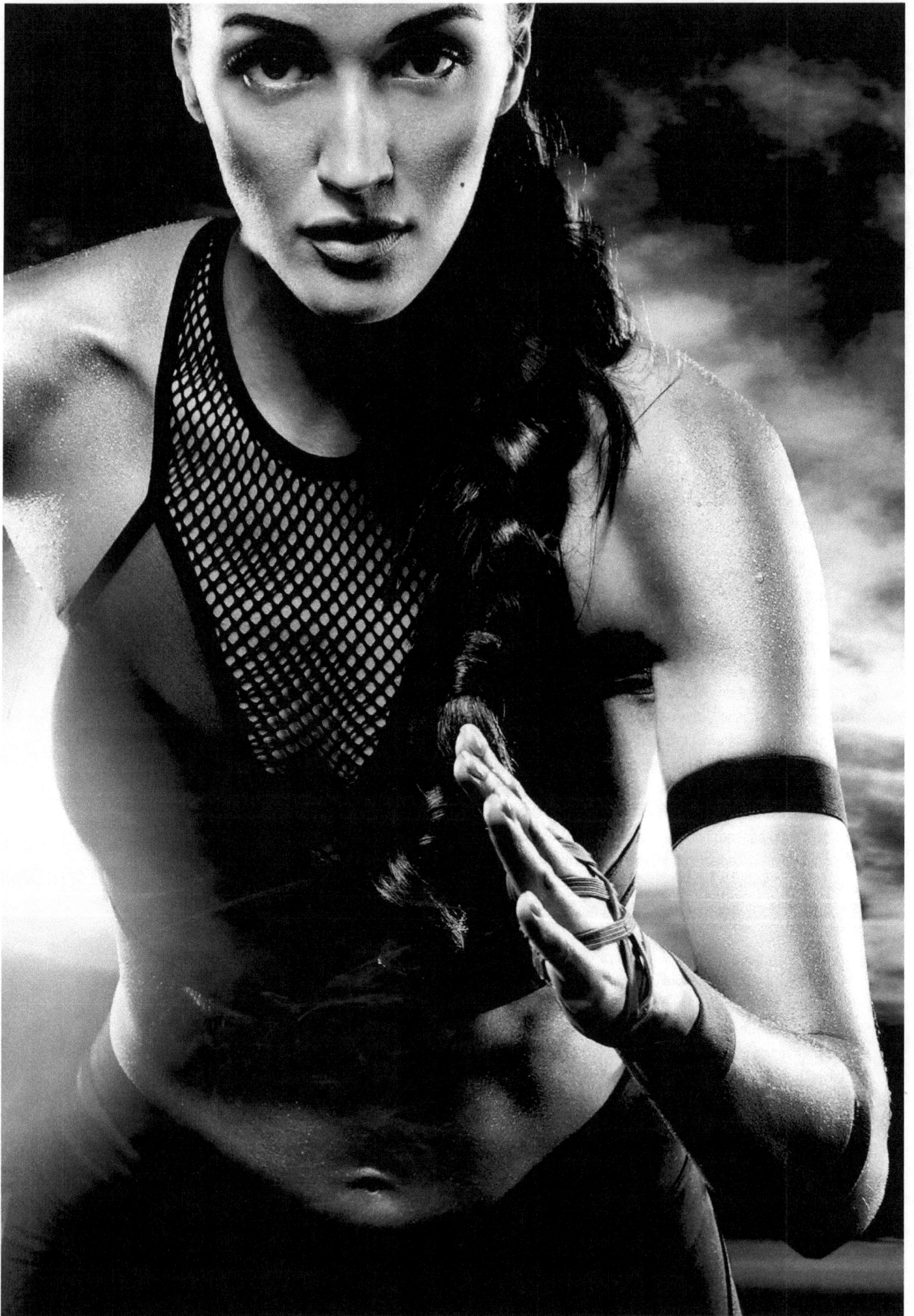

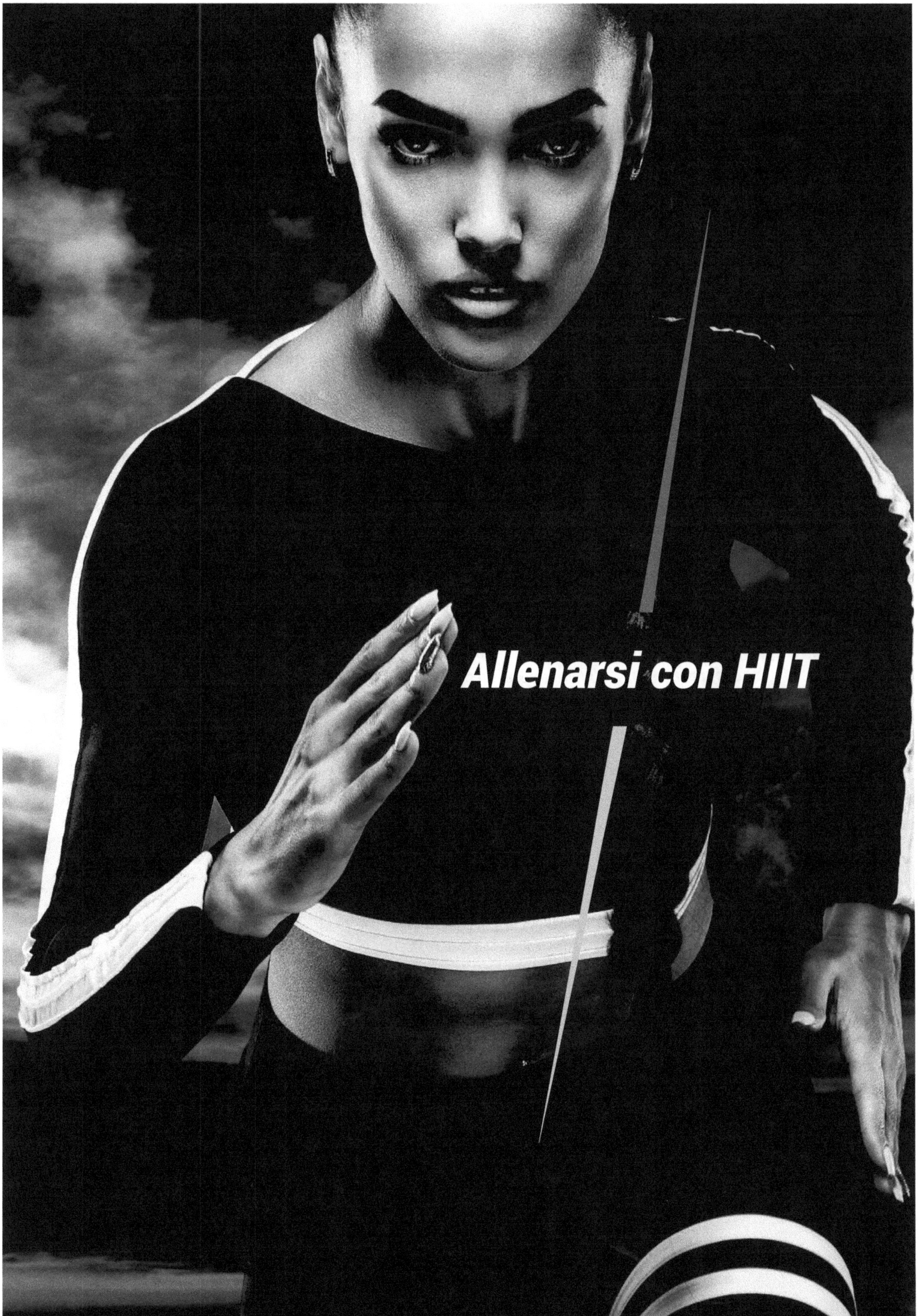

Allenarsi con HIIT

Macro, meso e microcicli devono essere costruiti sul calendario con l'obiettivo di migliorare le prestazioni per un picco a una determinata scadenza, e sono totalmente privi di senso se non si rispettano i tempi di adattamento e di recupero.

Periodizzare con un modello EBT per un atleta non è come comprare un prodotto preconfezionato, non esiste la tabella magica per preparare il campione.

Perché periodizzare?

La variazione nello stimolo, in risposta a un'esigenza allenante, è una condizione necessaria. Per evitare la monotonia dell'atleta si può programmare un allenamento vario, correndo però il rischio che sia privo di stimoli allenanti. Allo stesso modo una variazione prevista per evitare traumi sportivi è giustificata solo se lo stimolo sostitutivo produce la stessa risposta biologica.

Se gli stimoli sono eccessivamente variati tra più obiettivi di allenamento tutto il processo sarà diluito e incerto, rendendo il processo molto più lento, o inesistente. Uno stimolo costante, misurato e monitorato consente invece di raggiungere i migliori risultati in tempi più brevi poiché, come nell'azione farmacologica, ha la più concreta e misurabile azione dose-risposta. Tutte le ricerche dell'HIIT hanno ragionato su allenamenti mai variati, ottenendo risultati in tempi certi. [417]

La massima prestazione si raggiunge con allenamenti programmati per migliorare le funzioni strutturali e metaboliche, ma anche la fiducia in se stessi e, sempre collegata alla sfera psicologica, la tolleranza a livelli di allenamento più intensi.

La dinamica dell'allenamento comporta la manipolazione del carico attraverso le variabili di intensità, durata e frequenza in una combinazione di forza, velocità e resistenza eseguite in modo coordinato e sport-specifico.

La periodizzazione a breve e a lungo termine richiede periodi alternati di allenamento e recupero, per evitare un eccessivo affaticamento che può portare a sovrallenamento. Questo deve essere uno dei temi di maggior riflessione per evitare uno squilibrio del carico di allenamento per ogni singolo atleta: macro, meso e microcicli devono essere costruiti sul calendario con l'obiettivo di migliorare le prestazioni per un picco a una determinata scadenza, e sono totalmente privi di senso se non si rispettano i tempi di adattamento e di recupero.

Periodizzare con un modello EBT per un atleta non è come comprare un prodotto preconfezionato, non esiste la tabella magica per preparare il campione, la programmazione deve essere una negoziazione continua e costante, che realizzi il miglior abito su misura confezionato dal più abile sarto sulla piazza: l'allenatore.

Si deve tener presente che ci sono atleti completamente differenti che possono tutti competere per la vittoria, ma ognuno avrà i suoi tempi e nessuno ci arriverà con lo stesso programma.

Gli allenamenti programmati per un miglioramento del VO_2max possono portare a miglioramenti fino al 19% in soggetti non allenati. *Fantastico! Diremmo*, ma è un dato statistico; in campo possiamo trovare un 5% di atleti senza miglioramenti e un 5% con incrementi fino al 40%. Un'analoga eventualità si registra con la forza: in questo caso 12 settimane potrebbero essere sufficienti per gli adattamenti biologici e ottenere un 54% di incremento della prestazione, ed è una aspettativa di grande entusiasmo. Ma ancora un dato statistico: alcuni atleti possono avere l'1% di miglioramento e altri arrivare al 250%. [418]

Questi esempi per ribadire un concetto importante: non si può più periodizzare né allenare sulla base di tabelle generiche, non si può ragionare sui dati della *media della popolazione mondiale,* perché ogni atleta è unico. Ognuno risponderà a suo modo a identiche sessioni di allenamento, e sessioni identiche produrranno risposte transitorie influenzate dalla volontà individuale e dallo stato generale dell'organismo di quello specifico atleta in quel preciso momento. Quindi basarsi sul comportamento, o sull'obiettivo di un "gruppo" anche in sport di squadra è altamente fuorviante quando generalizzato. Non esistono modelli migliori, efficaci o magici. Non esistono recuperi, intensità e serie più performanti. Non esiste nulla che applicato in serie produca sempre gli stessi effetti su tutti gli atleti.

Non esiste quindi una mappa da seguire, pensare che per andare da A a B significhi tracciare un segno è un'utopia. Una mappa ci può rassicurare, ci può far pensare di avere la soluzione in mano, e possiamo avere la garanzia che altri l'hanno usata e sono giunti a destinazione. Ma entrare in una foresta con una mappa significa trovare ostacoli a ogni passo, arriveremo a destinazione solo se li sapremo dapprima prevedere e poi risolvere. Nella mappa questo non c'è. Nello sport esiste il ragionamento EBT: ricerca ed esperienza, atleta per atleta. [414]

Progettiamo la periodizzazione individuale

In alcuni periodi di transizione le linee guida della periodizzazione sono state affidate alla terminologia, non basate sulla scienza. Proviamo invece a capire come, partendo da un punto A (inizio stagione) possiamo arrivare a un punto B (prestazione) e dividendo il percorso dell'allenamento in tanti altri piccoli segmenti, quali saranno i test di valutazione che dovremo eseguire per capire se la direzione che avevamo tracciato è giusta e se stiamo seguendo la strada corretta.

La risposta adattativa agli allenamenti imposti dalle tabelle generiche produce risultati non prevedibili, con alti margini di errore e notevoli differenze individuali. Per evitare questo problema occorre adottare un approccio che miri a precise risposte, che richiede lo studio iniziale di questi elementi:

- Parametri del carico esterno;
- Feedback del carico interno;
- Valutazione della storia dell'atleta e dei carichi precedenti;
- Valutazioni biologiche, psicosociali e emozionali.

Questo è il punto di partenza della nostra periodizzazione, e la valutazione di questi fattori si deve eseguire applicando i metodi della quantificazione già descritti. Avremo quindi la necessità di valutare e definire un insieme di variabili nei momenti in cui valuteremo l'atleta, dal T0, all'inizio della preparazione, a seguire, T2, T3... Tn, fino all'ultimo momento utile prima dell'ultima prestazione dell'anno. Si definiscono tre fasi, che differiscono per il tipo di verifiche, quindi di variabili da valutare:

1) **Variabili pre-season.** Prima di iniziare il programma di allenamento si devono eseguire la valutazione medica, psicologica, e tecnica. Quindi svolgere i test fisiologici (VO_2max, lattato, etc.), sul carico pregresso (RHR, HRV), sul grado di recupero (analisi del sonno), e anche i test motori e coordinativi, biomeccanici, neuromuscolari (forza e potenza) e sport-specifici.

Non si può più periodizzare né allenare sulla base di tabelle generiche perché ogni atleta è unico.

Nello sport esiste il ragionamento EBT: ricerca ed esperienza, atleta per atleta.

Questo genere di valutazione si può fare in due-tre giorni e dovrà essere la base di tutto il ragionamento sulla periodizzazione con un solo punto di partenza: priorità alle debolezze.

2) Variabili in-season

Durante la stagione si procede con la valutazione dei carichi interni, del recupero, della nutrizione, della fatica percepita, della prevenzione, del profilo dell'umore e così via.

3) Variabili performance

In questa fase si verifica il programma di tapering, valutando il modello più idoneo alla maggiore risposta psicofisica.

Partiamo da periodizzazioni comunemente usate e ragioniamo, sulla base delle valutazioni che abbiamo effettuato, per definire quella che meglio di adatta al nostro caso. Poi si modificherà, per adattarla al meglio seguendo l'evoluzione dell'atleta.

Periodizzazione lineare

La periodizzazione lineare è la più semplice, probabilmente anche quella più diffusa. Si aumentano gradualmente il volume, l'intensità e il lavoro in un piano di allenamento annuale. La chiave di questo metodo è il sovraccarico progressivo; quando l'atleta avverte stanchezza persistente si riduce il lavoro.

Quando usarla?

Con i principianti. È facile da comprendere e da applicare, e consente di ottenere miglioramenti individuali alle persone non allenate. È facile da memorizzare, da scrivere (si riassume in una tabella) e in più è motivate, poiché innesca la sfida del "fare una ripetizione in più", "aumentare il carico".

Perché usarla?

Perché è utile per obiettivi annuali. Iniziare un allenamento a settembre con una gara a maggio consente di poter rispettare i periodi necessari agli adattamenti, ai recuperi e alla fase di tapering. È una periodizzazione lenta ma a volte necessaria per atleti (o allenatori) con limitata esperienza; i principianti, almeno il primo anno, avranno buone probabilità di miglioramento.

Come applicarla all'HIIT?

Con i principianti le debolezze sono ovunque: centrali e periferiche. È quindi utile poter applicare tutte le possibili combinazioni dell'HIIT proposte nell'ultimo capitolo di questo libro. Gli adattamenti centrali richiederanno più tempo e quelli periferici saranno più evidenti. Inizialmente anche stimoli apparentemente non coerenti con il modello di prestazione possono avere utili e portare sinergici effetti sulla prestazione.

Periodizzazione ondulata

Nella periodizzazione lineare la progressione è semplice, tutto aumenta progressivamente; la periodizzazione ondulata si basa sul costante cambiamento degli stimoli durante i periodi dell'allenamento.

È come se avessimo in mano un mixer con tanti canali, non è pensabile sollevare tutte le slitte allo stesso modo, il suono rimarrà uguale e si alzeranno solo il volume e il rumore. Questo stile manipola più variabili in diversa misura: cambiano la tipologia del lavoro, il volume, l'intensità e la frequenza.

Quando usarla?
Queste modifiche ondulatorie possono essere giornaliere, settimanali ma anche meno frequenti. La periodizzazione ondulata è più avanzata della lineare, il programma di allenamento incorpora molteplici stimoli, ma variarli in modo da rispettarne la funzione richiede competenza ed esperienza.

Per esempio sostituire uno squat jump con un push up non produrrà nessun effetto utile al miglioramento cercato, poiché i due esercizi apportano stimoli diversi sotto ogni profilo.

Perché usarla?
Perché può essere utile nell'allenare individualmente una variabile e mantenere inalterate le altre senza perdere gli adattamenti. È consigliata agli atleti più avanzati con stagioni sportive più lunghe, con più obiettivi agonistici o con diversi stati di forma richiesti.

Come applicarla all'HIIT? Gli atleti più avanzati possono applicare nella stessa sessione, o in giorni differenti, protocolli prevalentemente centrali (per esempio gli HIIT lunghi con recuperi attivi) e protocolli anaerobici glicolitici (come gli HIIT brevi all-out con recuperi passivi): in questo modo si lavora su differenti debolezze e con tempi individuali.

Periodizzazione a blocchi

La periodizzazione a blocchi è tra le tecniche più recenti. Il concetto dei blocchi è centrato sulla suddivisione di periodi di allenamento specifici in sottoperiodi di 2-4 settimane. Ogni blocco comprende tre diversi stadi:
- **Accumulo** (intensità del 50-75%), nel quale ci si concentra sullo sviluppo delle qualità generali aerobiche, della forza e del pattern tecnico;
- **Trasformazione** (intensità del 75-90%), nel corso del quale si ricerca lo sviluppo delle qualità aerobiche specifiche e della forza specifica, con lavori sulle abilità specifiche dell'atleta;
- **Realizzazione** (90%> intensità), per la sua competenza è orientato verso gli esercizi specifici al tipo di sforzo competitivo. [290, 419, 416, 414, 420]

La periodizzazione a blocchi si presta alle situazioni in cui la prestazione è necessaria in numerosi periodi nell'anno (qualificazioni, nazionali, europei, mondiali, etc.), quando cioè si deve garantire un livello costante durante tutto l'anno, con i minimi spostamenti prestativi.

Oltre al livello dell'atleta è necessaria, se non fondamentale, la preparazione EBT dell'allenatore poiché, soprattutto in questo caso, le tabelle non possono essere applicate ma occorre stabilire il lavoro solo con l'attenta analisi individuale basata su dati reali dell'atleta, monitorati costantemente. [419, 420]

Quando usarla?

L'obiettivo alla base di questi blocchi più piccoli e specifici è quello di consentire a un atleta di rimanere più a lungo al massimo livello. Poiché la maggior parte degli sport ha durate più lunghe e richiede picchi multipli, viene spesso prescritta la periodizzazione dei blocchi.

Perché usarla?

Quando il picco di forma si deve mantenere per un periodo di tempo prolungato. Stimolando frequentemente gli adattamenti specifici dell'allenamento, si può raggiungere un progressivo miglioramento (con nuovi adattamenti), mantenendo il livello di quanto già ottenuto. È adatta per gli atleti d'élite che hanno più fasi importanti durante l'anno.

Come applicarla all'HIIT?

Un blocco può essere pensato per una specifica variabile, per esempio per puntare all'ottimizzazione degli adattamenti enzimatici ai trasportatori di membrana. Ci sono protocolli HIIT che, opportunamente applicati, consentono di ottenere gli adattamenti enzimatici anche in poche settimane.

L'HIIT e la nutrizione

L'HIIT è diventato popolare nello sport e nel fitness perché una delle informazioni che maggiormente è richiamata nell'immaginario collettivo è il *risparmio del tempo*. Tuttavia questa caratteristica, anche se esistente, è fortemente influenzata da altri fattori, non comprimibili: l'apporto nutrizionale, l'ingestione, la digestione e la disponibilità energetica.

L'HIIT senza la nutrizione è come una macchina di Formula Uno senza carburante, se invece è combinato con un programma nutrizionale prescritto da un professionista, un protocollo personalizzato può ottenere risultati evidenti, con solidi benefici per la salute, tra cui:

- Miglioramento della pressione sanguigna e della salute cardiovascolare;
- Miglioramento della sensibilità all'insulina;
- Miglioramento della composizione corporea.

Le prestazioni funzionali e gli adattamenti sistemici previsti dall'allenamento programmato vengono compromessi da un'assunzione nutrizionale inadeguata o disordinata. Negli atleti si riscontrano delle carenze nutrizionali specifiche, in particolare per la vitamina D3 e il ferro, per i quali gli studi hanno riportato tassi di carenza, rispettivamente, fino al 73% e del 22-31%. Altre carenze nutrizionali, meno comuni, che possono ridurre le prestazioni di resistenza e la funzione muscolare, riguardano la vitamina B9 (acido folico), la vitamina B12 (cobalamina) e il magnesio. [421]

Le esigenze nutrizionali individuali dipendono in gran parte dalle esigenze bioenergetiche specifiche per lo sport e per l'allenamento, dalla tolleranza metabolica, dai bisogni e dalle preferenze dell'atleta. Il frequente monitoraggio dell'assunzione di macronutrienti e di micronutrienti può aiutare a identificare le carenze individuali, e a tenere traccia dei cambiamenti, specialmente quando aumentano il volume di allenamento e quindi le richieste nutrizionali.
Tra i macronutrienti oggetto di controllo si escludono le proteine, che possono avere un valore costante in quanto non direttamente ergogeniche per le attività dell'HIIT. Tra i micronutrienti oltre ai folati, la cobalamina e il magnesio, saranno oggetti di controllo il sodio, il potassio, il calcio. La valutazione nutrizionale va eseguita mediante l'analisi dei biomarker, per eliminare i pregiudizi associati alle valutazioni più tradizionali e soggettive. [421]

Aspetti generali della nutrizione per l'HIIT

I bisogni nutrizionali di un atleta sono specifici, variano a seconda della persona, del programma individuale e di allenamento, ma si possono dare alcuni suggerimenti per capire se la propria nutrizione è ancora lontana dalle linee guida di riferimento. L'attività fisica in generale è favorita da programmi nutrizionali vari e completi, che comprendano anche cereali integrali, frutta e verdura e proteine magre, che possono essere non solo di provenienza animale, a condizione che contengano un quadro stechiometrico ottimale e tutti gli amminoacidi essenziali. I migliori piani nutrizionali apportano calorie e macronutrienti in grado di fornire riserve di energia per gli allenamenti. È importante che non vengano adottate, in autonomia, diete restrittive, che potrebbero sortire un effetto contrario alle intenzioni.

Molte volte pensare di ridurre i carboidrati credendo di bruciare più grassi rende più probabile l'utilizzo di proteine (e massa magra) a fini energetici. Questa scelta si traduce in un catabolismo dei tessuti utili allo svolgimento di protocolli HIIT, e a una drastica riduzione del tono muscolare.
Molti atleti seguono diete non tradizionali, a basso contenuto di carboidrati o chetogeniche. Gli atleti sono in grado di sostenere le prestazioni con diete comprendenti solo il 7% di carboidrati senza interferenze sulla gluconeogenesi, ma per mantenere l'uso e il consumo di glicogeno muscolare simile a quello degli atleti che seguono diete a alto contenuto di carboidrati si generano effetti drammatici sull'ossidazione dei grassi. [422]

L'idratazione

Bere almeno 1 litro all'ora di acqua e sali minerali è un must per garantire la completa idratazione durante gli allenamenti, ma durante l'attività fisica, specialmente al caldo, la maggior parte delle persone tende a bere meno di quello che perde attraverso la sudorazione, causando un deficit idrico (disidratazione involontaria). Poiché il sudore è ipotonico, la disidratazione indotta dall'esercizio porta principalmente a un decremento del volume del fluido extracellulare. È sempre bene ricordare che l'acqua persa durante l'esercizio

Molte volte pensare di ridurre i carboidrati credendo di bruciare più grassi rende più probabile l'utilizzo di proteine (e massa magra) a fini energetici. Questa scelta si traduce in un catabolismo dei tessuti utili allo svolgimento di protocolli HIIT, e a una drastica riduzione del tono muscolare.

fisico non va calcolata con l'acqua necessaria al metabolismo, di circa 1,8 litri al giorno, ma va aggiunta. [423]

Pesarsi prima e dopo l'esercizio fisico può servire per valutare la perdita di liquidi ogni ora, perché riflette principalmente una diminuzione nell'acqua corporea totale, non dei substrati energetici, come per esempio i grassi e le proteine. Negli individui che si esercitano in ambienti caldi e umidi uno stato di disidratazione superiore al 2% della massa corporea è stato collegato a diminuzioni delle prestazioni sportive, della funzione cognitiva, dell'umore e all'aumento del rischio di malattia da calore, da sforzo o da colpo di calore. [424]

Bere acqua non basta: esistono dei rapporti tra acqua e sali minerali da tenere in considerazione nel caso in cui si voglia aumentare l'apporto idrico. Per ogni litro di acqua occorre aggiungere 1-1,2 grammi di sale (0,4-0,5 grammi di sodio) e 0,8-1 grammi di potassio. Per gli altri sali minerali le linee guida indicano valori compresi tra i 350 mg e i 450 mg di magnesio; 1000 mg e 1500 mg di calcio, a prescindere dall' introito di acqua. [423, 425]

Nutrizione preallenamento per HIIT

A causa dell'intensità di questi allenamenti, è fondamentale seguire un piano nutrizionale programmato al carico di lavoro, che comprenda un'alimentazione adeguata nei giorni e anche nelle ore precedenti all'allenamento. A grandi linee si deve pianificare un pasto dal moderato-alto contenuto di carboidrati, che includa anche proteine, circa 3-4 ore prima dell'allenamento HIIT, e poi un altro spuntino ad alto contenuto di carboidrati entro un'ora dall'allenamento.

Il rispetto dei tempi è tanto più importante se nel pasto sono previste anche quantità di grassi e fibre che possono rallentare la digestione. Le buone opzioni per un pasto preallenamento includono:

- Pane tostato integrale con burro di arachidi e banana;
- Pollo magro, o pesce, maiale o manzo;
- Yogurt greco non grasso o ricotta con frutta di stagione;
- Frutta secca, mandorle e noci.

Nutrizione post allenamento per HIIT

La più grande preoccupazione nutrizionale post-allenamento ad alta intensità è ripristinare la deplezione del glicogeno, alla quale si affianca la fatica percepita nei muscoli. Il periodo post-esercizio è ampiamente considerato la parte più critica dei tempi dei nutrienti. In teoria consumare il giusto rapporto di nutrienti durante questo periodo non solo avvia la ricostruzione del tessuto muscolare danneggiato e il ripristino delle riserve energetiche, ma avviene in modo supercompensato, ovvero con un miglioramento della composizione corporea e delle prestazioni fisiche. [426]

Una combinazione di carboidrati e proteine potrebbe essere la soluzione con maggiori evidenze a supporto per costruire il miglior pasto post allenamento. Ancor più che con le proteine, è fondamentale il dosaggio dei carboidrati e il timing relativo all'allenamento di resistenza, ma siamo in un'area grigia ancora priva di dati coesi per formare raccomandazioni concrete. In linea generale si tende a raccomandare dosi di carboidrati pre e post esercizio che superino le quantità di proteine. [427]

L'acqua persa durante l'esercizio fisico non va calcolata con l'acqua necessaria al metabolismo, ma va aggiunta.

Ricerca

Bevi prima di avere sete

Durante l'esercizio fisico intenso attraverso l'espirazione, il sudore e il metabolismo si perdono grandi quantità di liquidi. Quando avvertiamo la sete è probabile che siamo già oltre il 2% di disidratazione, che è la soglia di allarme da non superare. Infatti poiché la sete è stimolata da una significativa disidratazione, le persone possono già essere disidratate nel momento in cui avvertono la necessità d bere. Questo fenomeno potrebbe anche spiegare il motivo per cui gli atleti spesso iniziano il loro allenamento, o la competizione, in uno stato di idratazione subottimale. La perdita di fluidi della media della popolazione varia da 0,5 a 2 litri per ogni ora di attività fisica intensa. [425, 421]

Dopo gli allenamenti HIIT, è importante sostituire il glicogeno, le vitamine, i minerali e l'acqua che perdiamo durante l'esercizio. I suggerimenti per l'alimentazione post-allenamento sono simili ai pasti pre-allenamento — scegliere gli stessi cibi che si mangiano prima dell'allenamento e mangiare quanto basta per soddisfare l'appetito. e includono:

- Cereali integrali con frutta e latte di soia o di riso;
- Cracker integrali senza sale con frutta di stagione e formaggio;
- Legumi idratati e pane a lievitazione lenta.

Le raccomandazioni generali per il pre e post esercizio HIIT seguono quelle degli sport di forza, con la raccomandazione assumere le proteine nella dose di 0,4-0,5 grammi per chilo di massa magra. Questo sembra essere un approccio prudente di fronte all'incertezza sull'ottimizzazione dei fattori di temporizzazione dei nutrienti per gli obiettivi di ipertrofia muscolare e forza. [427, 426]

Se nella finestra di pre e post allenamento si scelgono assunzioni con formule in polvere proteiche o glucidiche, o entrambe, si può procedere all'assunzione di un pasto 45 minuti prima dell'allenamento e del secondo, dopo l'allenamento, entro le 2 ore successive.

I pasti solidi, con alimenti cotti, si dovranno assumere almeno 2 ore prima dell'allenamento, per non avere ancora la digestione in corso durante l'attività; resta valida la regola entro le due ore per il pasto del post allenamento. La nutrizione nel post esercizio è parte integrante, e sinergica, degli aspetti più ampi del recupero per gli atleti che svolgono attività intense come l'HIIT. La nutrizione, infatti, è importante per le funzioni che favoriscono il sonno. È necessaria la supervisione di un professionista poiché la sola sensazione di *fame* che avverte l'atleta non è oggettiva, e può essere alterata dalla nutrizione stessa. [428] L'atleta è da considerare come una sfera di cristallo, ogni procedura fuori dalle necessarie precauzioni EBT è delicata, e tutto quanto svolto durante la giornata, incluso l'allenamento e la nutrizione, deve portare a un perfetto e efficiente recupero, che si manifesta principalmente con il raggiungimento del sonno profondo. [429, 430]

La sola sensazione di fame che avverte l'atleta non è oggettiva, e può essere alterata dalla nutrizione stessa.

Approfondimenti

Finestra anabolica

Il concetto della *finestra anabolica* ristretta ai 30 minuti dopo l'esercizio ha perso solidità. Non ci sono risultati significativi attribuibili in modo coerente e determinante all'ingestione proteica nel pre o nell'immediato post esercizio. L'atleta è quindi libero di scegliere in base ai fattori individuali — come la preferenza, la tolleranza, la convenienza e la disponibilità — se consumare proteine immediatamente prima o dopo l'esercizio. [427]

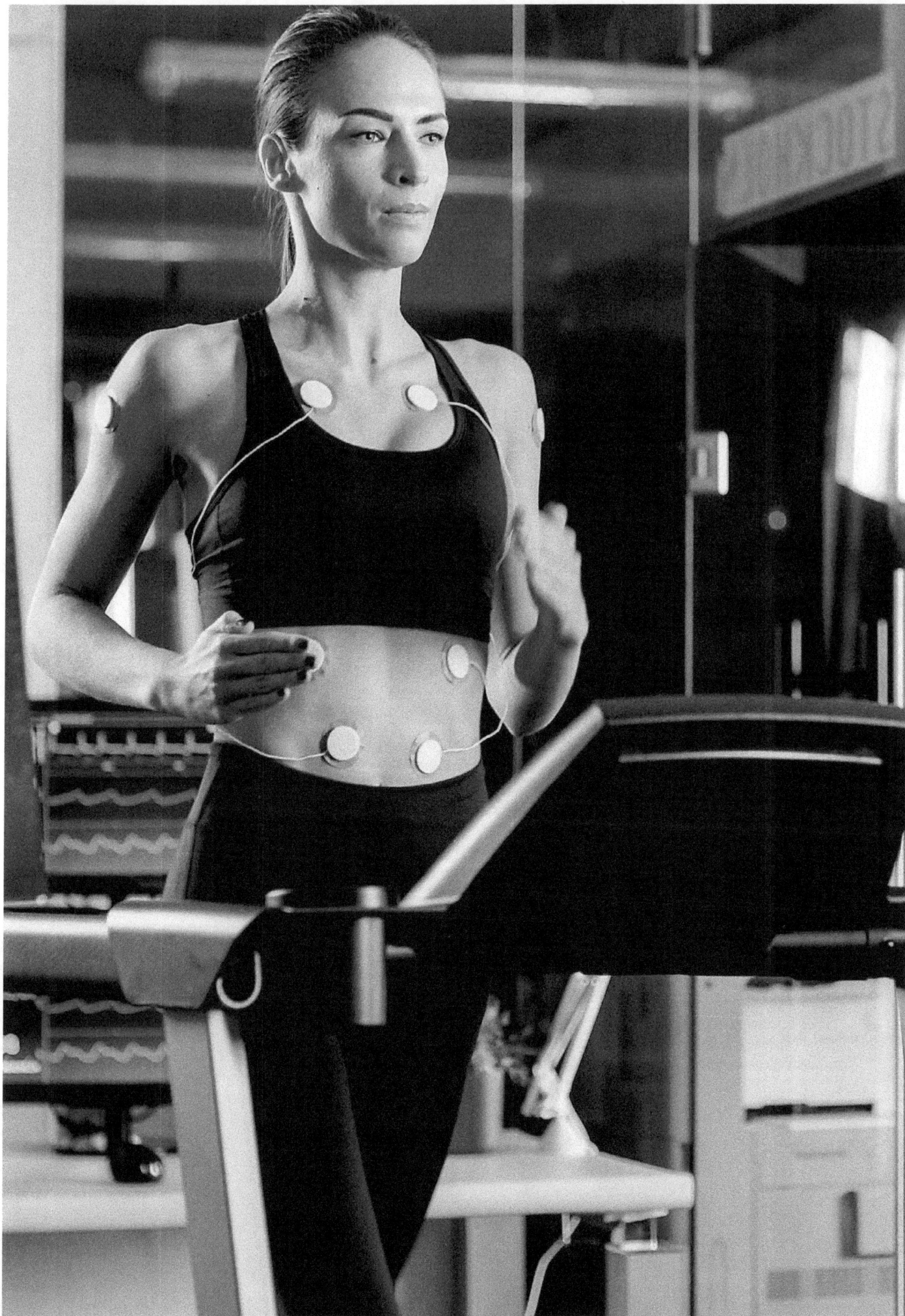

6

La formula HIIT

20 studi da applicare

In questa parte cercheremo di mettere insieme i tanti puntini disegnati finora su una nostra mappa mentale. Al momento possono sembrare elementi distanti tra loro ma, con un nuovo ragionamento EBT, capiremo come farli toccare tra loro e unendoli, daremo forma al nostro sogno.

Uniremo quindi tanti elementi, numerose caratteristiche viste nei capitoli precedenti e cercheremo quindi di arrivare ad una sintesi, ma non ad una soluzione. Saranno presentate infatti 20 tracce, non 20 tabelle, e la differenza è sostanziale.

Devono essere delle tracce di ragionamento dove, pensando per esempi, arriveremo a capire quale tipologia di HIIT è più adatta per migliorare delle esigenze dell'atleta, che è e rimane unico tra tanti.

È giunto quindi il momento dove dobbiamo mettere in pratica quello che il metodo EBT ci ha insegnato e, probabilmente, lo faremo per la prima volta. Dopo le 20 tracce infatti sarà esposto un caso di studio, ipotetico, disegnato su un atleta virtuale ma che potrebbe avere tanti punti di contatto sul tuo atleta, o su te stesso. Ti invito quindi a leggere con attenzione sia le tracce che il caso di studio e fare un ragionamento più ampio di quello che troverai scritto.

Non pensare che se trovi scritto cicloergometro non vada bene per la boxe o che trovi scritto nuoto non vada bene per la scherma.
Quello che manca è nella tua esperienza, è il terzo cerchio del modello Evidence Based, ed è quello che farà la differenza tra un tecnico che usa le tabelle ed un professionista che ragiona sulle soluzioni.
Ma prima di iniziare ricorda sempre che:

- Si parte dalle esigenze dell'atleta e non dalla tabella.
- Si parte dai punti di debolezza dell'atleta e non delle sue migliori caratteristiche.
- Si parte dagli obiettivi che vogliamo raggiungere, con i tempi che abbiamo a disposizione, non dalle periodizzazioni uguali per tutti.
- Si parte disegnando una rotta ben sapendo che dovremo verificarla passo per passo con periodici test di valutazione.

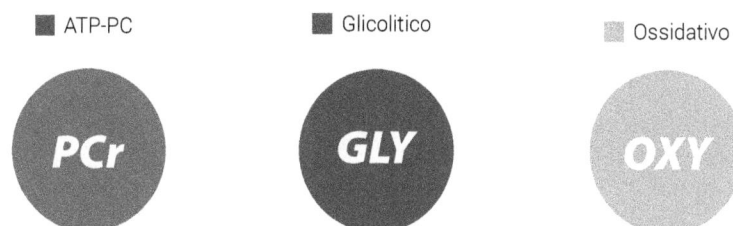

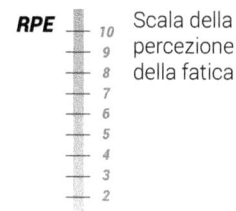

■ ATP-PC   ■ Glicolitico   ▨ Ossidativo   *RPE* Scala della percezione della fatica

PCr   GLY   OXY

10
9
8
7
6
5
4
3
2

HIIT | Traccia 01

Questo protocollo è basato sulla pubblicazione di Tabata I. et al. del 1996.
Probabilmente uno dei più noti grazie alla sua facilità di comprensione.
Vediamo il protocollo originale e troviamo le possibili varianti in funzione dello sport, dell'attività fisica o dell'obiettivo da raggiungere.
Non è un protocollo che, nella sua versione originale, è adatto a principianti quindi ogni variante si discosta dai risultati attesi in maniera sensibile.

Protocollo originale

01	Modalità	Intensità	Durata fase attiva	Durata fase recupero	Modalità recupero	Numero ripetizioni	Numero serie	Numero allenamenti settimanali	Numero settimane
	Cicloergometro	170% VO_2max	20"	10"	Passivo	8	1	5 (uno MICT)	6

Studio: Effects of moderate-intensity endurance and high-intensity intermittent training on anaerobic capacity and VO_2max. [1]
Autori: Tabata I, Nishimura K, Kouzaki M, Hirai Y, Ogita F, Miyachi M, Yamamoto K.
Rivista: Medicine and Science in Sport & Exercise
Anno: 1996

Protocollo scientifico originale

Il *Tabata* viene sperimentato con un cicloergometro, quindi una attività ciclica a carico degli arti inferiori.
La velocità è stata calcolata sul 170% della velocità ottenuta al picco di VO_2max su un test incrementale.
Il gruppo di studio ha effettuato 4 giorni la settimana questo protocollo ed un 5° giorno una attività in steady state per 60 minuti al 70% del VO_2max.
L'allenamento era complessivamente di 6 settimane.

Aspettative del protocollo

Il 20-10 ha dimostrato un miglioramento del VO_2max e della capacità anaerobica. Il gruppo di confronto, che ha eseguito un allenamento a ritmo costante, non ha ottenuto miglioramenti nel metabolismo anaerobico.

Modalità EBT e Sport Specifica

01	Modalità	Intensità	Durata fase attiva	Durata fase recupero	Modalità recupero	Numero ripetizioni	Numero serie	Numero allenamenti settimanali	Numero settimane
A	Fitness a corpo libero	All-out	20" (Numero max di movimenti)	10"	Passivo	8	4	3	16
B	Atletica leggera	All-out	20" (Massima distanza percorsa)	10"	Passivo	8	1/2	5/6	8/12
C	Nuoto	All-out	25 m	10"	Passivo	8	2	5/6	12
D	Ciclismo (rulli)	All-out	20"	10"	Passivo	8	1/2	5/6	8/12
E	Ciclismo (strada)	All-out	20" (Massima distanza percorsa)	10"	Passivo	8	1/2	5/6	8/12

Trasformazione EBT

L'intensità è di difficile misurazione senza strumenti quindi si deve sostituire con un All-out.

Le attività devono essere mantenute in forma ciclica, anche se a corpo libero, ma con esercizi che consentano il raggiungimento dello sforzo massimale.

Nelle attività a corpo libero è possibile inserire routine di esercizi a basso livello coordinativo, cicliche e progressivamente intense (vedere capitolo sul fitness per le varianti della intensità).

Persone non allenate possono fare questo protocollo interrompendolo quando non si è più in grado di mantenere l'intensità della prima ripetizione.

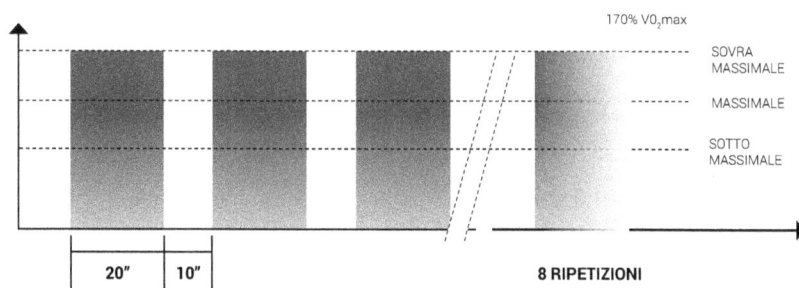

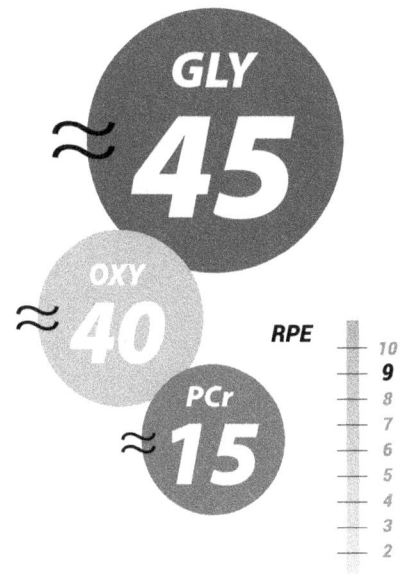

🤸 **Approfondimenti**

Questo protocollo è applicabile ad atleti evoluti. Vista la sua praticità e la sequenza 20-10 di facile applicazione può essere usato anche con atleti meno evoluti con intensità più basse. In questo caso è necessario aumentare il numero delle serie e non limitarsi ad una. Queste varianti sono però notevolmente distanti dallo studio scientifico e pertanto non se ne possono valutare eventuali benefici, se non per atleti non allenati nei primi 3 mesi.

HIIT | Traccia 02

Questo protocollo è basato sulla pubblicazione di Wisløff U et al del 2007. È stato uno studio orientato all'attività fisica per contrastare l'insufficienza cardiaca. Vediamo il protocollo originale e troviamo le possibili varianti in funzione dello sport, dell'attività fisica o dell'obiettivo da raggiungere.

Questo protocollo, nato per pazienti con insufficienza cardiaca, non è orientato ad atleti di élite ma si può applicare senza particolari limiti a tutti.

Protocollo originale

02	Modalità	Intensità	Durata fase attiva	Durata fase recupero	Modalità recupero	Numero ripetizioni	Numero serie	Numero allenamenti settimanali	Numero settimane
	Treadmill	95% HRmax	4'	3' al 50/70% HRmax	Attivo	4	1	3	12

Studio: Superior cardiovascular effect of aerobic interval training versus moderate continuous training in heart failure patients: a randomized study. [2]
Autori: Wisløff U, Støylen A, Loennechen JP, Bruvold M, Rognmo Ø, Haram PM, Tjønna AE, Helgerud J, Slørdahl SA, Lee SJ, Videm V, Bye A, Smith GL, Najjar SM, Ellingsen Ø, Skjaerpe T.
Rivista: Circulation
Anno: 2007

Protocollo scientifico originale

Questo studio viene originariamente proposto sul tapis roulant (treadmill) in pazienti con patologie cardiovascolari di età compresa tra i 60 e gli 80 anni. Viene previsto un warm up di 10 minuti al 60% della HRmax, sempre con gli arti inferiori. A seguire viene richiesto un cammino, con inclinazione variabile del treadmill fino a raggiungere il 90/95% della HRmax per la durata di 4 minuti, seguito da un recupero attivo di 3 minuti tra il 50 ed il 70% della HRmax per 3 volte, con fase di cool down (defaticamento) di circa 3'. 3 allenamenti la settimana per 12 settimane.

Aspettative del protocollo

Questo protocollo, nato per pazienti in terapia cardiovascolare, è stato ritenuto efficace nel rimodellamento del ventricolo sinistro, nella capacità aerobica, nella funzione endoteliale e nella qualità della vita (area psicologica).

Modalità EBT e Sport Specifica

01	Modalità	Intensità	Durata fase attiva	Durata fase recupero	Modalità recupero	Numero ripetizioni	Numero serie	Numero allenamenti settimanali	Numero settimane
A	Fitness con treadmill inclinato	95% HRmax	4'	3' al 50/70% HRmax	Attivo	4	1	3	12
B	Atletica leggera (corsa strada o pista, cammino in pendenza)	95% HRmax	4' (Massima distanza percorsa)	3' al 50/70% HRmax	Attivo	4/6	1/2	3	12/16
C	Nuoto	95% HRmax	4' (Massima distanza percorsa)	3' al 50/70% HRmax	Attivo	4/6	1/2	3	12/16
D	Ciclismo (rulli)	95% HRmax	4' (Massima distanza percorsa)	3' al 50/70% HRmax	Attivo	4/6	1/2	3	12/16

Trasformazione EBT

L'intensità al 95% della massima frequenza cardiaca è un parametro molto delicato, da misurare con attenzione. In questo caso si è scelto di utilizzare il cammino in pendenza. Questo protocollo è però trasformabile anche in altre modalità rispettando le intensità. Se le attività vengono svolte in salita, non eccessiva, si possono sfruttare spazi non particolarmente ampi o anche l'utilizzo del treadmill, non consigliato invece per altri protocolli HIIT.
Lo stesso protocollo è stato precedentemente adottato in modalità corsa da Helgerud J et al nel 2001 e pubblicato sulla rivista Medicine & Science in Sport & Exercise, quindi perfettamente trasferibile anche a queste modalità cicliche.

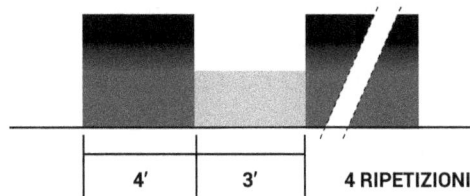

4'   3'   4 RIPETIZIONI

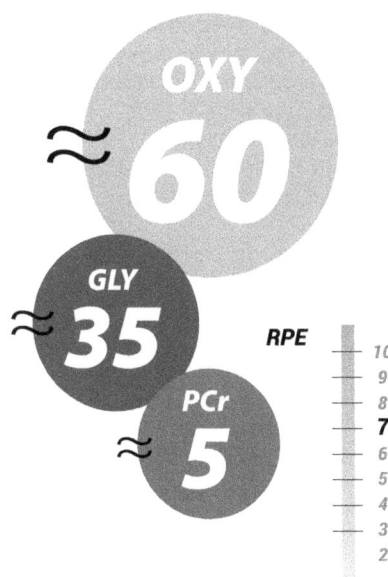

OXY ≈ 60
GLY ≈ 35
PCr ≈ 5

RPE
10
9
8
7
6
5
4
3
2

Approfondimenti

Questo protocollo, nel suo schema originale, è applicabile a persone in terapia medica. L'intensità stabilita è comunque molto alta e pertanto si può applicare anche ad atleti, anche principianti, se in modalità di cammino in pendenza. La modalità del cammino, oltre a mantenere un più elevato grado di sicurezza, è adatta alle persone che non hanno una particolare predisposizione alla corsa oppure sono reduci da infortuni che ne limitano i movimenti. La scelta dell'inclinazione non dovrà comunque essere eccessiva poiché l'esaurimento muscolare potrebbe limitare l'attività e l'atleta sarebbe portato ad interrompere prima del raggiungimento del 95% della FCmax.

HIIT | Traccia 03

Questo protocollo è basato sulla pubblicazione di Burgomaster Ka et al del 2008. È stato uno studio focalizzato sulla ricerca di adattamenti metabolici funzionali all'aumento della capacità ossidativa dei muscoli.

Vediamo il protocollo originale e troviamo le possibili varianti in funzione dello sport, dell'attività fisica o dell'obiettivo da raggiungere. Nato per soggetti attivi ma non allenati, non è però di facile esecuzione poiché le intensità e le durate sono molto difficili anche per atleti più evoluti.

Protocollo originale

02	Modalità	Intensità	Durata fase attiva	Durata fase recupero	Modalità recupero	Numero ripetizioni	Numero serie	Numero allenamenti settimanali	Numero settimane
	Cicloergometro	All-out	30"	4'30"	Attivo bassa cadenza	Da 4 a 6	1	3	6

Studio: Similar metabolic adaptations during exercise after low volume sprint interval and traditional endurance training in humans.
Autori: Burgomaster KA, Howarth KR, Phillips M, Rakobowchuk M, Macdonald MJ, McGee SL, Gibala MJ.
Rivista: The Journal of Physiology
Anno: 2008

Protocollo scientifico originale

Questo studio viene originariamente proposto sul cicloergometro in soggetti attivi ma non allenati di entrambi i sessi. Come tutti i protocolli all-out è necessario prevedere un esercizio che consenta di poter arrivare ad intensità sovramassimali con la massima sicurezza.

In questo caso nella ricerca è stato scelto il cicloergometro.

Essendo un protocollo adattato dall'originale Wingate la scelta dei ricercatori è stata quella di mantenere le intensità senza prestabilire il raggiungimento del massimo numero delle ripetizioni previste, sei. Quindi il gruppo ha iniziato con 4 ripetizioni per poi progressivamente arrivare a 6 nelle 6 settimane, con 3 allenamenti la settimana. Il recupero attivo di 4,5 minuti è stato scelto con una bassa cadenza (sotto le 50 rpm) e bassa resistenza (30 W).

Aspettative del protocollo

Questo protocollo è stato ritenuto efficace nei cambiamenti della capacità ossidativa muscolare e regolazioni metaboliche per i segnalatori di CHO (carboidrati) e metabolismo dei lipidi quando messo a confronto con attività MICT. Vedere capitolo sugli adattamenti ossidativi e glicolitici per i dettagli.

Modalità EBT e Sport Specifica

01	Modalità	Intensità	Durata fase attiva	Durata fase recupero	Modalità recupero	Numero ripetizioni	Numero serie	Numero allenamenti settimanali	Numero settimane
A	Fitness con bike o AirBike o altri ergometri	All-out	30"	4'30"	Attivo	Da 4 a 6	1	3	6
B	Fitness a corpo libero con elementi gruppo 2	All-out	30" (massimo numero di ripetizioni)	4'30"	Attivo, corsa sul posto o altre attività cicliche	6	1	3	12
C	Atletica leggera	All-out	30" (Massima distanza percorsa)	4'30"	Attivo, corsa leggera	Da 4 a 6	1	3	6
D	Nuoto	All-out	30" (circa 50 m con eventuale virata + subacquea)	4'30"	Attivo, nuotata leggera crawl o dorso	Da 4 a 6	1	3	6
E	Ciclismo (rulli)	All-out	30" (Massima distanza percorsa)	4'30"	Attivo, pedalata leggera	Da 4 a 6	1	3	6

Trasformazione EBT

L'intensità all-out deve essere necessariamente ricercata con attività cicliche a basso livello coordinativo ed in massima sicurezza. Non sono ammessi ergometri pericolosi a velocità massimali come il treadmill.
Nella attività di fitness a corpo libero è necessario prevedere esercizi del gruppo 2 (molto intensi) e stabilire il massimo numero di ripetizioni nei 30" senza alterazione della tecnica.

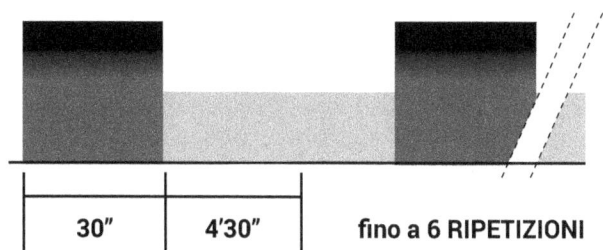

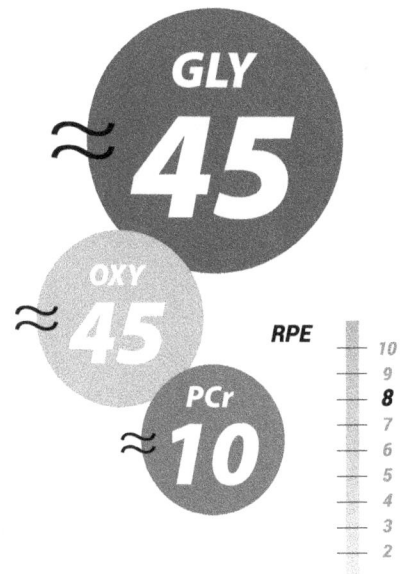

| 30" | 4'30" | fino a 6 RIPETIZIONI |

GLY ≈ 45
OXY ≈ 45
PCr ≈ 10

RPE
10
9
8
7
6
5
4
3
2

Approfondimenti

Questo protocollo, nel suo schema originale, è applicabile a persone già attive anche se non particolarmente allenate.
È quindi adatto anche ad atleti con forti adattamenti di endurance ma bassi adattamenti anaerobici così come ad atleti con un VO_2max o un Tlimit limitante la prestazione complessiva, in qualunque sport.
Il recupero attivo dopo una fase sovramassimale di 30" è utile per gli adattamenti ossidativi enzimatici oltre a quanto indicato nel capitolo sugli adattamenti.

HIIT | Traccia 04

Questo protocollo è basato sulla pubblicazione di Gibala Mj. et al del 2006.
È stato uno studio utilizzato per confronto con un allenamento ad alto volume di 90/120 minuti a velocità costante al 65% del VO_2 di picco.
La grande diversità tra i protocolli sperimentali, 2,5 ore contro le 10,5 ore in due settimane, ha consentito di poter ulteriormente focalizzare l'attenzione della ricerca sulla possibilità di ottenere adattamenti in tempi ridotti.
Questo protocollo, nato per soggetti attivi ma non allenati, non è però di facile esecuzione poiché le intensità e le durate sono molto difficili anche per atleti più evoluti.

Protocollo originale

02	Modalità	Intensità	Durata fase attiva	Durata fase recupero	Modalità recupero	Numero ripetizioni	Numero serie	Numero allenamenti settimanali	Numero settimane
	Cicloergometro	All-out	30"	4"	Passivo o leggermente attivo	Da 4 a 6	1	3	2

Studio: Short-term sprint interval versus traditional endurance training: similar initial adaptations in human skeletal muscle and exercise performance
Autori: Gibala MJ, Little JP, van Essen M, Wilkin GP, Burgomaster KA, Safdar A, Raha S, Tarnopolsky MA.
Rivista: The Journal of Physiology
Anno: 2006

Protocollo scientifico originale

Questo studio viene originariamente proposto sul cicloergometro in soggetti attivi ma non allenati di entrambi i sessi. Come tutti i protocolli all-out è necessario prevedere un esercizio che consenta di poter arrivare ad intensità sovramassimali con la massima sicurezza.
Anche in questo caso nella ricerca è stato scelto il cicloergometro.
Anche questo protocollo si basa sul Wingate ma varia le modalità di recupero rispetto al precedente (Traccia 03).
Quindi il gruppo ha iniziato con 4 ripetizioni per poi progressivamente arrivare a 6 nelle 2 settimane, con 6 allenamenti complessivi. Il recupero passivo (o solo leggermente attivo) di 4 minuti è ne ha variato gli effetti rispetto al protocollo precedente.

Aspettative del protocollo

Questo studio ha esaminato solo alcuni parametri muscolari specifici e non adattamenti fisiologici tipicamente associati a MICT a volume elevato (ad es. aumento della capacità massima di ossidazione dei lipidi, miglioramento della funzione cardiorespiratoria, cambiamenti nei marcatori dello stato di salute del sangue, potenziale perdita di peso, ecc.). Pur se gli adattamenti ottenuti sono comparabili il dispendio energetico durante una sessione HIIT di 20-30 minuti è comunque inferiore a 90-120 minuti di MICT.

Modalità EBT e Sport Specifica

01	Modalità	Intensità	Durata fase attiva	Durata fase recupero	Modalità recupero	Numero ripetizioni	Numero serie	Numero allenamenti settimanali	Numero settimane
A	Fitness con bike o AirBike o altri ergometri	All-out	30"	4	Passivo	Da 4 a 6	1	2	3
B	Fitness a corpo libero con elementi gruppo 2	All-out	30" (massimo numero di ripetizioni)	4	Passivo	6	1	3	4
C	Atletica leggera	All-out	30"	4	Passivo	Da 4 a 6	1	2	3
D	Ciclismo (rulli)	All-out	30"	4	Passivo	Da 4 a 6	1	2	3

Trasformazione EBT

Anche in questo caso valgono le considerazioni di sicurezza di tutti gli all-out. È da considerare che questo protocollo è molto breve e può dare risultati significativi solo con atleti non allenati.
Non sono possibili miglioramenti evidenti se questo protocollo viene somministrato ad atleti più evoluti o di élite, soprattutto se in fase esclusiva.

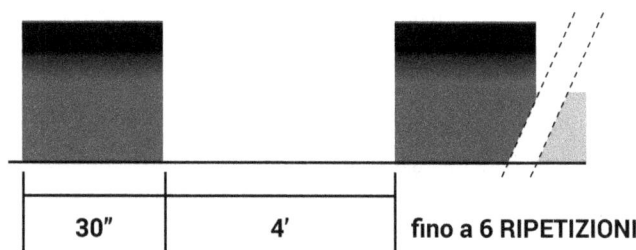

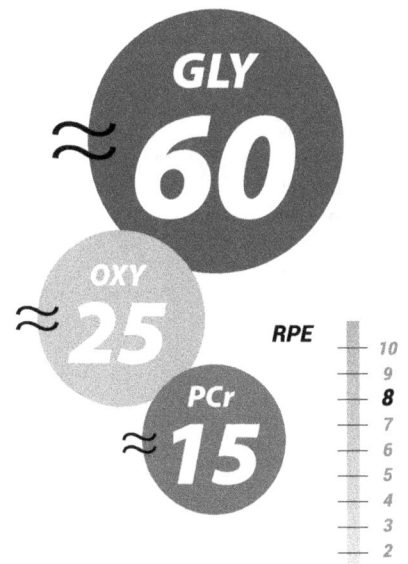

30"   4'   fino a 6 RIPETIZIONI

GLY ≈ 60
OXY ≈ 25
PCr ≈ 15

RPE
— 10
— 9
— 8
— 7
— 6
— 5
— 4
— 3
— 2

Approfondimenti

Questo protocollo, nel suo schema originale, è applicabile a persone già attive anche se non particolarmente allenate. Non è adatto, se non con modifiche sostanziali per atleti più evoluti o di élite. Un aumento in termini di volume (inserire una seconda serie) o una sommatoria di protocolli (inserire questo protocollo in un microciclo più ampio con ulteriori HIIT di modalità distinte), può essere utile ad atleti con forti adattamenti di endurance ma bassi adattamenti anaerobici lattacidi, ed anche per atleti dove la prestazione è fino ai 4 minuti.

HIIT | Traccia 05

Questo protocollo è basato sulla pubblicazione di Mohr M et al del 2007.
È un doppio protocollo (segui Traccia 06) che focalizzava l'attenzione sui trasportatori di membrana, gli enzimi glicolitici ed ossidativi.

Questo protocollo, nato per soggetti attivi ma non allenati, non particolarmente difficoltoso ed è di facile esecuzione sia in ambito fitness che sportivo.

Protocollo originale

02	Modalità	Intensità	Durata fase attiva	Durata fase recupero	Modalità recupero	Numero ripetizioni	Numero serie	Numero allenamenti settimanali	Numero settimane
	Corsa	95% della max velocità	6″	60″	Passivo	15	1	Da 3 a 6	8

Studio: Effect of two different intense training regimens on skeletal muscle ion transport proteins and fatigue development
Autori: Magni Mohr, Peter Krustrup, Jens Jung Nielsen, Lars Nybo, Martin Krøyer Rasmussen, Carsten Juel and Jens Bangsbo
Rivista: American Journal of Physiology
Anno: 2007

Protocollo scientifico originale

Questo studio viene originariamente proposto in ambiente esterno al laboratorio in modalità di corsa piana in soggetti attivi ma non allenati a competizioni.
Il parametro scelto è quello del 95% della massima velocità, basato su un test massimale effettuato in giorni separati. Non ha quindi necessità né di un riscontro sul VO_2max che sulla massima frequenza cardiaca.
Prevede un carico di lavoro incrementale sulle 8 settimane di allenamento passando da 3 ai 6 giorni la settimana. Il recupero passivo è di 60″.

Aspettative del protocollo

Questo studio ha esaminato solo alcuni parametri muscolari specifici e non adattamenti fisiologici tipicamente associati a MICT a volume elevato (ad es. aumento della capacità massima di ossidazione dei lipidi, miglioramento della funzione cardiorespiratoria, cambiamenti nei marcatori dello stato di salute del sangue, potenziale perdita di peso, ecc.). Pur se gli adattamenti ottenuti sono comparabili il dispendio energetico durante una sessione HIIT di 20-30 minuti è comunque inferiore a 90-120 minuti di MICT.

Modalità EBT e Sport Specifica

01	Modalità	Intensità	Durata fase attiva	Durata fase recupero	Modalità recupero	Numero ripetizioni	Numero serie	Numero allenamenti settimanali	Numero settimane
A	Fitness con bike o AirBike o altri ergometri	All-out	6″	60″	Passivo	15	1	3	12
B	Fitness a corpo libero con elementi gruppo 2	All-out	6″	60″	Passivo	15	1	3	12
C	Atletica leggera	All-out	6″	60″	Passivo	15	1	6	8
D	Ciclismo (rulli)	All-out	6″	60″	Passivo	15	1	6	8

Trasformazione EBT

Il 95% della velocità massima, a differenza del 95% sulla velocità al VO_2max, è da intendersi molto simile ad un all-out. È quindi consigliato dare come parametro di stare "vicini" al proprio massimo, eventualmente prevedendo una percentuale variabile di errore.

Il numero delle ripetizioni, 15, non è un parametro trascurabile poiché il decadimento della potenza e della velocità potrebbe essere abbastanza netto nella seconda parte. È sempre bene quindi avere un secondo parametro di verifica (velocità, numero di ripetizioni, etc.) in modo da tenere sotto controllo il rispetto delle intensità.

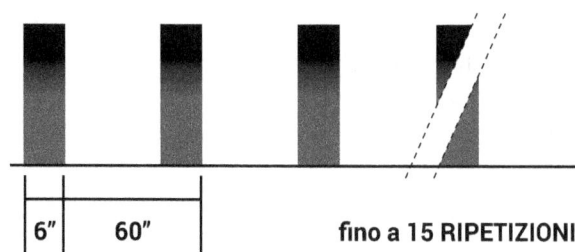

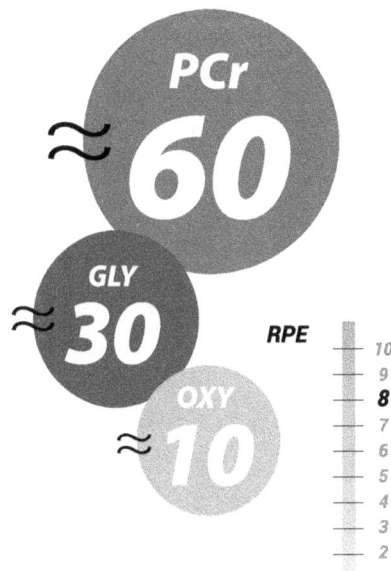

6″   60″   fino a 15 RIPETIZIONI

PCr ≈ 60
GLY ≈ 30
OXY ≈ 10
RPE 8

Approfondimenti

Questo protocollo, nel suo schema originale, è applicabile a persone già attive ma non allenate per le competizioni. Non è adatto, se non con modifiche sostanziali per atleti più evoluti o di élite. Per atleti più evoluti si può richiedere un all-out 100% ed inserire questo lavoro nella fase iniziale ma all'interno di un allenamento composto da altri protocolli HIIT.

Può essere utile, anche per sole 3 volte la settimana, per atleti di endurance con limiti nelle accelerazioni della partenza o dei cambi di ritmo in gara.

HIIT | *Traccia 06*

Questo protocollo è basato sulla pubblicazione di Mohr M et al del 2007.
È un doppio protocollo (segui Traccia 05) che focalizzava l'attenzione sui trasportatori di membrana, gli enzimi glicolitici ed ossidativi.

Anche questo protocollo, come il precedente, è nato per soggetti attivi ma non allenati, risulta essere più difficoltoso e di più adatta esecuzione in ambito sportivo che fitness.

Protocollo originale

02	Modalità	Intensità	Durata fase attiva	Durata fase recupero	Modalità recupero	Numero ripetizioni	Numero serie	Numero allenamenti settimanali	Numero settimane
	Corsa	130% della velocità al Vo_2max	30"	90"	Passivo	8	1	Da 3 a 6	8

Studio: Effect of two different intense training regimens on skeletal muscle ion transport proteins and fatigue development
Autori: Magni Mohr, Peter Krustrup, Jens Jung Nielsen, Lars Nybo, Martin Krøyer Rasmussen, Carsten Juel and Jens Bangsbo
Rivista: American Journal of Physiology
Anno: 2007

Protocollo scientifico originale

Questo studio viene originariamente proposto in ambiente esterno al laboratorio in modalità di corsa piana in soggetti attivi ma non allenati a competizioni.
Il parametro scelto è quello del 130% della velocità al VO_2max, basato su un test massimale effettuato in giorni separati. Nella sua applicazione originale necessita di un test incrementale con metabolimetro per l'ottenimento del VO_2max.
Prevede un carico di lavoro incrementale sulle 8 settimane di allenamento passando da 3 ai 6 giorni la settimana. Il recupero passivo è di 90".

Aspettative del protocollo

Anche questo studio analizza adattamenti periferici sempre in confronto con allenamenti MICT.
A differenza della Traccia 05 un impegno sovramassimale di 30" richiede una forte contribuzione anaerobica lattacida, non particolarmente gradita ad atleti non allenati.
Questo protocollo avrà delle frequenze cardiache massime molto più alte del precedente. Anche i valori di lattato saranno notevolmente più elevati, è abbastanza comune che gli atleti, soprattutto nei primi giorni di lavoro, accusino stati di eccessiva fatica acuta e nausea.

Modalità EBT e Sport Specifica

01	Modalità	Intensità	Durata fase attiva	Durata fase recupero	Modalità recupero	Numero ripetizioni	Numero serie	Numero allenamenti settimanali	Numero settimane
A	Fitness con bike o AirBike o altri ergometri	All-out	30″	90″	Passivo	8	1	3	12
B	Fitness a corpo libero con elementi gruppo 2	All-out	30″	90″	Passivo	8	1	3	12
C	Atletica leggera	All-out	30″	90″	Passivo	8	1	3	12
D	Ciclismo (rulli)	All-out	30″	90″	Passivo	8	1	3	12

Trasformazione EBT

130% della velocità al VO_2max è da intendersi un all-out massimale. È quindi consigliato dare come parametro di raggiungere il proprio massimo, eventualmente prevedendo una minima percentuale variabile di errore. Il numero delle ripetizioni, 8, non è un parametro trascurabile poiché nei 30″ il decadimento della potenza e della velocità sarà abbastanza netto nella seconda parte. È sempre bene quindi avere un secondo parametro di verifica (velocità, numero di ripetizioni, etc.) in modo da tenere sotto controllo il rispetto delle intensità. In caso di nausea o altri feedback negativi da parte dell'atleta è bene interrompere, soprattutto nei primi giorni di applicazione di questo protocollo.

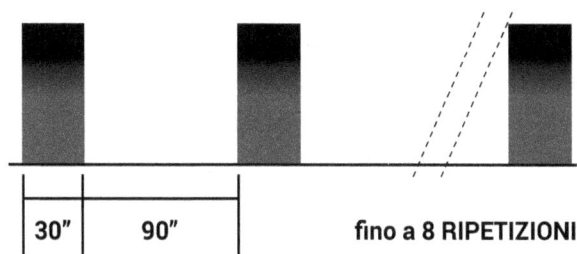

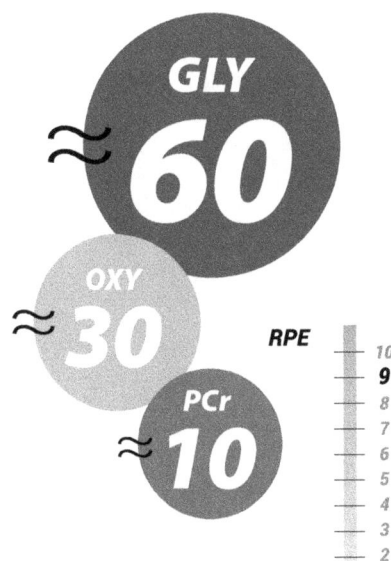

| 30″ | 90″ | fino a 8 RIPETIZIONI |

GLY ≈ 60
OXY ≈ 30
PCr ≈ 10

RPE
10
9
8
7
6
5
4
3
2

Approfondimenti

Questo protocollo, nel suo schema originale, è applicabile a persone già attive ma non allenate per le competizioni. Non è adatto, se non con modifiche sostanziali per gli ambiti fitness mentre risulta intenso per atleti allenati in gare di endurance e parzialmente intenso per atleti del mezzofondo.
Per atleti più evoluti si possono, progressivamente, incrementare i secondi attivi (fino a 40″) e diminuire i recuperi (fino a 60″) o inserire questo protocollo all'interno di un allenamento composto da altri protocolli HIIT.
Può essere utile, anche per sole 3 volte la settimana, per atleti di endurance con limiti nelle fasi iniziale (entro i 4′) delle partenze.

HIIT | Traccia 07

Questo protocollo è basato sulla pubblicazione di MacDougall JD et al del 1998. È un doppio protocollo (segui Traccia 05) che focalizzava l'attenzione sui trasportatori di membrana, gli enzimi glicolitici ed ossidativi. Come il precedente, è nato per soggetti attivi ma non allenati, risulta essere più difficoltoso e di più adatta esecuzione in amibito sportivo che fitness.

Protocollo originale

02	Modalità	Intensità	Durata fase attiva	Durata fase recupero	Modalità recupero	Numero ripetizioni	Numero serie	Numero allenamenti settimanali	Numero settimane
	Cicloergometro	All-out	30"	Da 4' a 2,5' decrescente	Passivo	Da 4 a 7 crescente	1	3	7

Studio: Muscle performance and enzymatic adaptations to sprint interval training
Autori: MacDougall JD, Hicks AL, MacDonald JR, McKelvie RS, Green HJ, Smith KM.
Rivista: Journal Applied Physiology
Anno: 1998

Protocollo scientifico originale

Questo studio viene originariamente proposto in laboratorio su cicloergometro su uomini sani.

Lo scopo della ricerca era l'analisi delle variazioni degli enzimi glicolitici ed ossidativi (vedi parte specifica del libro).

Particolari effetti sono stati segnalati, anche in studi similari vedi Wingate, sia in termini di aggiustamenti (fase acuta del singolo allenamento) che in termini di adattamenti (effetti dell'allenamento a medio termine).

Prevede un carico di lavoro incrementale sulle 7 settimane di allenamento passando da 4 a 7 ripetizioni. Anche il recupero è stato progressivamente ridotto passando da 4' a 2,5', sempre passivo.

Aspettative del protocollo

Anche questo studio l'attività massima di esochinasi, glicogeno fosforilasi totale, fosfofuctochinasi, lattato deidrogenasi, citrato sintasi, succinato deidrogenasi, malato deidrogenasi e 3-idrossiacil-CoA deidrogenasi.

Sono enzimi importanti sia della glicolisi che del ciclo di Krebs, è quindi un protocollo che interviene in maniera specifica negli adattamenti periferici con un aumento della potenza di picco.

Modalità EBT e Sport Specifica

01	Modalità	Intensità	Durata fase attiva	Durata fase recupero	Modalità recupero	Numero ripetizioni	Numero serie	Numero allenamenti settimanali	Numero settimane
A	Fitness con bike o AirBike o altri ergometri	All-out	30"	Da 4' a 2,5' decrescente	Passivo	Da 4 a 7 crescente	1	3	7
B	Fitness a corpo libero con elementi gruppo 2	All-out	30"	Da 3' a 1,5' decrescente	Passivo	Da 5 a 8 crescente	1	3	8/12
C	Atletica leggera	All-out	30"	Da 4' a 2,5' decrescente	Passivo	Da 4 a 7 crescente	1	3	7
D	Ciclismo (rulli)	All-out	30"	Da 4' a 2,5' decrescente	Passivo	Da 4 a 7 crescente	1	3	7

Trasformazione EBT

Il parametro alla out è sempre di facile comprensione per l'atleta e di pratica applicazione in campo. Anche in questo caso è bene unirlo ad un riscontro oggettivo misurabile (distanza percorsa, numero di colpi, di bracciate, di ripetizioni, etc.). Negli esercizi a corpo libero è difficile riuscire ad arrivare a valori reali di all-out, va bene quindi in ambito fitness per persone non particolarmente allenate o che frequentano solo 2 o 3 volte la settimana. La percezione dello sforzo, nel loro caso, sarà vicina al massimale. In questo protocollo viene applicato un modello crescente di ripetizioni e decrescente di durata del recupero. Questo è un valore da intendersi nelle prime due/tre settimane di questo specifico allenamento poiché, con nuovi adattamenti nell'atleta, ripetizioni basse e recuperi ampi renderebbero il lavoro non più utile a nuovi adattamenti.

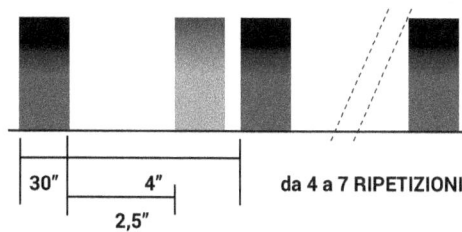

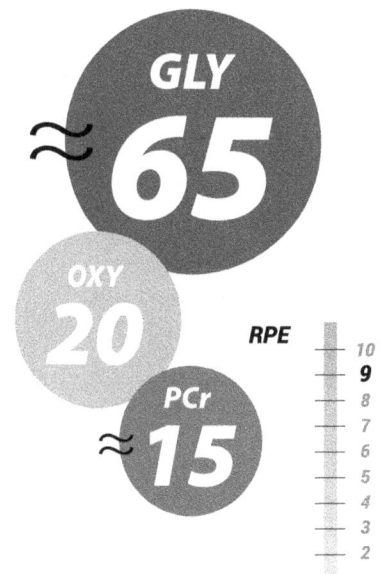

30" 4" 2,5" da 4 a 7 RIPETIZIONI

GLY ≈ 65
OXY 20
PCr ≈ 15
RPE 10 9 8 7 6 5 4 3 2

Approfondimenti

Questo protocollo, nel suo schema originale, è applicabile a persone sane. È un protocollo utile anche ad atleti allenati ma con una corretta modulazioni delle variabili (durata del recupero e numero delle ripetizioni). La progressiva manipolazione dei recuperi e delle ripetizioni lo rende particolarmente stimolante per l'atleta. L'effetto che dovrà percepire l'atleta è che, pur diminuendo il recupero o aumentando le ripetizioni o entrambe, la sua fatica percepita non è particolarmente diversa. Se l'atleta dovesse invece avere un feedback notevolmente diverso dalle aspettative potrebbe significare gli si è intervenuti nelle manipolazione dei parametri in maniera anticipata sul tempo necessario agli adattamenti. Tornare quindi al livello immediatamente precedente.

HIIT | Traccia 08

Questo protocollo è basato sulla pubblicazione di Callegari GA et al del 2017. È un protocollo che si basa su attività con sovraccarichi ed è quindi utile per capire come gli effetti HIIT possano essere ottenuti anche in attività non prettamente cicliche.

Ha un effetto sugli adattamenti periferici, muscolari, soprattutto enzimatici. Allenamento con sovraccarico: 3 serie da 8/12 ripetizioni all'80% 1 RM con la sequenza di chest press, lat pull down, knee extension, biceps curl, leg press, triceps extension. 30" di recupero passivo tra le serie, 60" recupero passivo tra gli esercizi. Durata di ogni singola ripetizione fissata in 3 secondi (1" concentrica, 2" eccentrica). A seguire treadmill all'80% del VO$_2$max fino al completamento di 400kcal (stima 15 minuti).

Protocollo originale

02	Modalità	Intensità	Durata fase attiva	Durata fase recupero	Modalità recupero	Numero ripetizioni	Numero serie	Numero allenamenti settimanali	Numero settimane
	Attività con sovraccarichi	80% 1 RM	Fino al completamento	30" tra le serie 60" tra gli esercizi	Passivo	8/12	3	/	/

Studio: creatine kinase and lactate dehydrogenase responses after different resistance and aerobic exercise protocols.
Autori: Callegari GA, Novaes JS, Neto GR, Dias I, Garrido ND, Dani C.
Rivista: Journal Human Kinetics
Anno: 2017

Protocollo scientifico originale

Questo studio viene originariamente proposto in palestra su persone già allenate in attività con sovraccarichi.

Lo scopo di questo studio era di indagare le risposte della creatina chinasi (CK) e della lattato deidrogenasi (LDH) dopo aver eseguito diversi protocolli di resistenza confrontate con esercizio aerobico. (vedi parte specifica del libro). L'esercizio aerobico eseguito all'80% di VO$_2$max (su treadmill costante) sembra elevare i livelli plasmatici di CK più delle sessioni con sovraccarico. Tuttavia, le sessioni con sovraccarico sembravano scatenare livelli più elevati di LDH nel sangue rispetto ai protocolli aerobici eseguiti al 60% e all'80% di VO$_2$max.

Aspettative del protocollo

Questo protocollo interviene sul metabolismo energetico alattacido e lattacido. In particolare La lattato deidrogenasi (LDH) è un enzima che si trova nella maggior parte delle cellule dell'organismo. Il suo compito principale consiste nel metabolizzare il glucosio per renderlo disponibile. La creatinchinasi permette la conversione della creatina in fosfocreatina, in modo tale da consumare ATP in tempi rapidi. Sono adattamenti periferici e quindi muscolo-specifici ed esercizio-specifici.

Modalità EBT e Sport Specifica

01	Modalità	Intensità	Durata fase attiva	Durata fase recupero	Modalità recupero	Numero ripetizioni	Numero serie	Numero allenamenti settimanali	Numero settimane
A	Fitness a corpo libero con elementi gruppo 1	80% Max intensità per le 12 ripetizioni	Fino al completamento	30" tra le serie 60" tra gli esercizi	Passivo	8/12	3	3	>8
B	Atletica leggera	Non applicabile							
C	Ciclismo (rulli)	Non applicabile							

Trasformazione EBT

Questo tipo di protocollo è stato inserito in Formula HIIT per dare la possibilità al lettore di comprendere come sia possibile utilizzare attività con sovraccarico in modalità HIIT.

In questo caso, così come per tutti gli HIIT, le attività devono essere orientate alla ricerca di nuovi adattamenti specifici e non direttamente alla prestazione.

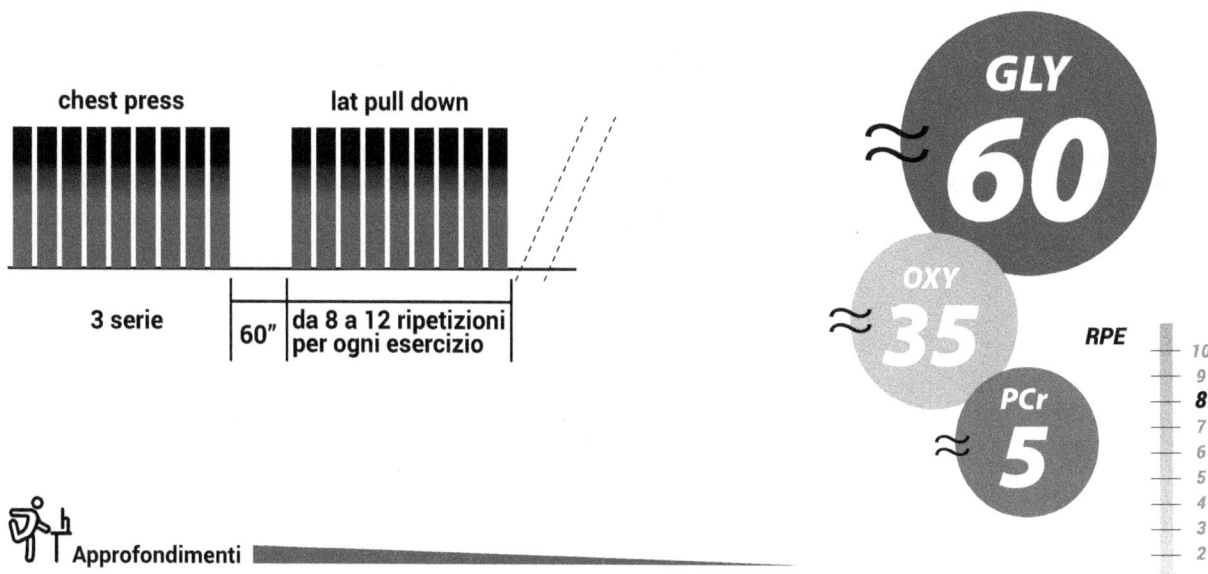

chest press   lat pull down

3 serie   60"   da 8 a 12 ripetizioni per ogni esercizio

GLY ≈ 60

OXY ≈ 35

PCr ≈ 5

RPE
10
9
8
7
6
5
4
3
2

Approfondimenti

Questo protocollo, nel suo schema originale, è applicabile a persone già in grado di fare allenamenti con sovraccarichi, non in termini di allenamento ma di conoscenza della tecnica necessaria all'esecuzione. Con atleti non allenati, o provenienti da sport differenti dalle attività di pesistica, è necessario un periodo di familiarizzazione e di tecnica poiché con lavori all'80% dell'1 RM il rischio di infortuni è elevato.

Questo tipo di attività per chi proviene dallo sport e vuole migliorare la performance, deve essere sempre riferita a specifici gruppi muscolari e può essere realizzata con esercizi anche molto vicino al gesto atletico, mantenendo il formato dello studio originale.

HIIT | Traccia 09

Questo protocollo è basato sulla pubblicazione di Dupont G et al del 2004.
È un protocollo specifico per atleti dei giochi di squadra e si inserisce nei protocolli HIIT denominati SSG Small Sided Games.
L'obiettivo generale dello studio era inserire un protocollo di HIIT durante la stagione per ottenere nuovi adattamenti senza diminuire le performance.
Lo studio è stato realizzato su atleti del gioco del calcio.

Protocollo originale

02	Modalità	Intensità	Durata fase attiva	Durata fase recupero	Modalità recupero	Numero ripetizioni	Numero serie	Numero allenamenti settimanali	Numero settimane
A	Corsa	120% massima velocità aerobica	15″	15″	Passivo	12/15	2	1	20
B	Corsa	All-out	40 m	30″	Passivo	12/15	1	1	20

Studio: The effect of in-season, high-intensity interval training in soccer players.
Autori: Dupont G, Akakpo K, Berthoin S.
Rivista: Journal Strength Conditioning Research
Anno: 2004

Protocollo scientifico originale

Questo studio viene originariamente proposto direttamente sul campo da gioco, non in laboratorio.

Viene proposto con due modalità diverse di sprint intervallati da inserirsi il martedì e giovedì, mentre mercoledì e venerdì venivano inseriti esercizi a bassa intensità. Il riscaldamento era di 15 minuti di corsa a velocità fissa di 10 km/h.

- **Il set A prevede:** 15″ alla MAS (Maximal Aerobic Speed, massima velocità aerobica) determinata con un test incrementale. Il recupero è di 15″ e la ripartenza verso la direzione opposta. Le prime settimane si inizia con 12 ripetizioni per poi incrementare a 15.
- **Il set B prevede:** 40 m all-out con 30″ di recupero passivo. Le prime settimane si inizia con 12 ripetizioni per poi incrementare a 15.

Aspettative del protocollo

Questo studio, pur se effettuato su un limitato numero di allenamenti, ha dimostrato un miglioramento della MAS di circa l'8% (da 15,9 a 17,3 km/h) ed una diminuzione del tempo sui 40 m di 0,35″ (3,5%) nell'analisi statistica.
Questo protocollo ha dimostrato di poter sostenere un alto livello di VO_2 per una durata complessiva più lunga dimostrando un miglioramento delle caratteristiche aerobiche ed anaerobiche.

Modalità EBT e Sport Specifica

01	Modalità	Intensità	Durata fase attiva	Durata fase recupero	Modalità recupero	Numero ripetizioni	Numero serie	Numero allenamenti settimanali	Numero settimane
A	Fitness	Non applicabile							
B	Tutti gli sport di squadra	95% Max	15″	15″	Passivo	12/15	2	1	Campionato
		All-out	40 m	30″	Passivo	12/15	1	1	Campionato

Trasformazione EBT

Questo protocollo di allenamento intervallato ad alta intensità specifico per sport di squadra non rientra nelle modalità classiche di HIIT ma viene incluso nelle attività SSG.

È trasferibile a tutti gli sport di squadra che utilizzano un campo delimitato. Evidentemente le distanze possono essere divise in percorsi segmentati e non lineari se lo stazioni non dovesse essere sufficiente.

Non è un protocollo applicabile al fitness ed a numerosi sport ciclici, ma può essere un buon riferimento per la valutazione di nuovi protocolli EBT direttamente ipotizzati dall'allenatore, sempre considerando le variabili e le aspettative del protocollo originale.

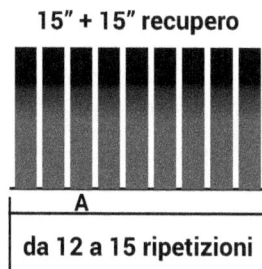

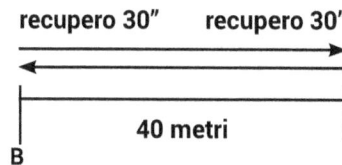

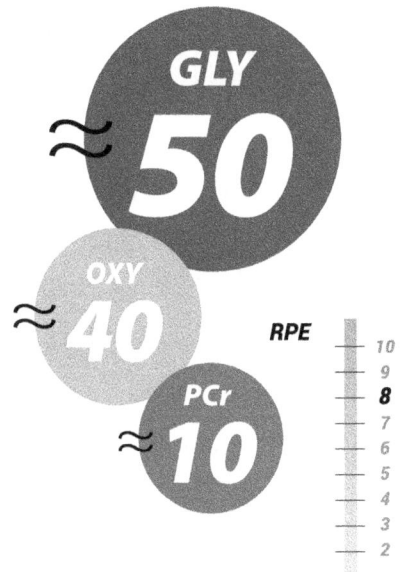

15″ + 15″ recupero

A

da 12 a 15 ripetizioni

recupero 30″   **recupero 30″**

B

40 metri

GLY ≈ **50**

OXY ≈ **40**

PCr ≈ **10**

RPE
10
9
8
7
6
5
4
3
2

Approfondimenti

Questo studio ha dimostrato che le prestazioni aerobiche e anaerobiche sono aumentate durante la stagione da uno specifico programma di allenamento basato su corse intermittenti ad alta intensità e ripetizioni di sprint. Questi risultati sembrano particolarmente interessanti per i giocatori di calcio e degli sport di squadra dove il campionato richiede un prolungato tempo dove gli atleti devono mantenere inalterate, se non incrementare, le proprie caratteristiche fisiche e fisiologiche. Questo studio dimostra infatti che i miglioramenti nelle qualità fisiche sono possibili anche durante il campionato senza influenzare negativamente la prestazione della squadra. Questo risultato deve essere però incluso in una strategia complessiva che comprenda l'aspetto tecnico, tattico, le caratteristiche fisiologiche e psicologiche/sociali, fattori strettamente collegati l'uno all'altro. Il vantaggio di adottare un protocollo SSG consente di limitare il tempo per la ricerca degli aspetti fisici e fisiologici e di poter mantenere alta l'attenzione su tutti gli altri parametri del modello di prestazione dell'atleta.

HIIT | *Traccia 10*

Questo protocollo è basato sulla pubblicazione di Ferrari BD. et al del 2008.
È un protocollo che mette a confronto l'HIIT con una modalità di sprint ripetuti molto usata negli sport di squadra RSA (repeated-sprint ability).
Come per la Traccia 9 è un protocollo particolarmente adatto agli sport di squadra da poter inserire anche durante il campionato. Si focalizza sugli sport dove si alternano azioni di cammino, corsa e sprint con ripetizioni massimali brevi e brevi periodi di recupero. In questi sport è necessario un allenamento aerobico (per favorire il recupero) ed anaerobico (per le fasi intense).

Protocollo originale

02	Modalità	Intensità	Durata fase attiva	Durata fase recupero	Modalità recupero	Numero ripetizioni	Numero serie	Numero allenamenti settimanali	Numero settimane
	Corsa	All-out	40 m	20"	Passivo 3' tra le serie	6	3	2	8

Studio: Sprint vs. Interval training in football.
Autori: Ferrari Bravo D , Impellizzeri FM , Rampinini E , Castagna C , Vescovo D , Wisloff U.
Rivista: International Journal of Sports Medicine
Anno: 2008

Protocollo scientifico originale

In questo studio sono stati analizzati gli effetti su giocatori di calcio durante un campionato. I giocatori si sono allenati da tre a quattro volte a settimana con sessioni di circa 90 minuti di durata. Due volte la settimana è stato inserito il protocollo RSA in confronto con il protocollo HIIT (vedi Traccia 11).
Il protocollo RSA consisteva in 3 set di 6 sprint massimali della navetta da 40 m (circa 720 m per sessione senza recupero) con 20 s di recupero passivo tra sprint e 4 minuti di recupero passivo tra serie. Gli sprint shuttle consistevano in sprint a tutto campo (40 m) con cambio di direzione 180° ogni 10 metri (prime 3 settimane) ed ogni 20 m (nelle ulteriori 4 settimane).

Aspettative del protocollo

I risultati di questo studio hanno mostrato che il miglioramento della potenza e capacità aerobica era simile tra i gruppi di allenamento HIIT e RSA.
Tuttavia, rispetto all'allenamento ad alta intensità, l'allenamento basato sulla RSA ha indotto un miglioramento maggiore nella resistenza specifica del calcio. Miglioramenti tra il 3 ed il 6% sono stati ottenuti nel VO_2max oltre al miglioramento del test RSA.

Modalità EBT e Sport Specifica

01	Modalità	Intensità	Durata fase attiva	Durata fase recupero	Modalità recupero	Numero ripetizioni	Numero serie	Numero allenamenti settimanali	Numero settimane
A	Fitness	Non applicabile							
B	Tutti gli sport di squadra	All-out	40 m	20"	Passivo 3' tra le serie	6	3	2	8
C	Atletica leggera	Non applicabile							
D	Ciclismo (rulli)	Non applicabile							
E	Altri sport ciclici	Non applicabile							

Trasformazione EBT

Questo protocollo, non applicabile al fitness ed altri sport ciclici, è trasferibile all'allenamento senza particolari modifiche. I parametri all-out non richiedono misurazioni da laboratorio e gli incrementi possono essere valutati con l'utilizzo dell'RSA come test specifico.

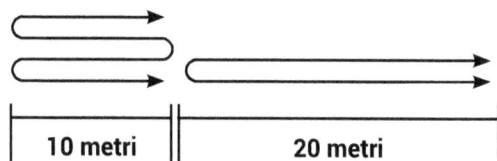

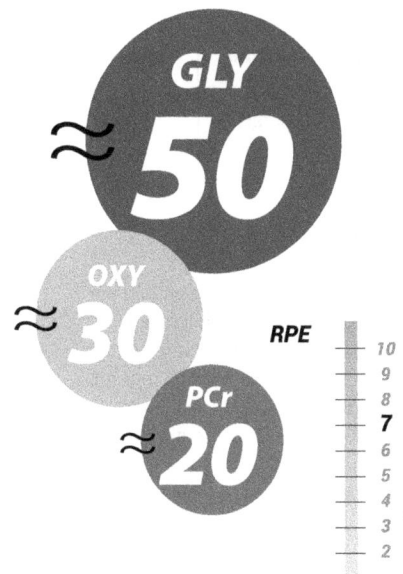

10 metri **20 metri**

GLY ≈ **50**
OXY ≈ **30**
PCr ≈ **20**

RPE
10
9
8
7
6
5
4
3
2

Approfondimenti

L'RSA è una strategia di allenamento efficace per migliorare l'efficienza aerobica dei giocatori di calcio senza alcun effetto negativo su forza, potenza o prestazioni di sprint. Gli esercizi basati su RSA sono caratterizzati da diversi sprint intervallati da brevi periodi di recupero, molto simili in termine di risposte metaboliche a quelle che si verificano durante le partite effettive, con una diminuzione del pH muscolare, della fosfocreatina e dell'ATP, attivazione della glicolisi anaerobica ed un coinvolgimento significativo del metabolismo aerobico.

HIIT | Traccia 11

Questo protocollo è basato sulla pubblicazione di Sporis G. et al del 2008.
È un protocollo che mette a confronto l'HIIT generici con una modalità di sprint più specifici per i giochi di squadra che rientrano tra gli SSG.
Negli sport di squadra le componenti aerobiche ed anaerobiche sono fondamentali per sostenere l'intera durata dell'incontro con momenti di alta intensità e veloci recuperi.
Questo studio propone un protocollo da utilizzarsi anche in fase di preparazione al campionato e, come gli altri SSG o RSA proposti nel libro, sono trasferibili agli altri sport di squadra con una modalità EBT da parte dell'allenatore.

Protocollo originale

02	Modalità	Intensità	Durata fase attiva	Durata fase recupero	Modalità recupero	Numero ripetizioni	Numero serie	Numero allenamenti settimanali	Numero settimane
	Corsa	All-out	20 m 40 m 60 m	90"	Attivo (cammino)	15 (5 per ogni distanza)	1	2	8

Studio: The anaerobic endurance of élite soccer players improved after a high-intensity training intervention in the 8-week conditioning program.
Autori: Sporis G, Ruzic L, Leko G.
Rivista: Journal Strength Conditioning Research
Anno: 2008

Protocollo scientifico originale

In questo studio sono stati analizzati gli effetti su giocatori di calcio nelle 8 settimane precedenti il campionato. I giocatori si sono allenati due volte la settimana.
Il protocollo consisteva in un totale di 15 sprint all-out incrementali da 20 a 60 metri con identiche modalità di recupero, attivo, scelto con il cammino per 90 secondi.
In questo protocollo veniva richiesta la corsa in linea senza cambi di direzione mentre nello stesso studio (non trattato in questo libro) veniva messo a confronto anche un protocollo con un uso parziale della palla al piede con effetti non particolarmente diversi. Si rimanda il lettore alla pubblicazione per i dettagli.

Aspettative del protocollo

I risultati di questo studio non hanno visto modificazioni nella composizione corporea e nella frequenza cardiaca massima post esercizio. Sono diminuiti i tempi sul 300 yards shuttle run test di corsa (274m) con un aumento della concentrazione di lattato. Questo significa un incremento della capacità di buffer e migliori adattamenti muscolari periferici.

Modalità EBT e Sport Specifica

01	Modalità	Intensità	Durata fase attiva	Durata fase recupero	Modalità recupero	Numero ripetizioni	Numero serie	Numero allenamenti settimanali	Numero settimane
A	Fitness a corpo libero	All-out	3″ 6″ 10″	60″	Attivo	16	1	3	8
B	Tutti gli sport di squadra	All-out	20 m 40 m 60 m	90″	Attivo (cammino)	15 (5 per ogni distanza)	1	2	8
C	Atletica leggera	Non applicabile							
D	Ciclismo (rulli)	Non applicabile							
E	Altri sport ciclici	Non applicabile							

Trasformazione EBT

Questo protocollo, applicabile con modifiche al fitness, non risulta applicabile ad altri sport ciclici poiché non particolarmente adatto al modello di prestazione richiesto.

È possibile prevedere una variante in termine di secondi ad alta intensità (3″, 6″, 10″) da inserire in un programma più ampio di HIIT per atleti più evoluti.

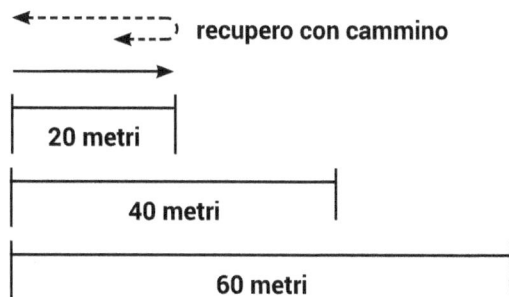

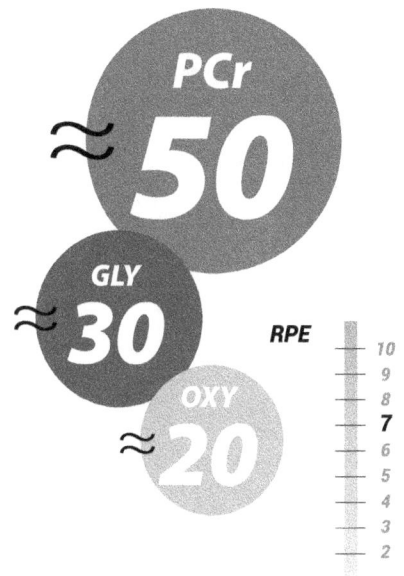

recupero con cammino

20 metri

40 metri

60 metri

PCr ≈ **50**

GLY ≈ **30**

OXY ≈ **20**

RPE
- 10
- 9
- 8
- **7**
- 6
- 5
- 4
- 3
- 2

Approfondimenti

La ripetizione di sprint RSA è una modalità molto ben applicata negli sport di squadra, anche in questo caso il giocatore veniva allenato con condizioni reali e con carico di lavoro incrementale che, come visto negli adattamenti ormonali di questo libro, consente di ottenere una alta percezione della fatica unita ad importanti risposte dell'organismo. Due volte la settimana, unite ad un ulteriore allenamento sport-specifico, sono efficaci negli sport di squadra.

HIIT | Traccia 12

Questo protocollo è basato sulla pubblicazione di Christensen PM. et al del 2011. È un protocollo che mette a confronto le modalità di sprint con i periodi di disallenamento, particolarmente utile per limitare le conseguenze di un periodo di interruzione dell'attività.

Negli sport di squadra, ma anche in tanti sport individuali infatti, il periodo della stagione agonistico è separato dalla nuova stagione da un tempo dove l'atleta incorre nel detraining, riportando le sue risposte fisiche e fisiologiche ad un periodo precedente quello di massima forma.

Protocollo originale

02	Modalità	Intensità	Durata fase attiva	Durata fase recupero	Modalità recupero	Numero ripetizioni	Numero serie	Numero allenamenti settimanali	Numero settimane
	Corsa	95% max velocità	30"	3'	Attivo (cammino)	10/12	1	5	2

Studio: VO2 kinetics and performance in soccer players after intense training and inactivity.
Autori: Christensen PM, Krustrup P, Gunnarsson TP, Kiilerich K, Nybo I, Bangsbo j.
Rivista: Medicine & Science in Sport & Exercise
Anno: 2011

Protocollo scientifico originale

In questo studio sono stati analizzati gli effetti di 3 situazioni di allenamento e disallenamento per giocatori di calcio.

Il protocollo sprint, 10/12 ripetizioni da 30" con recupero attivo (cammino) di 3 minuti, è stato indicato come una efficace modalità sia per le componenti meccaniche (economia di corsa) che per quelle legate alla performance (diminuzione dei tempi di percorrenza)

Aspettative del protocollo

I risultati di questo studio hanno visto un incremento dell'enzima piruvato deidrogenasi, un miglioramento dell'economia di corsa ed una maggiore velocità di corsa.

Di contro il gruppo che nelle 8 settimane ha interrotto l'attività ha avuto un forte decremento della capacità ossidativa e degli enzimi piruvato deidrogenasi e citrato sintasi.

Modalità EBT e Sport Specifica

01	Modalità	Intensità	Durata fase attiva	Durata fase recupero	Modalità recupero	Numero ripetizioni	Numero serie	Numero allenamenti settimanali	Numero settimane
A	Fitness con ergometri gruppo 1	30" al 30% 20" al 60% 10% oltre il 90%	3 differenti durate	2"	Passivo	5 cicli da 1 minuto	4	3	8
B	Fitness a corpo libero gruppo 2	30" al 30% 20" al 60% 10% oltre il 90%	3 differenti durate	2'	Passivo	5 cicli da 1 minuto	4	3	8
C	Sport Ciclici	30" al 30% 20" al 60% 10% oltre il 90%	3 differenti durate	2'	Passivo	5 cicli da 1 minuto	4	3	8

Trasformazione EBT

Questo protocollo, applicabile con modifiche al fitness, risulta trasferibile anche negli sport individuali. Rispetto alla più comune modalità Wingate questo protocollo richiede una intensità non all-out in grado di poter completare un numero di ripetizioni di 10/12. Il recupero attivo viene mantenuto molto basso (cammino) e questo consente di poter favorire un nuovo adattamento dell'enzima glicolitico piruvato deidrogenasi che è uno dei responsabili del collegamento tra la glicolisi ed il ciclo di Krebs.

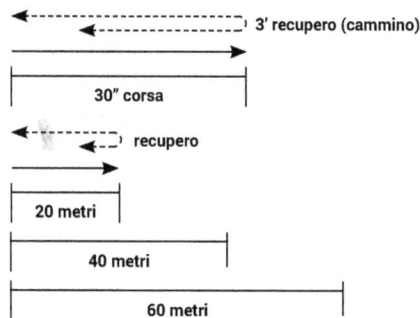

Approfondimenti

L'inserimento di sprint superiori ai 20" consente di stimolare la glicolisi richiedendo una contribuzione importante.
L'inserimento di un recupero attivo, inizialmente a bassa intensità per atleti non allenati a questa modalità, consente di poter sfruttare componenti più ossidative. Il risultato, in questo ed in protocolli similari, è un risultato misto che favorisce lo scambio tra glicolisi e ciclo di Krebs.
Il recupero attivo però non è adatto per tutte le esigenze del miglioramento della velocità di base.

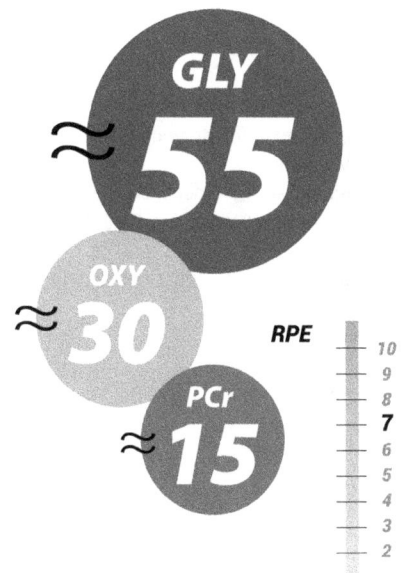

HIIT | Traccia 13

Questo protocollo è basato sulla pubblicazione di Meckel Y. et al 2011.
È un incrementale e decrementale che si distingue dagli altri proposti per
la sua varietà.

Consente di poter effettuare una progressione, in questo caso di corsa, dai
100 m ai 400 m, e quindi una variante contraria, dai 400 m ai 100 m,
mantenendo il recupero costante.

Come visto nel capito degli adattamenti ormonali questo protocollo offre diverse
risposte a seconda della fase.

Protocollo originale

02	Modalità	Intensità	Durata fase attiva	Durata fase recupero	Modalità recupero	Numero ripetizioni	Numero serie	Numero allenamenti settimanali	Numero settimane
	Corsa	80% velocità massima	100 m 200 m 300 m 400 m e a ritroso	3'	Passivo	8	1 salire 2 scendere	/	/

Studio: Hormonal and inflammatory responses to different types of sprint interval training.
Autori: Meckel Y, Nemet D, Bar-Sela S, Radom-Aizik S, Cooper Dm, Sagiv M, Eliakim A.
Rivista: Journal Strength Conditioning Research
Anno: 2011

Protocollo scientifico originale

In questo studio, applicato in fase acuta e quindi senza un protocollo di training
a medio-lungo termine, sono stati analizzati gli effetti degli ormoni anabolici e
catabolici e sulle citochine infiammatorie in fase acuta. È un protocollo orientato
principalmente agli sport di squadra, in questo caso giocatori di pallamano.

Aspettative del protocollo

I risultati di questo studio hanno visto un significativo aumento nel lattato e
nell'ormone della crescita dei fattori anabolici, fattore di crescita insulino-simile-I
(IGF-I), IGF binding protein-3 (IGFBP-3) e livelli di testosterone. Entrambi i tipi di
sessioni con intervalli di sprint hanno portato ad un significativo aumento
($p < 0,05$) dei mediatori pro-infiammatori e anti-infiammatori IL-1, IL-6 e IL1ra.
IL-6 è rimasto elevato in entrambe le sessioni dopo 1 ora di recupero.

Modalità EBT e Sport Specifica

01	Modalità	Intensità	Durata fase attiva	Durata fase recupero	Modalità recupero	Numero ripetizioni	Numero serie	Numero allenamenti settimanali	Numero settimane
A	Fitness a corpo libero	80%	10″ 20″ 30″ 40″ e a ritroso	120″	Passivo	8	1 salire 2 scendere	3	4
B	Tutti gli sport di squadra	80% velocità massima	100 m 200 m 300 m 400 m e a ritroso	3′	Passivo	8	1 salire 2 scendere	2	6/8
E	Altri sport ciclici	80% velocità massima	10″ 20″ 30″ 40″ e a ritroso	120″	Passivo	8	1 salire 2 scendere	3	8

Trasformazione EBT

Questo protocollo, applicabile con modifiche a tutte le situazioni, offre interessanti spunti di ragionamento sugli effetti in fase acuta e, in ottica EBT, si può ipotizzare un inserimento in un protocollo HIIT di medio lungo periodo, fino alle 8 settimane. L'intensità non è bassa e per l'atleta il livello di sforzo percepito è molto alto soprattutto nella serie a salire. La manipolazione delle variabili, soprattutto del recupero, nelle fasi iniziali è fondamentale ed è necessario calcolare un recupero che consenta di effettuare le 8 ripetizioni con la massima qualità possibile. In caso di rapido decadimento delle prestazioni intervenire sulla sola variabile "durata fase recupero", incrementandola.

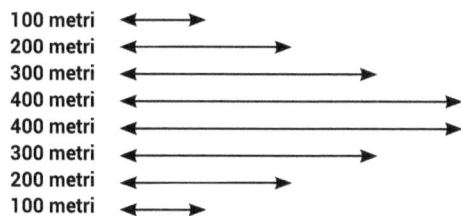

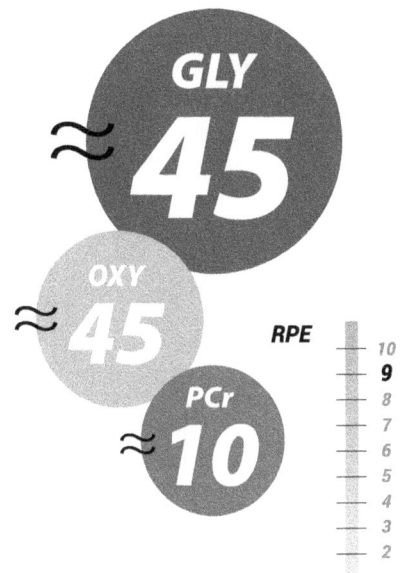

```
100 metri  ←——→
200 metri  ←————→
300 metri  ←——————→
400 metri  ←————————→
400 metri  ←————————→
300 metri  ←——————→
200 metri  ←————→
100 metri  ←——→
```

GLY ≈ 45
OXY ≈ 45
PCr ≈ 10

RPE 10 9 8 7 6 5 4 3 2

Approfondimenti

Questo tipo di protocolli hanno una risposta molto diversa in termini di percezione della fatica.

Infatti mentre il volume delle serie a salire è identico a quelle delle serie a scendere, l'atleta ha una forte percezione della fatica solo nel protocollo incrementale.
Questo, oltre agli aspetti già trattati nel capitolo sugli adattamenti ormonali, è un parametro che l'allenatore deve considerare nella pianificazione del lavoro.

HIIT | Traccia 14

Questo protocollo è basato sulla pubblicazione di Gunnarsson & Bangsbo del 2012. È noto come il protocollo 10-20-30 e si basa su 3 cambi di ritmo a diverse intensità.

È un protocollo nato originariamente per corridori moderatamente allenati e per il mantenimento dello stato di forma, ha ottenuto negli anni un forte sviluppo più per motivazioni di marketing che per i risultati attesi.

Tuttavia è un protocollo che ha un' importante connotazione nel panorama HIIT.

Protocollo originale

02	Modalità	Intensità	Durata fase attiva	Durata fase recupero	Modalità recupero	Numero ripetizioni	Numero serie	Numero allenamenti settimanali	Numero settimane
	Corsa	30" al 30% 20" al 60% 10% oltre il 90%	3 differenti durate	2'	Passivo	5 cicli da 1 minuto	3/4	3	7

Studio: The 10-20-30 training concept improves performance and health profile in moderately trained runners
Autori: Gunnarsson Tp, Bangsbo J.
Rivista: Journal Applied Physiology
Anno: 2012

Protocollo scientifico originale

In questo studio, applicato su corridori moderatamente allenati, si è analizzato il profilo di salute, gli adattamenti muscolari, il massimo assorbimento di ossigeno e le prestazioni.

Il protocollo proposto è stato applicato come un allenamento 10-20-30 composto da:

1. 30" di corsa a bassa intensità <30%,
2. 20" di corsa a media intensità <60% e
3. 10" di corsa sprint ad alta intensità >90%

in tre o quattro intervalli di 5' intervallati da 2' di recupero, riducendo il volume di allenamento del 54% rispetto ad un allenamento tradizionale di un'ora.

Aspettative del protocollo

I risultati di questo studio hanno visto un incremento del VO_2max del 4% e le prestazioni in una corsa di 1.500 m e 5 km sono migliorate rispettivamente di 21 e 48 s. La pressione sanguigna sistolica è stata ridotta così come il colesterolo totale e a bassa densità (LDL).

Le proteine della membrana muscolare e l'attività enzimatica non sono cambiate mostrando che nonostante una riduzione di circa 50% del volume di allenamento si possono avere dei miglioramenti sulle attività più aerobiche mentre ridotti, o minimi, adattamenti sono stati riscontrati sugli adattamenti anaerobici.

Modalità EBT e Sport Specifica

01	Modalità	Intensità	Durata fase attiva	Durata fase recupero	Modalità recupero	Numero ripetizioni	Numero serie	Numero allenamenti settimanali	Numero settimane
A	Fitness	30" al 30% + 20" al 60% + 10" al 90% +	3 differenti durate	2'	Passivo	5 cicli da 1 minuto	4	3	8/10
B	Fitness a corpo libero (gruppo 2/3)	30" al 30% + 20" al 60% + 10" al 90% +	3 differenti durate	2'	Passivo	5 cicli da 1 minuto	4	3	8/10
E	Sport ciclici	30" al 30% + 20" al 60% + 10" al 90% +	3 differenti durate	2'	Passivo	5 cicli da 1 minuto	4	5	8

Trasformazione EBT

Questo protocollo, applicabile con modifiche a tutte le situazioni, è utile per persone non allenate o per atleti ad inizio preparazione o in fase di cambio di stagione. Non offre particolari prospettive per atleti allenati poiché i 10" ad alta intensità sono molto ridotti sia per il valore (>90% sulla massima velocità e non all-out) che per la durata. Il recupero attivo inoltre, la fase da 30", limita il ripristino della fosfocreatina rendendo non utile questo protocollo per il meccanismo anaerobico alattacido e lattacido.

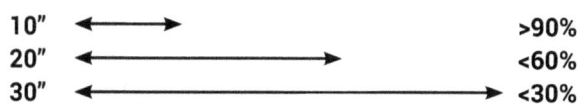

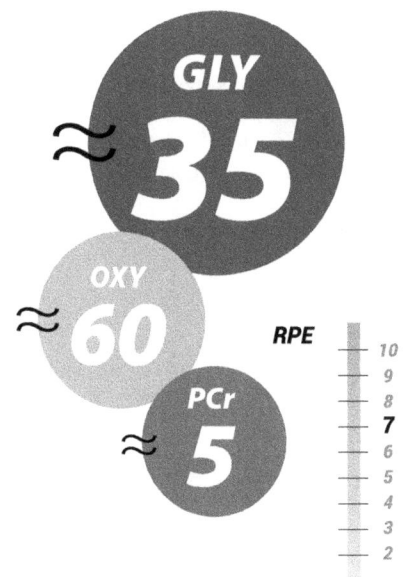

10"	←——→	>90%
20"	←———————→	<60%
30"	←—————————————→	<30%

GLY ≈ 35

OXY ≈ 60

PCr ≈ 5

RPE

10
9
8
7
6
5
4
3
2

Approfondimenti

Si consiglia di partire con un periodo di warm up classico, fino a 15 minuti, e quindi iniziare con i 30" di corsa lenta, proseguire con i 20" a ritmo più sostenuto ed infine i 10" di sprint. I 5 cicli da 5 minuti non si devono mai interrompere e quindi i secondi 30" dopo lo sprint saranno una fase di recupero attivo.

Si può inserire questa modalità, anche per un numero di serie inferiore a 3, in fase di riscaldamento o, per atleti più evoluti, come riscaldamento specifico.

HIIT | Traccia 15

Questo protocollo è basato sulla pubblicazione di Trapp EG. et al del 2007. Sono due protocolli distinti e messi a confronto; vengono poi ulteriormente studiati due gruppi di atleti, allenati e non allenati, con le loro risposte all'allenamento. In questo caso è stato studiato un campione di donne con la modalità del cicloergometro ma le considerazioni su questo protocollo sono molto interessanti.

È un protocollo che è stato effettuato in acuto e non in cronico, si rimanda quindi una applicazione in termini di allenamento nel paragrafo di trasformazione EBT.

Protocollo originale

02	Modalità	Intensità	Durata fase attiva	Durata fase recupero	Modalità recupero	Numero ripetizioni	Numero serie	Numero allenamenti settimanali	Numero settimane
A	Cicloergometro	All-out	8"	12"	Passivo	60	1	/	/
B	Cicloergometro	All-out	24"	36"	Passivo	20	1	/	/

Studio: Metabolic response of trained and untrained women during high-intensity intermittent cycle exercise
Autori: Trapp Eg, Chisholm Dj, Boutcher Sh.
Rivista: American Journal of Physiology (...)
Anno: 2007

Protocollo scientifico originale

In questo studio, applicato su donne allenate e non allenate, sono stati messi a confronto due distinti protocolli, sempre all-out e sempre su cicloergometro.
I protocolli avevano queste caratteristiche:
1. 60x8" all-out con 12" di recupero passivo (1:1,5)
2. 20x24" all-out con 36" di recupero passivo (1:1,5)

Aspettative del protocollo

Analizzando i risultati si vede che entrambi i protocolli hanno avuto un incremento d potenza espressa per gli allenati. La cinetica della frequenza cardiaca e la risposta al VO_2 era simile tra tutte le situazioni. Il glicerolo manifestava un incremento anticipato negli allenati rispetto ai non allenati in entrambi i protocolli. I livelli di lattato sono rimasti bassi per i protocolli da 8" senza particolari differenze tra gli atleti mentre per il solo protocollo da 24" gli atleti allenati hanno avuto una forte incremento nella concentrazione ematica. Le catecolamine hanno avuto un forte incremento di livello in entrambi i gruppi e protocolli. La percezione della fatica RPE non ha manifestato differenze tra i protocolli nei non allenati mentre il valore di RPE è stato più alto nel protocollo da 24" negli allenati.

Modalità EBT e Sport Specifica

01	Modalità	Intensità	Durata fase attiva	Durata fase recupero	Modalità recupero	Numero ripetizioni	Numero serie	Numero allenamenti settimanali	Numero settimane
A	Fitness a corpo libero	All-out	8"	12"	Passivo	60	1	3	8
B	Fitness a corpo libero	All-out	24"	36"	Passivo	20	1	3	4
C	Sport ciclici	All-out	8"	12"	Passivo	60	1	3/4	6/8
D	Sport ciclici	All-out	24"	36"	Passivo	20	1	3	6

Trasformazione EBT

Questo protocollo, applicabile con modifiche a tutte le situazioni, è adatto sia
a persone allenate che non allenate. In caso di allenamento a corpo libero
nel fitness è necessario prevedere gli esercizi del gruppo 1 (più intensi) per le
persone più allenate e quelli del gruppo 2 (meno intensi) per i principianti
o meno allenati.

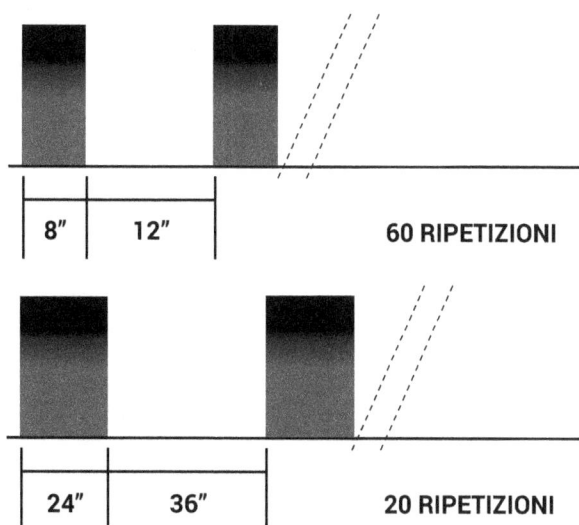

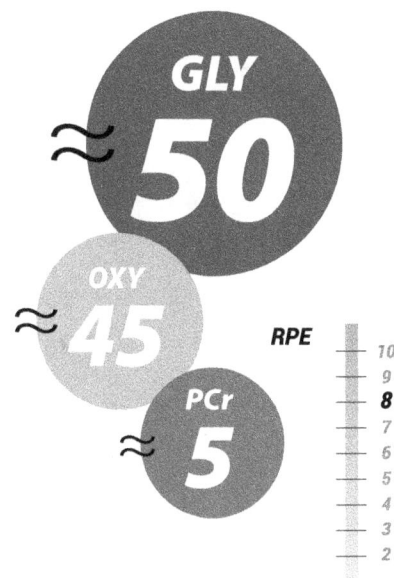

8"   12"   **60 RIPETIZIONI**

24"   36"   **20 RIPETIZIONI**

GLY ≈ 50

OXY ≈ 45

PCr ≈ 5

RPE
10
9
8
7
6
5
4
3
2

Approfondimenti

Un aumento della concentrazione di glicerolo ha suggerito una crescente dipendenza dai grassi come combustibile nonostante l'aumento delle concentrazioni di lattato. Questa evenienza, a volte oggetto di controversie in alcuni studi, sembra essere un marker che associa la capacità dei muscoli ad utilizzare acidi grassi liberi in protocolli HIIT. Questo avviene poiché, pur essendo un recupero passivo, si è fortemente limitato il periodo di recupero a 1:1,5.

HIIT | Traccia 16

Questo protocollo è basato sulla pubblicazione di Little JP. et al del 2010. Il gruppo di ricercatori, tra i quali Martin Gibala, dopo aver dimostrato più volte adattamenti ottenuti con HIIT comparabili con quelli MICT ha focalizzato l'attenzione su un metodo ancora più "piccolo", e poi giocando sul cognome dell'autore è stato reso noto come "Little Method".

Il dato più significativo di questo studio è stato infatti il tempo inferiore tra il 75 ed il 90% rispetto allo steady state. Considerato che il tempo è un ostacolo che limita la diffusione dell'attività fisica questo protocollo HIIT veniva proposto come risposta e valida alternativa al tradizionale esercizio "aerobico" tradizionale per migliorare la salute metabolica e ridurre il rischio di malattie croniche.

Protocollo originale

02	Modalità	Intensità	Durata fase attiva	Durata fase recupero	Modalità recupero	Numero ripetizioni	Numero serie	Numero allenamenti settimanali	Numero settimane
A	Cicloergometro	100% VO$_2$max	60"	75"	Attivo 30 W	8/10/12	1	3	2

Studio: A practical model of low volume high intensity interval training induces mitochondrial biogenesis in human skeletal muscle: potential mechanisms
Autori: Jonathan P. Little, Adeel Safdar, Geoffrey P. Wilkin, Mark A. Tarnopolsky, Martin J. Gibala
Rivista: The Journal of Physiology
Anno: 2010

Protocollo scientifico originale

Il protocollo prevede un riscaldamento di 3 minuti seguito dall'HIIT, così distribuito:

- 60 secondi di esercizio fisico intenso al 95-100% del VO$_2$max
- 75 secondi di recupero attivo a bassa intensità
- un ciclo ripetuto per 8 volte i primi due allenamento, 10 i secondi due e 12 gli ultimi due allenamenti. Totale 12 volte per una durata totale tra i 18 e i 27 minuti al giorno.

Aspettative del protocollo

Questo studio è stato effettuato su giovani in salute ed attivi ma non iscritti a programmi di allenamento. Questo protocollo aumentò la capacità aerobica (VO$_2$max) dell'11% e la performance dell'11%. Ulteriori modificazioni furono segnalati negli enzimi COX (+29%), dell'enzima Citrato Sintasi (+20%), dei regolatori della biogenesi mitocondriale (+56%), delle proteine GLUT4 (+119%) oltre ad un aumento del glicogeno a riposo che aumentò di circa il 17%.

l'HIIT a basso volume e per sole 2 settimane può rappresentare un potente stimolo all'aumento della capacità mitocondriale del muscolo scheletrico e al generale miglioramento delle prestazioni fisiche. I risultati del "Metodo Little" dimostrarono che i cambiamenti osservati nell'attività enzimatica, nei test di performance e nei livelli basali di glicogeno muscolare erano sovrapponibili ai cambiamenti osservati precedentemente dallo stesso gruppo di ricerca, sempre dopo 2 settimane di allenamento HIIT ma con intensità sovramassimale all-out.

Modalità EBT e Sport Specifica

01	Modalità	Intensità	Durata fase attiva	Durata fase recupero	Modalità recupero	Numero ripetizioni	Numero serie	Numero allenamenti settimanali	Numero settimane
A	Fitness con ergometri	95% Max	60"	75"	Attivo leggero	10	1	3	2
B	Fitness a corpo libero	All-out	60"	75"	Attivo leggero	10	1	3	2
C	Tutti gli sport di squadra	All-out	60"	75"	Attivo leggero	10	1	3	2
D	Sport ciclici	95% max	60"	75"	Attivo leggero	10	1	3	2

Trasformazione EBT

Questo protocollo, applicabile con modifiche a tutte le situazioni, è adatto sia a persone allenate che non allenate. Gli effetti saranno più evidenti per gli atleti non allenati anche con la sola presenza di un protocollo HIIT. Per gli atleti allenati questo protocollo dovrà essere inserito in una programmazione più ampia. In caso di allenamento a corpo libero nel fitness è necessario prevedere gli esercizi del gruppo 1 (ergometri) per le persone più allenate e quelli del gruppo 2 (meno intensi) per i principianti o meno allenati.

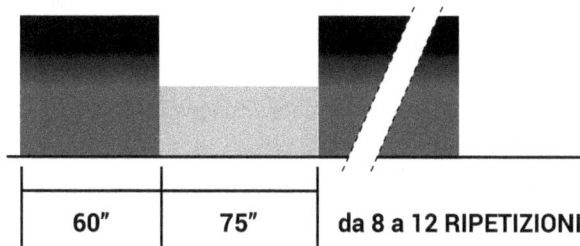

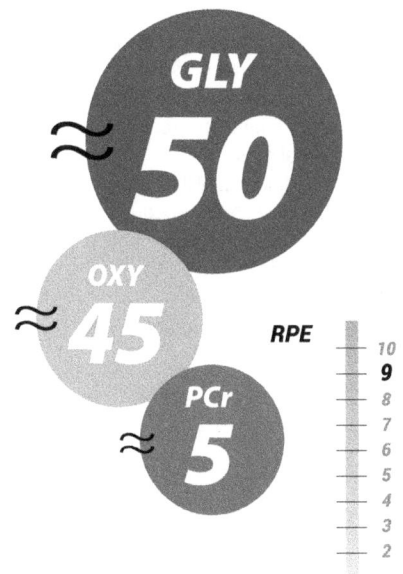

60" 75" da 8 a 12 RIPETIZIONI

GLY ≈ 50
OXY ≈ 45
PCr ≈ 5

RPE
10
9
8
7
6
5
4
3
2

Approfondimenti

Questo protocollo, anche limitato nel tempo e di durata breve nella giornata, non è da sottovalutare come intensità e sforzo percepito. A livello preventivo si ritiene di doverlo somministrare solo con certificazione medica agonistica o comunque con prova da sforzo. È opportuno farlo con ergometri che offrano la più alta sicurezza, non tradmill, ed attività a corpo libero perfettamente conosciute dall'atleta. Se dopo la 5/6^ ripetizione si avverte un calo significativo della potenza il protocollo, nelle prime giornate, si può anche sospendere poiché continuare a basse intensità non avrebbe gli stessi effetti.

HIIT | Traccia 17

Questo protocollo è basato sulla pubblicazione di Billat V. et al del 2000.
Il gruppo di ricercatori si è focalizzato sul mantenimento del più alto periodo di tempo alla velocità del VO_2max.
I ricercatori analizzando la cinetica del VO_2 e la fase di post esercizio hanno notato che esiste un periodo dove l'atleta, pur avendo interrotto l'attività, rimane ad un valore alto di VO_2 in una fase di componente lenta. Questo fenomeno è stato valorizzato in un protocollo 30-30 messo a confronto con un periodo di corsa ad intensità costante per valutare quale dei due allenamenti potesse garantire un maggior tempo speso al VO_2max.

Protocollo originale

02	Modalità	Intensità	Durata fase attiva	Durata fase recupero	Modalità recupero	Numero ripetizioni	Numero serie	Numero allenamenti settimanali	Numero settimane
A	Corsa	100% VO_2max	30"	30"	Attivo 50%	>16	1	/	/

Studio: Intermittent runs at the velocity associated with maximal oxygen uptake enables subjects to remain at maximal oxygen uptake for a longer time than intense but submaximal runs
Autori: Veronique L. Billat, Jean Slawinski, Valery Bocquet, Alexandre Demarle, Laurent Lafitte, Patrick Chassaing, Jean-Pierre Koralsztein
Rivista: European Journal Applied Physiology
Anno: 2000

Protocollo scientifico originale

Il protocollo prevede un riscaldamento di 15' a media intensità (50% VO_2max) e quindi un protocollo alternato di 30" alla velocità del VO_2max seguiti da 30" al 50% della velocità precedente, fino ad esaurimento.

Le velocità sono state calcolate con test incrementale con metabolimetro. Questo protocollo HIIT è stato messo a confronto con un secondo protocollo a velocità costante con velocità intermedia tra la soglia anaerobica e la velocità al VO_2max.

Aspettative del protocollo

Questo studio è stato effettuato su atleti e si proponeva di valutare quale tipo di protocollo potesse garantire un maggior periodo di tempo speso alla velocità del VO_2max.

Il protocollo HIIT ha dimostrato di mantenere l'atleta fino ad 8 minuti al VO_2max contro i 2'42" del protocollo a velocità costante e senza accumulo di lattato.

Il protocollo a velocità costante ha invece ottenuto un livello di lattato più alto al termine della prova, per esaurimento.

Modalità EBT e Sport Specifica

01	Modalità	Intensità	Durata fase attiva	Durata fase recupero	Modalità recupero	Numero ripetizioni	Numero serie	Numero allenamenti settimanali	Numero settimane
A	Fitness con ergometri	100% VO$_2$max	30"	30"	Attivo 50%	>16	1	2	>4
B	Fitness a corpo libero	95% max	30"	30"	Attivo 50%	>16	1	3	>4
C	Tutti gli sport di squadra	95% max	30"	30"	Attivo 50%	>16	1	3	>4
D	Sport ciclici	100% VO$_2$max	30"	30"	Attivo 50%	>16	1	2/3	>4/6

Trasformazione EBT

Questo protocollo, applicabile con modifiche a tutte le situazioni, è adatto ad atleti allenati. Il recupero attivo è infatti ad un livello non particolarmente facile per chi non ha un livello avanzato di allenamento.

Non potendo avere gli strumenti necessari per il calcolo della velocità a punto più basso del VO$_2$max si consiglia di effettuare un test al massimo delle proprie possibilità per 6 minuti, calcola 1/12 della distanza totale percorsa (ad esempio 1800 m in 6' = 1800:12 = 150 m) e questa distanza sarebbe quella da percorrere in 60". Per atleti agonisti considerare le andature provenienti dai tempi di gara. Il recupero attivo va considerato esattamente alla metà della distanza, ad esempio 75 m in 30".

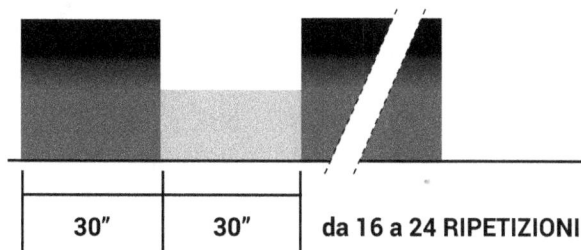

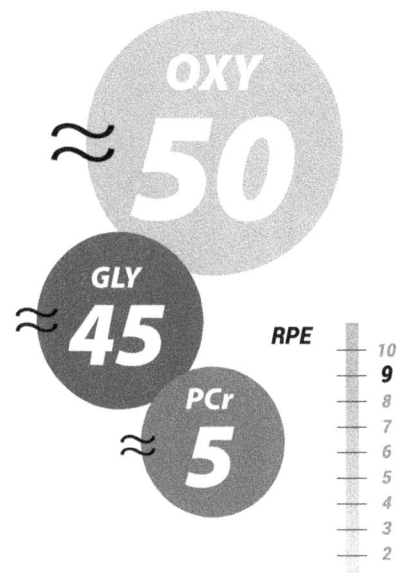

30"   30"   da 16 a 24 RIPETIZIONI

OXY ≈ 50
GLY ≈ 45
PCr ≈ 5

RPE
10
9
8
7
6
5
4
3
2

Approfondimenti

Questo protocollo, anche limitato nel tempo e di durata breve nella giornata, non è da sottovalutare come intensità e sforzo percepito. A livello preventivo si ritiene di doverlo somministrare solo con certificazione medica agonistica o comunque con prova da sforzo. È opportuno farlo con ergometri che offrano la più alta sicurezza, non tradmill, ed attività a corpo libero perfettamente conosciute dall'atleta. Se dopo la 5/6^ ripetizione si avverte un calo significativo della potenza il protocollo, nelle prime giornate, si può anche sospendere poiché continuare a basse intensità non avrebbe gli stessi effetti.

HIIT | Traccia 18

Questo protocollo è basato sulla lettera all'editor di Emberts T. et al del 2013. Il gruppo di ricercatori, hanno ipotizzato di poter variare il protocollo originale di Tabata del 1996 con una variante legata esclusivamente alle attività di fitness rispettando le intensità minime stabilite dall'ACSM per il miglioramento dell'efficacia cardiorespiratoria.

Non si ripropone di ottenere gli stesi risultati del Tabata ma si focalizza sul dispendio calorico dell'esercizio. È stato proposto in fase acuta e quindi non si hanno valutazioni nei risultati a medio-lungo termine.

Protocollo originale

02	Modalità	Intensità	Durata fase attiva	Durata fase recupero	Modalità recupero	Numero ripetizioni	Numero serie	Numero allenamenti settimanali	Numero settimane
A	Fitness a corpo libero	Numero più alto di ripetizioni	20"	10"	Passivo	8	4	/	/

Studio: Exercise intensity and energy expenditure of a tabata workout
Autori: Talisa Emberts, John Porcari, Scott Doberstein, Jeff Steffen and Carl Foster
Rivista: Journal of Sports Science and Medicine
Anno: 2013

Protocollo scientifico originale

Il protocollo prevede un protocollo basato sul 20-10 ma ripetuto per 4 serie con un minuto di recupero passivo, sono previste attività a corpo libero così codificate:

	Minuto 1	Minuto 2	Minuto 3	Minuto 4
Segmento 1	High Knee Run	Plank Punch	Jumping Jacks	Side Skaters
Segmento 2	Jump Rope	2 In/Out Boat	Line Jumps	Push-Ups
Segmento 3	Burpees	Russian Twists	Squats	Lunges
Segmento 4	Mt. Climbers	Push-Ups	Split Squat	Box Jumps

Ogni esercizio va ripetuto 2 volte, ogni segmento dura 4 minuti, da ripetersi 4 volte.

Aspettative del protocollo

Questo studio, limitato nel numero dei partecipanti e nei marker di riferimento è stato pubblicato come "letter to the editor" ovvero una versione preliminare di uno studio più complesso. Non è uno studio in cronico ma in acuto, ovvero tratta solo gli aggiustamenti fisiologici e la risposta immediata dell'organismo ma non gli adattamenti a medio lungo termine. Dai dati comunicati si evince che un protocollo di 20 minuti, contro i 4 del Tabata originario, si ha un dispendio energetico tra le 240 e le 360 kcal. La frequenza cardiaca media è stata dell'86% sulla FCmax ed il VO_2 di circa il 74% sul VO_2max e l'RPE (su scala 20) è stato tra il 12 ed il 17, la concentrazione di lattato è stata progressiva dal 5,8 al 12 mmol/l. Si è notata una progressione netta tra i 4 segmenti con un incremento costante di fatica dal 1° al 4°, i valori massimi sono stati rilevati al termine del 4° segmento.

Modalità EBT e Sport Specifica

01	Modalità	Intensità	Durata fase attiva	Durata fase recupero	Modalità recupero	Numero ripetizioni	Numero serie	Numero allenamenti settimanali	Numero settimane
A	Fitness con ergometri	Non applicabile							
B	Fitness a corpo libero	Come da studio	20"	10"	Passivo	8	4	3	4
C	Altri sport	Con variazioni							

Trasformazione EBT

Questo protocollo, applicabile con modifiche a tutte le situazioni, è adatto principalmente per persone non allenate o per persone che non gradiscono attività all-out.

Le intensità rilevate infatti lo collocano tra le attività submassimali se pur con una alta percezione della fatica nei 4 minuti finali, su 20 totali, ma con una progressione sicuramente più sopportabile dagli utenti del fitness.

Non ci sono aspettative dimostrate in termini di adattamenti fisiologici ma un richiamo generico al miglioramento dell'efficacia cardiorespiratoria, che rimane il principale obiettivo dello studio.

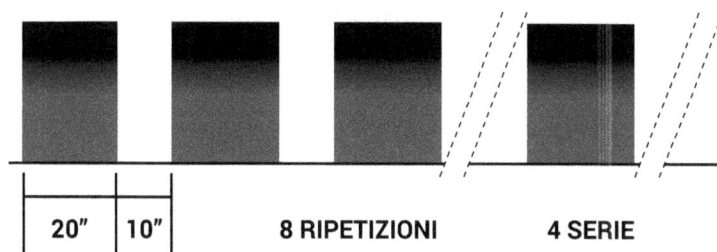

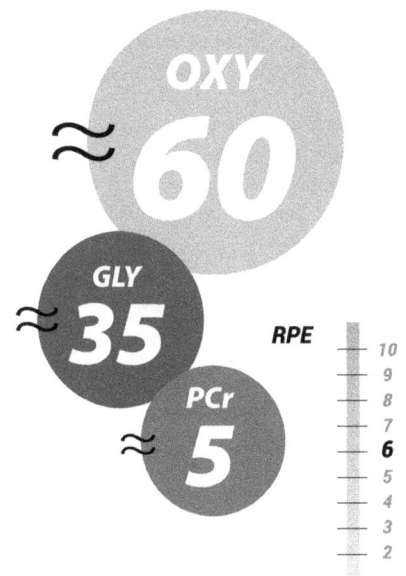

20" 10"   8 RIPETIZIONI   4 SERIE

OXY ≈ 60

GLY ≈ 35

PCr ≈ 5

RPE
10
9
8
7
6
5
4
3
2

Approfondimenti

Questo protocollo è stato inserito in questo libro non per il contenuto scientifico, molto limitato, ma per la notorietà che ne ha avuto.
È da considerare che questo studio è stato finanziato da una società americana specializzata nelle certificazioni per i ruoli tecnici del fitness.
In ottica EBT possiamo comunque ritenerlo valido per i benefici generali già esposti.

HIIT | Traccia 19

Questo protocollo è basato sullo studio pubblicato da Grace F. et al del 2018.
Il gruppo di ricercatori, hanno ipotizzato di poter ottenere risultati sulle funzioni cardiovascolari e capacità metabolica su persone sedentarie di oltre 60 anni con un protocollo HIIT a basso impatto.

Questo studio si colloca nell'area del contrasto alla sedentarietà ed è da tenere in considerazione per tutte le persone che avvicinandosi all'attività fisica in fase adulta, e senza esperienza sportiva alle spalle, hanno dei forti limiti, anche psicologici, ad effettuare allenamenti ad alta intensità.

Protocollo originale

02	Modalità	Intensità	Durata fase attiva	Durata fase recupero	Modalità recupero	Numero ripetizioni	Numero serie	Numero allenamenti settimanali	Numero settimane
A	Cicloergometro	50% max potenza	30"	3'	Attivo <50 W	6	1	1 ogni 5gg	6

Studio: High intensity interval training (hiit) improves resting blood pressure, metabolic (met) capacity and heart rate reserve without compromising cardiac function in sedentary aging men.
Autori: Grace F, Herbert P, Elliott AD, Richards J, Beaumont A, Sculthorpe NF.
Rivista: Experimental Gerontology
Anno: 2018

Protocollo scientifico originale

Il protocollo prevede un protocollo basato su una fase attiva di 30" al 50% della massima potenza di picco e 3 minuti di pedalata a cadenza non controllata tra o e 50 W, molto leggera per 6 volte.

La massima potenza di è stata valutata con il test da 6" (Herberts et al "Validation of a six second cycle test for the determination of peak power output." Res Sports Med 2015) e da questo calcolato il 50%.

Questo protocollo veniva richiesto una volta ogni cinque giorni, per 6 settimane, per un totale di 9 allenamenti.

Aspettative del protocollo

Questo studio, nato per le esigenze delle persone inattive, ha fornito risultati interessanti nella riduzione delle pressione massima (da -7,7 a – 4,6 mmHg) e minima (– 5,5 mmHg). Non sono state trovare differenze nella RHR (frequenza cardiaca a riposo) ma invece una differenza del -10% nella HRR60 (frequenza cardiaca di recupero post esercizio) facendo ipotizzare un miglior bilanciamento del sistema simpatico/parasimpatico.

Anche il polso d'ossigeno è migliorato del +11% che indica un miglioramento dell'efficienza cardiometabolica sia a riposo che al momento dell'intensità di picco.

Modalità EBT e Sport Specifica

01	Modalità	Intensità	Durata fase attiva	Durata fase recupero	Modalità recupero	Numero ripetizioni	Numero serie	Numero allenamenti settimanali	Numero settimane
A	Fitness con ergometri	50% max potenza	30"	3'	Attivo <50 W	6	1	2: Lun/ven	8
B	Fitness a corpo libero	-40% massimo numero ripetizioni	30"	3'	Attivo cammino	6	1	2: Lun/ven	8
C	Altri sport	Con variazioni							

Trasformazione EBT

Questo protocollo, applicabile con modifiche a tutte le situazioni, è adatto principalmente per persone sedentarie non allenate o oltre i 60 anni.

È un protocollo apparentemente leggero ma si deve considerare che il carico interno di una persona con queste caratteristiche sarà percepito molto alto.

Non è consigliato distanziarsi dal protocollo originale nelle prime 3 sedute e, nel caso i valori HRR60 stiano migliorando, ravvicinare le giornate di lavoro ed incrementare il recupero attivo prima di variare la fase intensa.

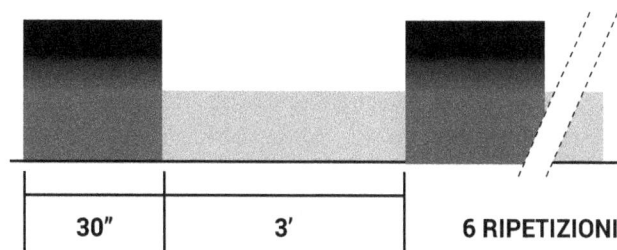

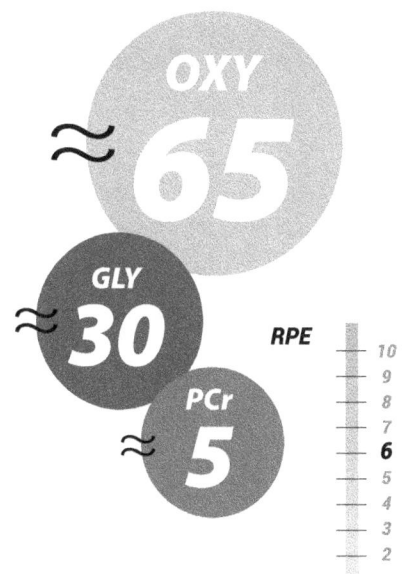

≈ OXY 65

≈ GLY 30

≈ PCr 5

RPE
10
9
8
7
6
5
4
3
2

| 30" | 3' | 6 RIPETIZIONI |

Approfondimenti

Questo protocollo è stato inserito in questo libro per sottolineare come anche per persone in fase adulta ed inattive un protocollo HIIT può essere efficace.
In questo caso i parametri che hanno dimostrato un miglioramento sono quelli più generali dell'efficienza fisica, la frequenza cardiaca a riposo, ad esempio, non ha avuto miglioramenti perché i tempi di adattamento cardiocircolatorio e di rimodellamento del ventricolo sinistro sono più lunghi.
È quindi da considerare come un protocollo adatto nelle fasi di avvio dell'attività fisica.

HIIT | Traccia 20

Questo protocollo è basato sullo studio pubblicato da Sheperd A.O. et al del 2015. Il gruppo di ricercatori, ha ipotizzato di poter ottenere risultati sulle funzioni cardiovascolari, capacità aerobica e salute psicologica anche in attività effettuate in gruppo da un istruttore con effetti paragonabili ad allenamento MICT.

Questo studio si pone l'obiettivo di verificare se un allenamento "auto regolato" dall'utente, ovvero frequente durante le attività di gruppo, potesse avere dei risultati simili alle attività effettuate in laboratorio e supervisionate.

Protocollo originale

02	Modalità	Intensità	Durata fase attiva	Durata fase recupero	Modalità recupero	Numero ripetizioni	Numero serie	Numero allenamenti settimanali	Numero settimane
A	Cicloergometro	>90% HRmax	15"/60"	45"/120"	Attivo	8	1	5	10

Studio: Low-volume high-intensity interval training in a gym setting improves cardio-metabolic and psychological health.
Autori: Sam O. Shepherd, Oliver J. Wilson, Alexandra S. Taylor, Cecilie Thøgersen-Ntoumani, Ahmed M. Adlan, Anton J. M. Wagenmakers, Christopher S. Shaw
Rivista: Plos One
Anno: 2015

Protocollo scientifico originale

Il protocollo prevede un protocollo effettuato su cicloergometro e basato su una fase attiva "auto regolata" dall'utente in base alla sua percezione dello sforzo (sforzo intenso) e basata su un riscontro della frequenza cardiaca massima che doveva raggiungere un livello superiore al 90% rispetto alla massima.

Gli allenamenti, 5 la settimana per 10 settimane, erano seguiti da un istruttore e quindi effettuati in gruppo. I partecipanti dovevano gestire la fase intensa con sprint ripetuti che potevano variare tra i 15" ed i 60" ed inserire un recupero attivo, sempre auto regolato, tra i 45" ed i 120". La durata del lavoro, a causa delle differenze individuali, poteva concludersi tra i 18 ed i 25 minuti.

Aspettative del protocollo

Il tempo medio di allenamento settimanale era mediamente di 55 minuti (±10'). I partecipanti hanno migliorato il VO$_2$max (+9%), la sensibilità all'insulina, ridotto la massa grassa addominale ed ottenuto cambiamenti favorevoli indotti nei lipidi del sangue. HIIT ha anche indotto effetti benefici sulle percezioni della salute, sugli affetti positivi e negativi e sulla vitalità soggettiva.

La partecipazione al gruppo HIIT è stata di circa l'83% dei partecipanti contro il 61% del gruppo MICT, a conferma della maggiore motivazione intrinseca del gruppo HIIT.

Modalità EBT e Sport Specifica

01	Modalità	Intensità	Durata fase attiva	Durata fase recupero	Modalità recupero	Numero ripetizioni	Numero serie	Numero allenamenti settimanali	Numero settimane
A	Fitness con ergometri	>90% HRmax	15"/60"	45"/120"	Attivo	10	1	3	>12
B	Fitness a corpo libero	>90% HRmax	15"/60"	45"/120"	Attivo	12	1	3	>12
C	Sport ciclici	>90% HRmax	15"/60"	45"/120"	Attivo	8	1	5	10
D	Altri sport	Con variazioni							

Trasformazione EBT

Questo protocollo, applicabile con modifiche a tutte le situazioni, è adatto principalmente per persone non allenate o che frequentano le palestre 2/3 volte la settimana. La modalità dell'autoregolazione dello sforzo è molto motivante per l'utente che cerca di migliorare le sue prestazioni precedenti ottenendo un riscontro oggettivo e misurabile. Si può effettuare come da protocollo, ovvero con tempi variati dall'istruttore, oppure in completa autonomia motivando l'utente al "rest when you need", riposa quando ne senti il bisogno.
Per questa modalità è sempre bene abbinare i riscontri del carico interno (frequenza cardiaca individuale con cardiofrequenzimetro), cronometro e misuratore di potenza/distanza.

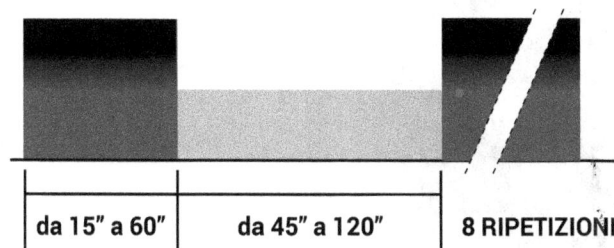

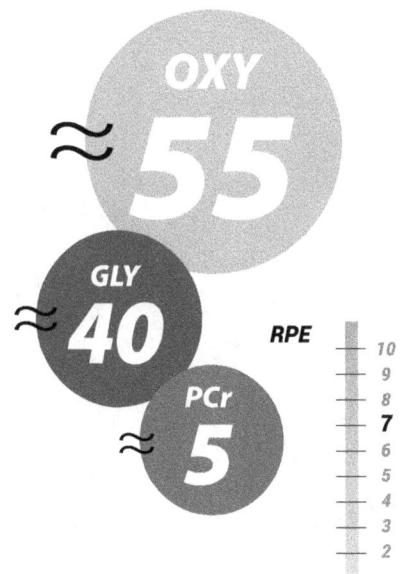

da 15" a 60" da 45" a 120" 8 RIPETIZIONI

OXY ≈ 55
GLY ≈ 40
PCr ≈ 5
RPE
10
9
8
7
6
5
4
3
2

Approfondimenti

Questo studio dimostra che l'HIIT induce un ampio raggio di benefici per la salute che comprendono miglioramenti nei fattori di rischio di malattie cardiovascolari e metaboliche oltre alla salute psicologica con livelli di attività fisica auto-regolati.
Questi risultati sono particolarmente importanti considerando che la maggior parte della popolazione non riesce a raggiungere il minimo raccomandato di 150 minuti di esercizio a intensità moderata a settimana, in parte a causa di una (percepita) mancanza di tempo e quindi a rischio elevato di sviluppare malattie metaboliche e cardiovascolari.

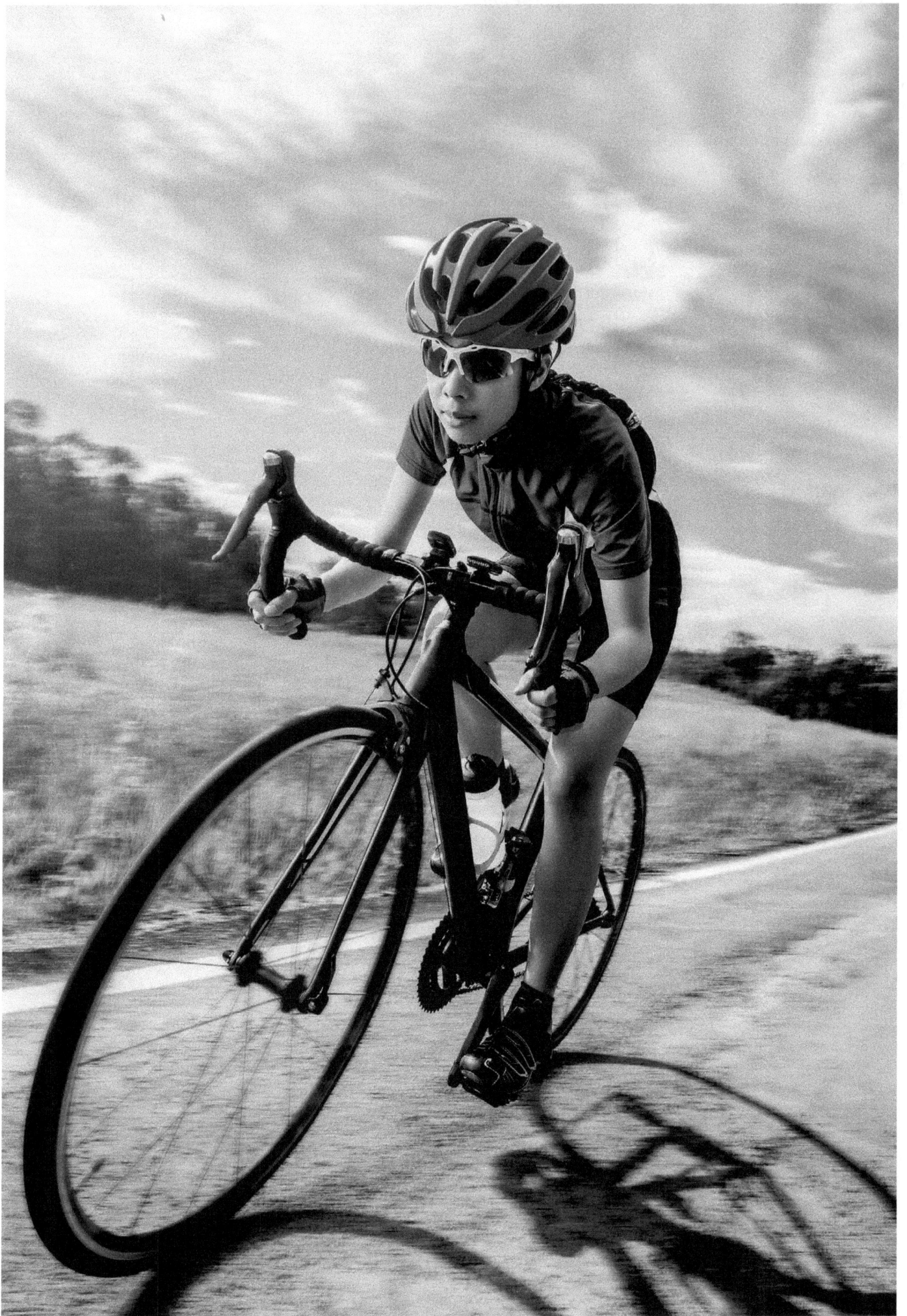

HIIT
Usare le tracce

Le 20 tracce che abbiamo inserito sono solo una selezione di quanto ritenevamo indicativo per spiegare come utilizzare l'HIIT partendo dai risultati di uno studio scientifico e, con un ragionamento EBT nel quale si integra l'esperienza di campo, come si possa arrivare prima di tutto a comprendere i meccanismi di fondo e quindi a modificare un protocollo sempre più aderente alle proprie necessità.

Come detto più volte nel corso di questo libro quando applichiamo uno studio scientifico all'allenamento di tutti i giorni adottiamo una trasformazione. Trasformando il protocollo originale andiamo incontro ad un errore, questo accadrà sempre e nella totalità dei casi.
Non dobbiamo evitarlo. Dobbiamo saperlo e gestirlo.

Il nostro obiettivo infatti non è evitare l'errore, ma fare in modo che sia previsto e controllato e che ci faccia arrivare quanto vicino alla meta irraggiungibile, l'"hole in one", la buca perfetta al primo colpo di un giocatore di gol.

Un errore gestibile fa parte della programmazione, sapendo di poter ottenere risultati inferiori rispetto ad un protocollo scientifico originale, saremo in grado di poter abbinare ulteriori modelli di HIIT all'interno della stessa sessione di allenamento.

Ma tutto va fatto in progressione, non si arriva dal divano all'HIIT in un giorno.
Ci si arriva per gradi.
Si inizia dal MICT, al Fartlek al 10-20-30 un avvicinamento all'HIIT che mantenga la totale sicurezza dell'atleta, faccia crescere la sua motivazione e lo porti ad un livello più alto in maniera progressiva, naturale e priva di rischi per la sua salute.

Al momento della chiusura di questo libro è stata pubblicata la review di Izumi Tabata nella quale lui stesso, facendo un autocritica di cosa è accaduto negli ultimi trent'anni dopo la pubblicazione del suo protocollo storico, (vedi Traccia 01) ha analizzato la terminologia confermando che il Tabata è un HIIT ma ha anche riscontrato come molte varianti proposte nel corso degli anni hanno spostato il 20-10 originale da quello che ora viene ritenuto "Tabata Training". La differenza tra un protocollo misurato e controllato ad una intensità costante al 170% del VO_2max non può essere comparabile, in termini di efficacia aerobica/anaerobica, ad un protocollo realizzato in altre modalità anche a corpo libero (vedi area Fitness Gruppo 2) che non raggiungeranno mai intensità neanche vicine al VO_2max.

*La teoria è quando
si sa tutto, ma non
funziona niente.
La pratica è quando tutto
funziona ma non
si sa il perché.
In ogni caso si finisce
sempre con il coniugare
la teoria con la pratica:
non funziona niente
e non si sa il perché."*

(Albert Einstein)

Ricerca

Review del Prof.Izumi Tabata "Tabata Training: one of the most energetically effective high-intensity intermittent training methods."
Pubblicata sulla rivista The Journal of Physiological Science" del 19 aprile 2019.

Come abbiamo visto nei primi capitoli del libro, i diversi sistemi energetici producono l'energia necessaria all'attività muscolare e sono sempre tutti attivi contemporaneamente, anche se con differenti contribuzioni.

Le percentuali di energia prodotta da ciascun metabolismo dipendono dalla tipologia di attività e variano in funzione del tempo tendendo a valori che possono essere stimati tramite misure di laboratorio o approssimati: ad esempio nella prima ripetizione di un Tabata il contributo del sistema anaerobico alattacido sarà maggioritario, ma col procedere delle ripetizioni esso si ridurrà velocemente a favore dell'anaerobico lattacido ed una sempre maggiore contribuzione aerobica.

Sistemi energetici
Tutto si attiva fin da subito.
Tratto da: "Tabata training: one of the most energetically effective high-intensity intermittent training methods."
Izumi Tabata Journal of Physiological Sciences 2019.

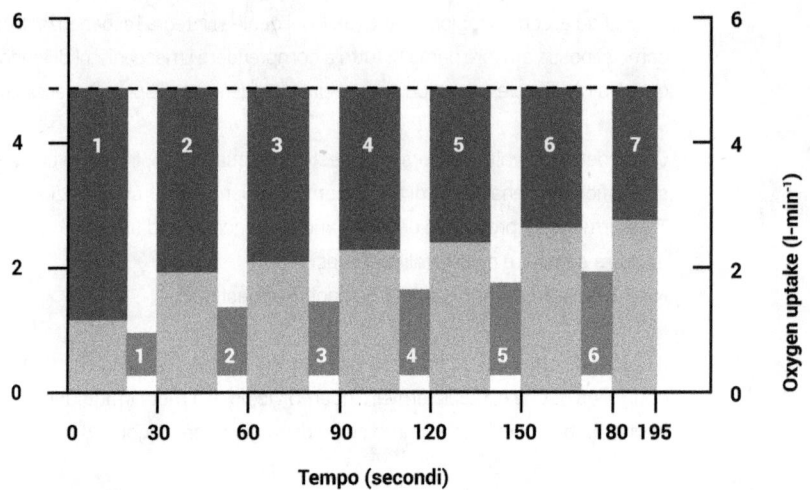

Formula HIIT
Evidence Based Training

In questa ultima parte del libro cerchiamo di mettere insieme tutti i ragionamenti visti in formula HIIT.

Come abbiamo visto l'HIIT si divide in variabili relazionate ed interdipendenti tra loro, anche solo una variazione compromette, limita, modifica gli adattamenti dell'atleta.

Nelle tracce che abbiamo indicato, e nei capitoli dedicati agli adattamenti fisiologici, abbiamo analizzato gli effetti nel breve e nel lungo periodo in base all'allenamento pregresso dell'atleta.

Tuttavia, pur se alcuni protocolli sembrano apparentemente simili, da parte dell'allenatore, o dell'atleta, la scelta di un allenamento basato su HIIT non deve essere preferito sulla base della maggiore praticità o migliore conoscenza.

Anche solo cambiare un recupero da attivo o passivo, o spostare la fase attiva da 10 a 20 secondi cambia in modo significativo gli adattamenti dell'atleta.

Ora analizziamo un caso "studio" che si può usare come schema per rispondere sulla base di un ragionamento EBT (Capitolo 3) che, nel corso del tempo, dovrà essere alla base di ogni nostra programmazione.

Questo deve essere inteso come un caso "standard", il procedimento è esattamente lo stesso per ogni disciplina sportiva e fitness, tutti i passaggi indicati sono solo un esempio per il ragionamento complessivo.

Caso di studio

1

Atleta:

Mario, atleta agonista di 19 anni, sport nuoto.
Specialità di gara: 400 m stile libero in piscina.

Trascrizione ipotetica di un briefing con domande/risposte tipiche di una anamnesi sportiva. Le domande sono solo di esempio, sulla base delle esigenze è bene adottare un formulario sempre più personalizzato.

Problematiche riscontrate:

- *Mario, analizza la tua ultima prestazione e spiegami i momenti dove hai accusato una debolezza che ha pregiudicato la gara:*
  "Durante la partenza ho mantenuto il gruppo dei primi seppur a breve distanza, alle virate sentivo di perdere leggermente il contatto e recuperavo nella nuotata. Prima dell'ultima virata e nell'ultima vasca i miei avversari si sono distanziati ulteriormente e le mie braccia sembravano di legno"
- *Come ti sei sentito prima della gara e nei giorni precedenti?*
  "Nella settimana precedente ero molto agitato, la mattina sarei voluto rimanere a letto. Durante la giornata ero distratto e durante gli allenamenti mi sembrava di essere pesante. Il giorno della gara mi sentivo abbastanza bene ma più di così non sarei riuscito a nuotare"
- *Come ti sei sentito dopo la gara e nei giorni seguenti?*
  "Dopo la gara ero distrutto. Avrei voluto solo buttarmi sul letto ma il pomeriggio avevo anche le semifinali dei 200 farfalla e quindi sono rimasto in piscina. Nei giorni seguenti mi ricordo di avere mantenuto una certa stanchezza"
- *Come hai gestito la nutrizione del mese precedente?*
  "Non ho fatto particolari modifiche, mangio sempre allo stesso modo tra pasta, pizza o carne e verdura"
- *Quali test di valutazione hai fatto durante l'ultimo mese?*
  "Questo mese non ho fatto test se non delle prove tempi sulle distanze di gara, mi sentivo bene"

Approfondimenti

Visualizza il tuo sport, la tua situazione, le tue debolezze o quelle del tuo atleta. È questo il reale punto di partenza. Prendi questo schema come se fosse un "esempio" disegnato sul tuo sport, pur se con dettagli differenti.

I passaggi sono gli stessi, in ogni situazione. L'HIIT che sceglieremo a breve sarà adeguato a questo specifico caso ma, se vorrai, potrai fare il tuo ragionamento partendo dal tuo caso reale e sviluppando la tua strategia.

2
Evidenze:

Il primo passo è trovare il modello di prestazione per una gara di nuoto della distanza di 400 m a stile libero.

È una gara che per atleti evoluti è ben al di sotto dei 4 minuti e, per analogia, rientra in tempi di percorrenza di numerose altre specialità sportive sia olimpiche che non, anche non prettamente cicliche.

Rientrano anche attività più note nel fitness come Crossfit, Spartan, Military o altre tipologie assimilabili che richiedono alte intensità ed impegno misto aerobico/anaerobico per durate vicine ai 4 minuti senza interruzioni.
L'atleta impegnato in gare di questo tipo ha una contribuzione prevalente verso l'anaerobico lattacido ma un forte contributo del metabolismo aerobico.

Nel caso del nuoto in piscina, con partenze, virate e fasi subacquee, il contributo neuromuscolare è determinante.
Un atleta di alto livello è impegnato in uno o due allenamenti giornalieri e, durante la competizione, è impegnato anche più volte a causa di batterie, semifinali e finali anche in più discipline.

Le aree di interesse dell'atleta sono quindi legate ad aspetti metabolici e neuromuscolari.

Cerchiamo quindi su Pubmed le seguenti keywords: swimming, performance, neuromuscolar (solo a titolo di esempio) ed evidenziamo sulla sinistra (dal computer) l'opzione "review".

Scegliamo quindi le review più attinenti all'argomento.
Questo passaggio possiamo ometterlo se abbiamo la possibilità di far parte della Sport Science Academy o di altre community di professionisti già esperti nella ricerca o selezione di contenuti scientifici.

3
Analisi critica:

Sulla base delle informazioni trovate e selezionate scegliere, con cura ed attenzione, solo quelle aggiornate, pubblicate su riviste autorevoli e adatte all'esigenza dell'atleta.

Trascurare o prendere con il giusto peso eventuali articoli pubblicati su internet da esperti della materia che non recano evidenze scientifiche di qualità (vedi piramide nel primo capitolo del libro).

4

Creare una sintesi applicabile:

Da questo momento iniziamo a fissare alcuni punti di una successiva valutazione che andremo a fare nelle fasi seguenti.

Valuteremo quali possono essere le analisi critiche quindi una sintesi complessiva che si può elaborare partendo dalle considerazioni dell'atleta. Partiamo dalle sue esigenze verificando quali possono essere i segnali che hanno bisogno di essere affrontati con maggiore priorità ed altri che possono essere valutati per una nuova stagione.

La nostra analisi ha valutato che l'atleta soffre di un deficit iniziale dalla partenza (manifesta di stare "con" i primi ma non "davanti", quindi sembra inseguire il gruppo).

Questo aspetto è probabilmente causato da un reaction time (tempo di reazione allo start) inadeguato, ovvero una difficoltà a partire in tempi rapidi. Lo stacco infatti richiede un'alta contrazione neuromuscolare che consente una perfetta fase di volo con un ingresso in acqua alla massima velocità e con il corretto angolo di entrata.

È evidente che l'atleta ha un limite neuromuscolare che ne compromette la performance, sembra infatti che anche nella virata e spinta dal bordo manifesta di perdere contatto rispetto agli avversari.

Valutazione 1: aspetti neuromuscolari

Analizzando la gara dall'esterno e integrando il feedback della percezione della fatica con le sensazioni dell'atleta passiamo agli aspetti più prettamente metabolici. Per circa metà gara e quindi e fino ai 2 minuti, sembra che l'atleta sia in linea con i suoi avversari. Da questo momento l'atleta avverte una fatica periferica, un calo di potenza ed una difficoltà di controllo motorio.

Questi sono segnali di una limitazione della glicolisi, causata probabilmente da una alta concentrazione di ioni H+ intracellulari. L'atleta avverte una sensazione di essere "frenato" oltre a sentire le braccia dure con un bruciore localizzato nel trapezio, nel deltoide e nella parte alta del braccio.

Valutazione 2: aspetti metabolici (sistema glicolitico)

Analizziamo ora altri segnali importanti che sono esterni alla prestazione. L'atleta ha riferito che nei periodi precedenti la competizione si sentiva stanco soprattutto la mattina.

Questo potrebbe essere un segnale di parziale privazione del sonno e probabilmente anche di difficoltà a raggiungere le fasi profonde del sonno.

Valutazione 3: aspetti metabolici (sistema ossidativo)

L'atleta ad una successiva domanda manifesta una forte stanchezza, anche mentale, nel dover passare in fasi multiple della prestazione a distanza di poco tempo. Questo è dovuto a competizioni dove è richiesto l'accesso per eliminatorie, semifinali, finali ed eventuali presenza in staffette. Questo aspetto richiede da parte dell'atleta di dover ripristinare le energie in tempi rapidi. Questo ripristino energetico è basato sul meccanismo aerobico lipolitico che, probabilmente, non riesce a ripristinare le risorse in tempi rapidi.

Valutazione 4: aspetti energetici (recupero)

Questa percezione della debolezza è molto importante perché ci fa capire come l'eccesso di carico interno non si riesce a tramutare in energia spendibile per la prestazione.

Valutazione 5: aspetti nutrizionali

Proseguendo l'atleta manifesta una scarsa consapevolezza nella nutrizione sportiva. Non sembra percepire il collegamento diretto tra l'energia proveniente dagli alimenti ed il dispendio energetico dello sport.

Valutazione 6: aspetti monitoraggio

L'atleta pur manifestando notevoli limiti alla sua performance dichiara di non avere sostenuto nessun tipo di test. Questo ci impedisce di fare una valutazione oggettiva sui dati e ci consente solo di fare una valutazione sulla base della nostra esperienza. Possiamo avere un riscontro solo sulle prestazioni precedenti e su eventuali percezioni dell'atleta retrospettive.

Bene, da questa situazione di partenza possiamo iniziare a ragionare sulle priorità dell'atleta e sulle priorità legate alla programmazione.
Con l'HIIT abbiamo il vantaggio che possiamo intervenire anche durante la stagione per lavorare su specifici adattamenti senza compromettere la performance.

Ma dobbiamo decidere le priorità, questa è l'analisi che su un ragionamento EBT, in questo caso il mio, sarei portato a fare:

- **Priorità 0: iniziare non appena possibile**
  Aspetti monitoraggio
- **Priorità 1: intervenire da oggi**
  Aspetti energetici (recupero)
  Aspetti nutrizionali
- **Priorità 2: intervenire dopo il punto 1**
  Aspetti metabolici (sistema glicolitico)
  Aspetti metabolici (sistema ossidativo)
- **Priorità 4: iniziare dopo le gare più importanti**
  Aspetti neuromuscolari

Analisi delle priorità

Aspetti del monitoraggio

Prima di intraprendere qualunque azione è necessario valutare la situazione di partenza con dei dati oggettivi, tra i quali:

RHR: frequenza cardiaca a riposo

Seguire le procedure del capitolo del libro e preparare una scheda dove, settimanalmente verranno annotati i valori dell'atleta, sempre il lunedì, specificando se il giorno prima era una giornata di riposo o di allenamento. Conservare l'andamento delle frequenze costruendo un apposito grafico:

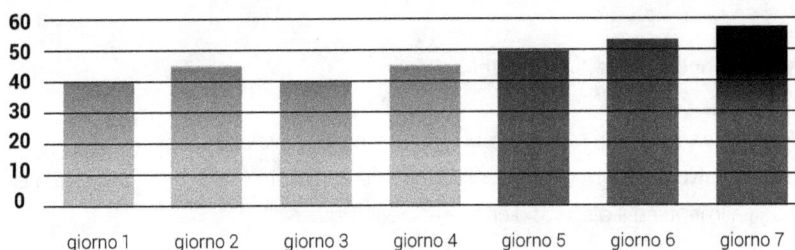

Tutte le frequenze che si discostano di oltre 4 battiti vanno tenute in attenta considerazione, al secondo giorno di una frequenza più alta del 10% sul valore minimo conosciuto dall'atleta è bene fare anche i test seguenti per avere un immediato riscontro.
Strumentazione necessaria:

- **Pulsossimetro a dito**
  Veloce, affidabile e pratico. Si trova in commercio a partire da poche decine di euro. *(Preferito)*
- **Cardiofrequenzimetro con fascia bluetooth**
  Pratica perché si può interfacciare con il telefono e memorizzare il dato sulle tante APP disponibili (cercare sugli store con "Frequenza Cardiaca" o "Heart Rate"
- **Cardiofrequenzimetro con fascia standard**
  Come sopra ma necessita del lettore da polso
- **Cardiofrequenzimetro senza fascia**
  Solitamente da polso, utilizzano la luce verde. Non è il gold standard ma se usato in ambienti non illuminati ed in posizione ferma hanno un dato affidabile per questo test.
- **Smartphone tradizionale**
  Utilizza la luce del flash con apposita APP per misurare la FC. Poco affidabile ma va bene per iniziare, senza costi.
- **Smartphone fascia alta**
  Utilizza la luce rossa per la valutazione, più accurata, del flusso di sangue, si interfaccia con le stesse APP precedenti

HRV: Variabilità cardiaca

Seguire le procedure del libro ed unire questi dati alla scheda precedente.
Effettuare il test inizialmente per 3 giorni e poi ogni settimana oppure nei
momenti dove si avverte una dissonanza tra carico interne carico esterno
(l'atleta manifesta insolita stanchezza con allenamenti del passato).
Anche in questo caso monitorare l'andamento con un grafico, anche creato
manualmente con un foglio elettronico o utilizzando una delle numerose APP
disponibili in commercio. La HRV è una misura di risposta al carico interno.

Strumentazione necessaria:

- **Cardiofrequenzimetro con fascia bluetooth**
  È necessario verificare che la fascia cardio, oltre alla funzione bluetooh abbia
  la funzione r-r (battito per battito) necessaria alla rilevazione HRV.
  Accoppiato con apposita APP (cerca negli store con "Variabilità Cardiaca" o
  "Heart Rate Variability"). *(Preferito)*
- **Smartphone fascia alta**
  Utilizza la luce rossa per la valutazione, più accurata, del flusso di sangue, si
  interfaccia con le stesse APP precedenti
- **Apposito misuratore di Variabilità Cardiaca**
  Esistono numerosi modelli, molto affidabili, che si interfacciano con gli
  smartphone o registrano i dati su memoria interna.

POMS: Test del profilo dell'umore

Seguire le procedure del libro ed unire questi dati alla scheda precedente. Il
test va fatto inizialmente (bene ad inizio stagione) e poi a cicli costanti, circa 15
giorni, oppure in momenti dove ci sono segnali simili a quelli indicati per HRV.

Strumentazione necessaria:
- **Test cartaceo o online**
  Segui le indicazioni del capitolo del libro ed anche in questo caso monitorare
  l'andamento con un grafico.

HRR60: Test del recupero a 60"

Questo test è semplice ma va fatto sempre dopo una attività simile a quella
di gara (ad esempio un impegno massimale fino a 4'), realizzato con le stesse
condizioni di partenza: warm up, modalità esercizio, attività precedente, attività
nell 24h precedenti, nutrizione, etc.
La HRR60 è una misura di risposta al carico interno.

Procedure: misurare la FC al termine dell'attività, far posizionare l'atleta in una
posizione stabile e fissa (seduto o sdraiato, ma sempre la stessa), prendere un
nuovo dato a 60" ed un terzo a 120".

Sottrarre le frequenze

- (FC0" – FC60")
- (FC60" – FC120")
- (FC0" – FC120")

Usare questi 3 valori come indice del recupero costruendo un semplice grafico:

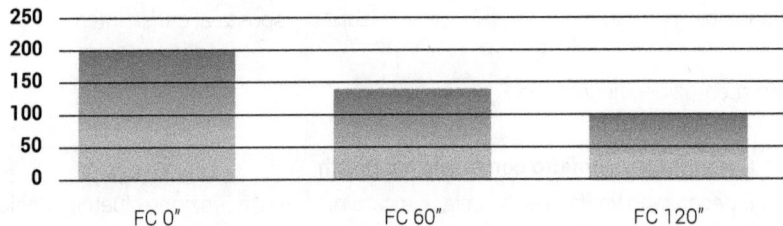

Strumentazione necessaria:

- Pulsossimetro a dito.
- Cardiofrequenzimetro con fascia bluetooth.
- Cardiofrequenzimetro con fascia standard.
- Cardiofrequenzimetro senza fascia.
- Smartphone tradizionale.
- Smartphone fascia alta.

SONNO: Test del sonno profondo

Seguire le procedure del capitolo del libro ed analizzare i parametri più importanti:

- **Quantità del sonno**
  Totale ore rilevate dal momento si va a letto al risveglio
- **Qualità del sonno**
  Valutare l'effettivo periodo di sonno (vedi strumentazione seguente) e detrarre Quantità-Sonno effettivo.
- **Interruzioni**
  Valutare se durante la notte ci sono state interruzioni e risolvere i motivi più frequenti:

  - **Sveglia per andare in bagno**
    Segnale di eccessiva idratazione
  - **Sveglia per andare a bere**
    Segnale di disidratazione
  - **Sveglia per andare a mangiare**
    Segnale di eccesso di zuccheri semplici a cena

    Queste motivazioni, tra le più comuni, sono da eliminare immediatamente perché interrompono il flusso del sonno e compromettono il sonno profondo. Essendo tutte legate all'alimentazione deve essere consultato un nutrizionista.

Quantità del sonno profondo

Questo è il valore più importante, l'atleta può teoricamente dormire la quantità necessaria ma poi non arrivare alle fasi del sonno profondo che sono quelle necessarie per il recupero da stress da allenamento. Per questa analisi sono necessari appositi dispositivi (vedi dopo) ed un controllo costante quotidiano. È più importante il recupero dell'allenamento stesso, è bene ricordarlo sempre.

Nel caso dopo la rilevazione si notasse un valore basso di questa componente del sonno è bene intervenire quanto prima favorendo tutte quelle abitudini che interferiscono con il sonno, ovvero:

Ambiente non adatto

Luce, suoni, movimento devono essere eliminati

Tablet o Smartphone

Portati a letto possono interferire con il sonno fino a 45 minuti, vanno spostati dal letto e messi in modalità silenziosa.

Animali domestici

Se interferiscono con il sonno non possono essere nella stessa stanza dell'atleta, invece vanno mantenuti se non interferiscono con il recupero.

È fondamentale anche favorire il sonno grazie alla nutrizione con cibi ricchi di triptofano che è un precursore di serotonina e melatonina.
Questo unito a carboidrati ad alto indice glicemico favorisce sia il tempo per addormentarsi che il raggiungimento del sonno profondo. La sola melatonina (assunta in pastiglie) non offre questa possibilità ma è utile per riequilibrare il normale ritmo circadiano sonno-veglia.
Per questa specifica dieta consultare un nutrizionista.

Strumentazione necessaria:

Accelerometri con funzione sonno

Sono dei "braccialetti" appositamente realizzati con numerose funzioni (contapassi, frequenza cardiaca, sonno, etc.). Non tutti hanno la funzione sonno e non tutti hanno l'analisi del sonno con le fasce profonde. Solitamente quelli di fascia più alta hanno tutte le funzioni ma prima dell'acquisto è bene verificare le caratteristiche e chiedere anche feedback nei forum online di atleti. *(Preferito)*

Orologi digitali

Alcuni orologi, interfacciati con lo smartphone, hanno questa funzione. Verificarne i dettagli

Fasce sotto-materasso

Sono di recente produzione, si inseriscono sotto il materasso (senza contatto con l'atleta) e percepiscono sonno e frequenze cardiache interfacciandosi poi con lo smartphone.

È più importante il recupero dell'allenamento stesso, è bene ricordarlo sempre.

Test nutrizione:

Test della consapevolezza nutrizionale

È un test di facile somministrazione sottoposto dall'allenatore all'atleta, consente di avere immediatamente il valore della consapevolezza dell'atleta sulla propria nutrizione. In base al valore raggiunto si valuteranno le priorità se è necessario dare dei consigli di buone pratiche da seguire o se diventa necessario l'intervento del nutrizionista.

Questi test sono disponibili online in varie forme o in appositi corsi di aggiornamento per tecnici, ad esempio Sport Nutrition Expert (in italiano) o Advanced Sport and Exercide Nutritional Advisor (in inglese)

Test del dispendio calorico nelle 24h

È un test più complesso che va fatto da un allenatore (esperto) o da un laureato in Scienze Motorie. Analizza tutte le fasi della giornata, degli allenamenti e delle intensità. Divide il dispendio calorico per substrati energetici nelle diverse fasce della giornata e fornisce un conteggio calorico utilizzato nella giornata con l'indicazione dei macronutrienti maggiormente mobilizzati.

Test dell'apporto nutrizionale nelle 24h

È un test più complesso che va fatto da un allenatore (esperto) o da un laureato in Scienze della Nutrizione o altre lauree attinenti. Analizza tutti i pasti della giornata inclusa l'idratazione.
Considera anche gli allenamenti ed eventuali supplementi pre-intra-post allenamento e fornisce un conteggio calorico effettivamente ingerito durante la giornata, diviso per macronutrienti.
Questi tre test, se non coerenti tra loro, vanno immediatamente messi all'attenzione di un nutrizionista specializzato in sport.

Lattato: Test della curva al lattato

Questo test è di pratica applicazione e si può usare direttamente sul campo di allenamento dopo un test sport-specifico.
Richiede la corretta applicazione dei protocolli ed il rispetto delle leggi vigenti in termini di presenza del medico, del trattamento dei rifiuti speciali, etc.
Non affrontiamo questo test in questo libro ma rimandiamo il lettore ad appositi testi di riferimento. Anche in questo caso i dati vanno registrati su un foglio di lavoro e messi a confronto con i precedenti.

VO$_2$max: Test del massimo consumo di ossigeno

Questo test è difficile applicazione allo sport perché necessita di un metabolimetro portatile o fisso. Solitamente queste attrezzature sono presenti nei centri di ricerca, di valutazione medica o centri specializzati in analisi della performance. Essendo test massimali è necessaria la presenza di un medico o della visita medica agonistica in caso si stia facendo un test specifico del proprio sport nella situazione reale. Non affrontiamo questo test in questo libro ma rimandiamo il lettore ad appositi testi di riferimento. Anche in questo caso i dati vanno registrati su un foglio di lavoro e messi a confronto con i precedenti.

Aspetti energetici (recupero)

Prima di intraprendere qualunque azione è necessario valutare la situazione di partenza i dati provenienti dal monitoraggio. È consigliabile iniziare questa attività partendo dai dati più semplici (RHR) e progressivamente dotarsi di attrezzatura più accurata.

Oltre l'attrezzatura è però necessaria una sempre più accurata competenza, preferibilmente è meglio acquistare i prodotti più economici o fruttare tutte le APP gratuite ed imparare la tematica piuttosto che investire centinaia di migliaia di euro in strumenti che "forniscono un dato preciso".
Senza la competenza ed il ragionamento quel dato avrà un valore inesistente in un ragionamento EBT.

Analizzati i dati è bene intervenire immediatamente, l'aspettativa per un cambiamento stabile di questo aspetto non è immediata ma, se non ci sono problematiche esterne di interesse medico, è valutabile in 15/30gg.

Aspetti nutrizionali

Partire dai dati precedenti e dai test, valutare in ottica EBT se i dati provenienti dall'area della nutrizione sono coerenti con i protocolli HIIT proposti e se sono coerenti con il dispendio calorico complessivo.
Se i dati sono discordanti è bene intervenire immediatamente con una analisi della abitudini dell'atleta come consigli generali, di competenza dell'allenatore (esperto), se preventivamente stilati da un Medico o da un Nutrizionista.

Se anche le abitudini sembrano non dare immediati cambiamenti è bene rivolgersi al Nutrizionista.

Aspetti metabolici (sistema glicolitico)

Anche in questo caso si procede sulla base dei dati, dei test e dell'anamnesi sportiva precedente.

Ora possiamo iniziare a stabilire quali sono le probabili limitazioni dell'atleta e quindi impostando degli adeguati protocolli HIIT.

Dalle informazioni in nostro possesso e dal ragionamento EBT sembra che il sistema glicolitico sia insufficiente a mantenere un ambiente intracellulare coerente con l'attività intensa per periodi più lunghi di 2 minuti (dal momento che l'atleta avverte di cedere).

Gli adattamenti necessari sarebbero da ricercare quindi nelle aree:

- Adattamenti enzimatici glicolitici
- Adattamenti ai trasportatori di membrana
- Adattamenti alla pompa sodio-potassio
- Adattamenti ormonali

Imposteremo quindi, fin da subito, un blocco HIIT che abbia le caratteristiche ideali per ricercare questi adattamenti (vedi capitolo per i dettagli).

HIIT GLY01

6 x 45" al 95% della massima velocità, con partenza dall'acqua e recupero passivo di 1:4.

Nel caso del nuoto si possono valutare i secondi cercando, per praticità, di raggiungere il bordo più vicino. Ad esempio, in vasca da 25 m potrebbe essere i 75 m oppure i 90 m (75 m più virata e fase subacquea). Negli altri sport ragionare su una attività prevalentemente ciclica, vicina alla massima intensità dai 40 ai 45".

- 2 volte la settimana (lunedì, giovedì)
- Inserire dopo il warm up e dopo gli allenamenti per anaerobico alattacido (se presenti)
- Fino a 8 settimane

Valutazione iniziale:

Per stabilire il 95% della velocità massima si deve definire un test apposito da effettuarsi con le stesse modalità (partenza dall'acqua, costume indossato, etc.) almeno 24 prima dell'inizio dell'HIIT. Il tempo (o la distanza o il numero di colpi o ripetizioni in altri sport) dovrà essere il parametro di riferimento dal quale poi scegliere una variazione massima del 5%. Per atleti principianti o non evoluti questo portato nelle fasi iniziali fino al 15%

Valutazione intensità:

Una volta iniziato l'HIIT è bene monitorare l'intensità su due parametri incrociati (tempo+distanza ad esempio) e stabilire almeno una delle condizioni citate nel libro, ad esempio la regola del doppio fallimento:

Swimming check

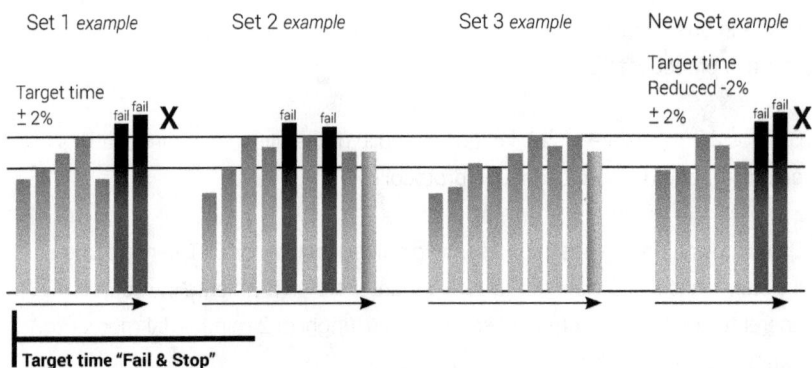

Quindi definire con l'atleta il tempo "massimo" che potrà nuotare, dare un primo "alert" al primo errore e dare uno "stop" se l'errore si ripete due volte di seguito. Se l'atleta invece continua dopo il primo alert si continua.

Il margine di errore si deve calcolare piccolo per atleti evoluti e più ampio per principianti. Ad esempio un margine di 1" su 45" è molto basso e potrebbe essere troppo poco per molti atleti, come suggerimento all'atleta è bene dare un margine più ampio, forzarlo a stare all'interno del margine e non interrompere la serie troppo presto. Nel caso in cui la serie venisse interrotta troppo presto (ad esempio al 3° set) si può effettuare un recupero completo ed una nuova serie.

Valutazione carico interno:

Al termine del protocollo HIIT, in risposta al carico interno, si deve effettuare un test HRR60. L'aspettativa di questo test è che, nelle prime 4 settimane, si riduca il valore 0-60 e nelle seconde 4 settimane anche il valore 60-120. Se invece non ci fossero cambiamenti evidenti, o superiori, potrebbero esserci dei momenti di overreaching non funzionale da verificare come eccesso di sovraccarico.

Non affidarsi solo a questo test ma unire anche i dati del POMS e HRV prima di giungere a conclusioni legate ad un sovraccarico non funzionale.

Poiché il recupero è legato al metabolismo ossidativo (vedi protocolli seguenti) è anche da prevedere che se l'atleta non aveva adattamenti ossidativi i tempi sono piu' lunghi.
Ripetere HRR60 una volta la settimana nelle stesse condizioni.

HIIT GLY02

12 x 20" all-out, con partenza dall'acqua e recupero passivo di 1:3.

- 2 volte la settimana (martedì, venerdì)
- Inserire dopo il warm up e dopo gli allenamenti per anaerobico alattacido (se presenti)
- Fino a 8 settimane

  Rispettare le valutazioni fatte in precedenza anche in questo caso.

Come aspettativa per questi specifici HIIT possiamo prevedere un periodo breve (nelle prime due settimane) dove avremo immediati riscontri positivi.

Aspetti metabolici (sistema ossidativo)

Anche in questo caso si procede sulla base dei dati, dei test e dell'anamnesi sportiva precedente. L'atleta aveva manifestato un cedimento nella seconda parte della gara ma anche una stanchezza diffusa al termine delle prestazioni con una difficoltà a recuperare per le gare successive. Aveva manifestato anche una stanchezza perdurante la mattina.

In questo caso potrebbero non essere sufficienti gli adattamenti centrali o periferici legati al metabolismo energetico ossidativo, sia glicolitico che lipolitico. Gli adattamenti necessari sarebbero da ricercare quindi nelle aree:

- Adattamenti enzimatici ossidativi
- Adattamenti ossidativi generali

Imposteremo quindi, fin da subito, un blocco HIIT che abbia le caratteristiche ideali per ricercare questi adattamenti (vedi capitolo per i dettagli).

HIIT OXY01

12 x 60" all'85% della massima velocità, con partenza dall'acqua e recupero attivo di 1:1

- 3 volte la settimana (lunedì, mercoledì, venerdì)
- Inserire dopo il warm up e dopo gli allenamenti HIIT GLY
- Fino a 12 settimane
- Recupero attivo calcolato al 60%

HIIT OXY02

2x(6 x 90") all'80% della massima velocità, con partenza dall'acqua e recupero attivo di 1:1

- 2 volte la settimana (martedì, giovedì)
- Inserire dopo il warm up e dopo gli allenamenti HIIT GLY
- Fino a 12 settimane
- Recupero attivo calcolato al 50%
- Recupero tra le serie passivo di 2'

Rispettare le valutazioni fatte in precedenza anche in questo caso.
Nel rispetto del doppio fallimento anche il recupero attivo deve essere considerato, ovvero anche in questo caso il tempo target deve essere fissato e rispettato dall'atleta. È probabile che l'atleta tenda ad andare più veloce del tempo stabilito.

Per atleti più evoluti si possono ipotizzare anche protocolli EBT che possano prevedere il "recupero attivo" come la velocità target ed inserire invece dei brevi SIT (max 5" all-out) tra le ripetizioni, ad esempio:

HIIT OXY03

2x(8 x 30") alla velocità della media di gara + 5% (ad esempio ultima vasca di un 400 m) con 5" di SPRINT all-out al termine di ogni 30".

HIIT OXY04

2x(10 x 60") alla velocità della media di gara (ad esempio ultima vasca di un 1500 m) con 5" di sprint all-out al termine di ogni 60".

Come aspettativa per questi specifici HIIT possiamo prevedere un periodo medio lungo per avere dei riscontri oggettivi dai test, se l'atleta non è un atleta di élite potrebbe essere avvertita una frequenza cardiaca più bassa nel test RHR, un rapido recupero nel test HRR60, un più rapido smaltimento di lattato ed una più rapida capacità dell'atleta nel recuperare gli sforzi tra gli allenamenti.

Aspetti neuromuscolari

Non è argomento di questo libro e vi rimando a libri specifici ma è importante considerare che l'HIIT è efficace anche negli aspetti neuromuscolari.

Difficilmente però il solo HIIT porterà a nuovi adattamenti quando si progettano protocolli per sport ciclici o che coinvolgono contemporaneamente aree estese del corpo.

Possono invece essere impostati dei protocolli HIIT in palestra che siano però specifici per lo sport praticato, ovvero la palestra dovrà essere funzionale allo sport e non integrata.

Questo è un concetto importante poiché gli adattamenti neuromuscolari devono essere disegnati per incrementare la potenza espressa nel gesto tecnico e non intesi come aumento della forza.

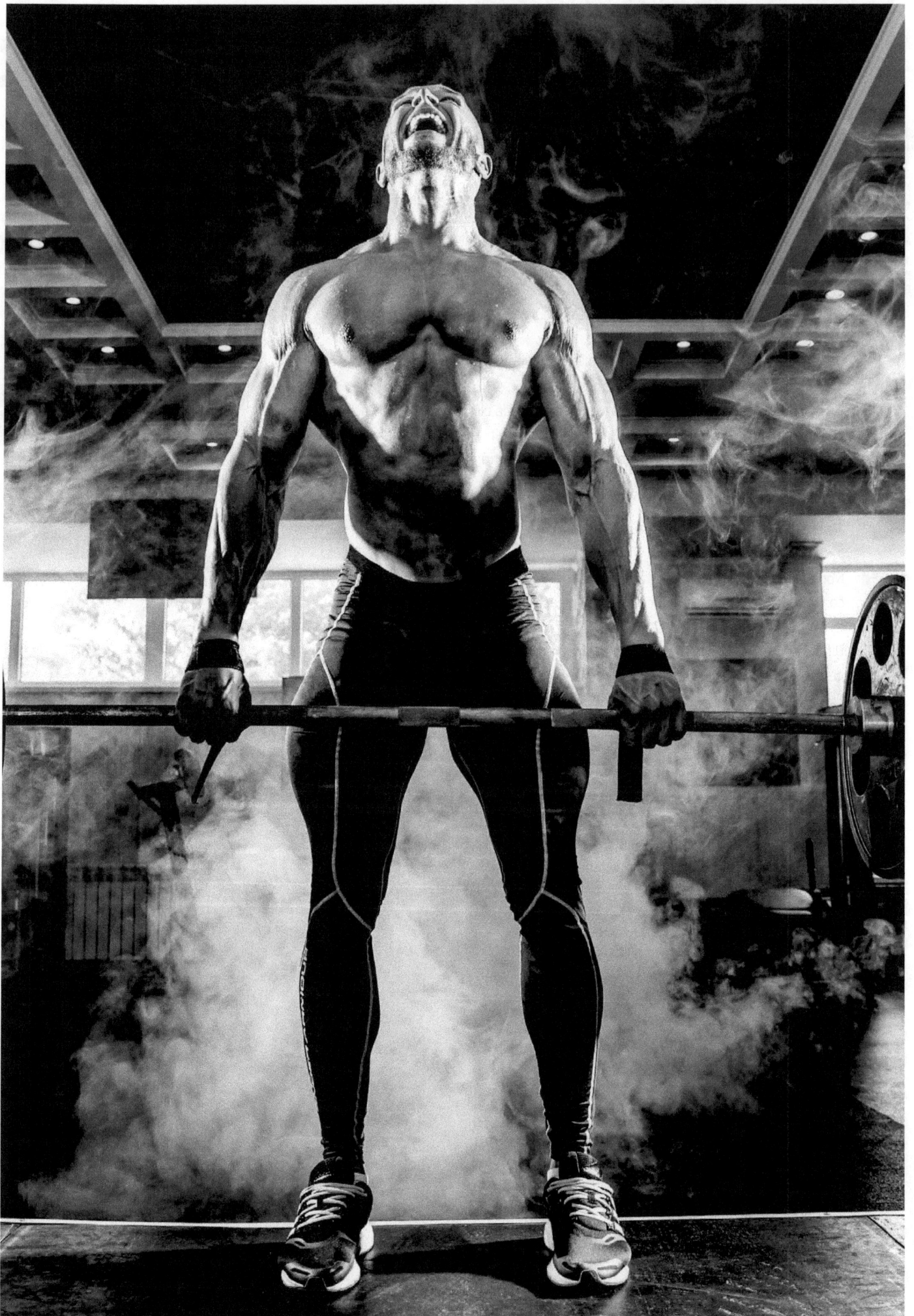

Se lo hai finito,
sei solo all'inizio

Siamo arrivati al termine ma, come anticipato anche dalla busta che hai aperto:
"quando lo finirai sarà solo l'inizio."

Da questo momento, quindi, iniziamo.
L'HIIT, quello vero, è davvero un mondo da scoprire passo dopo passo, giorno
dopo giorno, successo dopo successo. Capire, comprendere, conoscere,
approfondire, applicare.
E poi ripartire da capo.
Ogni volta però aggiungendo tutte le informazioni di questo libro, di ulteriori
libri di approfondimento, di nuove evidenze scientifiche che man mano saranno
pubblicate ed ancora senza mai dimenticare la tua esperienza sul campo
maturata giorno dopo giorno.

Da oggi si inizia, si inizia lasciando alle spalle le vecchie tabelle e gli schemi
troppo rigidi rispetto alla struttura più liquida della biologia e fisiologia.
Da oggi saprai cercare nuovi adattamenti, saprai mantenere quanto di buono
hai fatto finora e saprai costruire nuovi piccoli blocchi di HIIT che andranno a
costruire le parti mancanti della preparazione.

Non importa che faccia fitness o che voglia andare alle Olimpiadi.
La programmazione ha la stessa struttura, cambiano i tuoi obiettivi, ma non il
modo con il quale ti impegnerai per raggiungerli.

Da oggi si inizia un nuovo cammino, se sei tra i fortunati che hanno avuto anche
accesso ai gruppi o alla Sport Science Academy potrai approfittare di questa
opportunità "interattiva", decisamente inedita per un libro, di poter chiedere,
interagire, confrontarti e, perché no, anche condividere i tuoi risultati con noi.

Se poi un domani avrai esiti ancora più importanti faccelo sapere tramite i nostri
canali social, la tua esperienza farà parte della seconda edizione del libro.

Da me e da tutti i membri della Sport Science Academy, grazie davvero.

Gian Mario Migliaccio

FORM

Referenze scientifiche

FORM

Le referenze di formula HIIT

1.   Varoni, E. M., Lodi, G. & Iriti, M. Efficacy behind activity – Phytotherapeutics are not different from pharmaceuticals. *Pharmaceutical Biology* 53, 404–406 (2015).

2.   Jennex, M. E. & Bartczak, S. E. A Revised Knowledge Pyramid. *International Journal of Knowledge Management* 9, 19–30 (2013).

3.   Boullosa, D. A., Abreu, L., Varela-Sanz, A. & Mujika, I. Do olympic athletes train as in the paleolithic era? *Sports Medicine* 43, 909–917 (2013).

4.   Williams, G. C. & Nesse, R. M. The Dawn of Darwinian Medicine. *The Quarterly Review of Biology* 66, 1–22 (1991).

5.   Wißing, C. *et al.* Isotopic evidence for dietary ecology of late Neandertals in North-Western Europe. *Quaternary International* 411, 327–345 (2016).

6.   Weyrich, L. S. *et al.* Neanderthal behaviour, diet, and disease inferred from ancient DNA in dental calculus. *Nature* 544, 357–361 (2017).

7.   Pöchmüller, M., Schwingshackl, L., Colombani, P. C. & Hoffmann, G. A systematic review and meta-analysis of carbohydrate benefits associated with randomized controlled competition-based performance trials. *Journal of the International Society of Sports Nutrition* 13, 1–12 (2016).

8.   Jeukendrup, A. E. Carbohydrate intake during exercise and performance. *Nutrition* 20, 669–677 (2004).

9.   Kanter, M. High-Quality Carbohydrates and Physical Performance. *Nutrition Today* 53, 35–39 (2018).

10.   Manus, M. B. Evolutionary mismatch. *Evolution, Medicine, and Public Health* 2018, 190–191 (2018).

11.   Huda, M. S. B. *et al.* Obesity: Lessons from evolution and the environment. *Obesity Reviews* 13, 20152443 (2015).

12.   Wang, G. & Speakman, J. R. Analysis of Positive Selection at Single Nucleotide Polymorphisms Associated with Body Mass Index Does Not Support the "Thrifty Gene" Hypothesis. *Cell Metabolism* 24, 531–541 (2016).

13.   O'Rourke, R. W. Metabolic Thrift and the Genetic Basis of Human Obesity. *Annals of Surgery* 259, 642–648 (2014).

14.   Kaur, J. A Comprehensive Review on Metabolic Syndrome. *Cardiology Research and Practice* 2014, 1–21 (2014).

15.   Wildman, D. E., Uddin, M., Liu, G., Grossman, L. I. & Goodman, M. Implications of natural selection in shaping 99.4% nonsynonymous DNA identity between humans and chimpanzees: Enlarging genus Homo. *Proceedings of the National Academy of Sciences* 100, 7181–7188 (2003).

16. Eaton, S. B. & Eaton, S. B. An evolutionary perspective on human physical activity: implications for health. *Comparative Biochemistry and Physiology Part A: Molecular & Integrative Physiology* 136, 153–159 (2003).

17. GUIMARAES & ANDRE. *INTERVAL TRAINING (HIIT and SIT):: HISTORY AND MOLECULAR EXERCISE PHYSIOLOGY.* (Amazon, 2015).

18. Anderson, O. *Running Science.* (2013).

19. BASSETT, D. R. & HOWLEY, E. T. Maximal oxygen uptake: ???classical??? versus???contemporary??? viewpoints. *Medicine &amp Science in Sports &amp Exercise* 29, 591–603 (1997).

20. Bassett, D. R. Scientific contributions of A. V. Hill: exercise physiology pioneer. *Journal of Applied Physiology* 93, 1567–1582 (2002).

21. Impellizzeri, F. M., Marcora, S. M. & Coutts, A. J. Internal and External Training Load: 15 Years On. *International Journal of Sports Physiology and Performance* 14, 270–273 (2019).

22. Halson, S. L. Monitoring Training Load to Understand Fatigue in Athletes. *Sports Medicine* 44, 139–147 (2014).

23. Ettema, J. H. Limits of human performance and energy-production. *Internationale Zeitschrift f r Angewandte Physiologie Einschliesslich Arbeitsphysiologie* 22, 45–54 (1966).

24. Åstrand, I., Åstrand, P.-O., Christensen, E. H. & Hedman, R. Intermittent Muscular Work. *Acta Physiologica Scandinavica* 48, 448–453 (1960).

25. Billat, L. V. & Koralsztein, J. P. Significance of the Velocity at &OV0312; VO_2max and Time to Exhaustion at this Velocity. *Sports Medicine* 22, 90–108 (1996).

26. TABATA, I. *et al.* Effects of moderate-intensity endurance and high-intensity intermittent training on anaerobic capacity and ?? VO_2max. *Medicine &amp Science in Sports &amp Exercise* 28, 1327–1330 (1996).

27. Thompson, W. R. Worldwide Survey of Fitness Trends for 2014. *ACSM's Health & Fitness Journa* 22, 10–20 (2013).

28. Thompson, W. R. WORLDWIDE SURVEY OF FITNESS TRENDS FOR 2019. *ACSM's Health & Fitness Journal* 22, 10–17 (2018).

29. Buchheit, M. & Laursen, P. B. High-intensity interval training, solutions to the programming puzzle: Part I: Cardiopulmonary emphasis. *Sports Medicine* 43, 313–338 (2013).

30. Gibala, M. J., Gillen, J. B. & Percival, M. E. Physiological and Health-Related Adaptations to Low-Volume Interval Training: Influences of Nutrition and Sex. *Sports Medicine* 44, 127–137 (2014).

31. Burchard, B. *Le abitudini per l'atla prestazione.* (High Performance Research LLC., 2017).

32. Mazzucchelli, L. *Fattore 1%. Piccole abitudini per grandi risultati.* (2019).

33. Scott, W., Stevens, J. & Binder-Macleod, S. A. Human Skeletal Muscle Fiber Type Classifications. *Physical Therapy* (2001). doi:10.1093/ptj/81.11.1810

34. Joyner, M. J. & Coyle, E. F. Endurance exercise performance: The physiology of champions. *Journal of Physiology* 586, 35–44 (2008).

35.   Halson, S. L. & Jeukendrup, A. E. Does overtraining exist? An analysis of overreaching and overtraining research. *Sports Medicine* 34, 967–981 (2004).

36.   Weston, M., Taylor, K. L., Batterham, A. M. & Hopkins, W. G. Effects of Low-Volume High-Intensity Interval Training (HIIT) on Fitness in Adults: A Meta-Analysis of Controlled and Non-Controlled Trials. *Sports Medicine* 44, 1005–1017 (2014).

37.   Laursen, P. & Buchheit, M. *Science and Application of High-Intensity Interval Training: Solutions to the Programming Puzzle.* (Human Kinetics, 2018).

38.   Gibala, M. J., Little, J. P., Macdonald, M. J. & Hawley, J. A. Physiological adaptations to low-volume, high-intensity interval training in health and disease. *Journal of Physiology* 590, 1077–1084 (2012).

39.   Freese, J. *et al.* The sedentary (r)evolution: Have we lost our metabolic flexibility? *F1000Research* 6, 1787 (2018).

40.   Fumagalli, M. *et al.* Greenlandic Inuit show genetic signatures of diet and climate adaptation. *Science* 349, 1343–1347 (2015).

41.   BUSSO, T. Variable Dose-Response Relationship between Exercise Training and Performance. *Medicine & Science in Sports & Exercise* 35, 1188–1195 (2003).

42.   Tschakert, G. & Hofmann, P. High-intensity intermittent exercise: Methodological and physiological aspects. *International Journal of Sports Physiology and Performance* 8, 600–610 (2013).

43.   Vari. *Grande Dizionario Italiano. Garzanti* (De Agostini Scuola Spa, 2014).

44.   Lundby, C. & Jacobs, R. A. Adaptations of skeletal muscle mitochondria to exercise training. *Experimental Physiology* 101, 17–22 (2016).

45.   Rivera-Brown, A. M. & Frontera, W. R. Principles of Exercise Physiology: Responses to Acute Exercise and Long-term Adaptations to Training. *PM&R* 4, 797–804 (2012).

46.   McMahon, S. & Jenkins, D. Factors Affecting the Rate of Phosphocreatine Resynthesis Following Intense Exercise. *Sports Medicine* 32, 761–784 (2002).

47.   Van Hooren, B. & Peake, J. M. Do We Need a Cool-Down After Exercise? A Narrative Review of the Psychophysiological Effects and the Effects on Performance, Injuries and the Long-Term Adaptive Response. *Sports Medicine* 48, 1575–1595 (2018).

48.   McAinch, A. J. *et al.* Effect of Active versus Passive Recovery on Metabolism and Performance during Subsequent Exercise. *International Journal of Sport Nutrition and Exercise Metabolism* 14, 185–196 (2004).

49.   Duffield, R., Dawson, B. & Goodman, C. Energy system contribution to 100-m and 200-m track running events. *Journal of Science and Medicine in Sport* 7, 302–313 (2004).

50.   Spencer, M. R. & Gastin, P. B. Energy system contribution during 200- to 1500-m running in highly trained athletes. *Medicine and science in sports and exercise* 33, 157–62 (2001).

51.   Loftin, M. *et al.* Energy Expenditure and Influence of Physiologic Factors During Marathon Running. *The Journal of Strength and Conditioning Research* 21, 1188 (2007).

52. Ament, W. & Verkerke, G. J. Exercise and Fatigue. *Sports Medicine* 39, 389–422 (2009).

53. Lattier, G., Millet, G. Y., Martin, A. & Martin, V. Fatigue and Recovery After High-Intensity Exercise Part I: Neuromuscular Fatigue. *International Journal of Sports Medicine* 25, 450–456 (2004).

54. Lattier, G., Millet, G. Y., Martin, A. & Martin, V. Fatigue and Recovery After High-Intensity Exercise Part II: Recovery Interventions. *International Journal of Sports Medicine* 25, 509–515 (2004).

55. McLaren, S. J. *et al. The Relationships Between Internal and External Measures of Training Load and Intensity in Team Sports: A Meta-Analysis. Sports Medicine* 48, (2018).

56. Burnley, M. & Jones, A. M. Power–duration relationship: Physiology, fatigue, and the limits of human performance. *European Journal of Sport Science* 18, 1–12 (2018).

57. POOLE, D. C., BURNLEY, M., VANHATALO, A., ROSSITER, H. B. & JONES, A. M. Critical Power. *Medicine & Science in Sports & Exercise* 48, 2320–2334 (2016).

58. Hall, M. M., Rajasekaran, S., Thomsen, T. W. & Peterson, A. R. Lactate: Friend or Foe. *PM and R* 8, S8–S15 (2016).

59. Young, A. Effects on Plasma Glucose and Lactate. in 193–208 (2005). doi:10.1016/S1054-3589(05)52010-6

60. Moxnes, J. F. & Sandbakk, Ø. The kinetics of lactate production and removal during whole-body exercise. *Theoretical Biology and Medical Modelling* 9, 7 (2012).

61. Hubbard, J. L. The effect of exercise on lactate metabolism. *The Journal of Physiology* 231, 1–18 (1973).

62. R., B., R.M., L. & O., O. Blood lactate diagnostics in exercise testing and training. *International Journal of Sports Physiology and Performance* 6, 8–24 (2011).

63. Faude, O., Kindermann, W. & Meyer, T. Lactate Threshold Concepts : How Valid are They ? *CNS Drugs* 21, 885–900 (2007).

64. Brancaccio, P. Monitoring of serum enzymes in sport. *British Journal of Sports Medicine* 40, 96–97 (2006).

65. Baird, M. F., Graham, S. M., Baker, J. S. & Bickerstaff, G. F. Creatine-Kinase- and Exercise-Related Muscle Damage Implications for Muscle Performance and Recovery. *Journal of Nutrition and Metabolism* 2012, 1–13 (2012).

66. Brancaccio, P., Maffulli, N. & Limongelli, F. M. Creatine kinase monitoring in sport medicine. *British Medical Bulletin* 81–82, 209–230 (2007).

67. Coratella, G., Chemello, A. & Schena, F. Muscle damage and repeated bout effect induced by enhanced eccentric squats. *The Journal of sports medicine and physical fitness* 56, 1540–1546 (2016).

68. Choi, D., Cole, K. J., Goodpaster, B. H., Fink, W. J. & Costill, D. L. Effect of passive and active recovery on the resynthesis of muscle glycogen. *Medicine and science in sports and exercise* 26, 992–6 (1994).

69. Ryan, R. M., Williams, G. C., Patrick, H. & Deci, E. L. Self-determination theory and physical activity: The dynamics of motivation in development and wellness. *Hellenic Journal of Psychology* 6, 107–124 (2016).

70.   Teixeira, P. J., Carraça, E. V., Markland, D., Silva, M. N. & Ryan, R. M. Exercise, physical activity, and self-determination theory: A systematic review. *International Journal of Behavioral Nutrition and Physical Activity* 9, 1 (2012).

71.   Kim, S.-J. & Cho, B.-H. The effects of empowered motivation on exercise adherence and physical fitness in college women. *Journal of Exercise Rehabilitation* 9, 278–285 (2013).

72.   Sicilia, Á., Lirola, M.-J., Maher, A., Burgueño, R. & Alcaraz-Ibáñez, M. Exercise motivational regulations and exercise addiction: The mediating role of passion. *Journal of Behavioral Addictions* 7, 482–492 (2018).

73.   Duncan, L. R., Hall, C. R., Wilson, P. M. & Jenny, O. Exercise motivation: a cross-sectional analysis examining its relationships with frequency, intensity, and duration of exercise. *International Journal of Behavioral Nutrition and Physical Activity* 7, 7 (2010).

74.   Paolucci, E. M., Loukov, D., Bowdish, D. M. E. & Heisz, J. J. Exercise reduces depression and inflammation but intensity matters. *Biological Psychology* 133, 79–84 (2018).

75.   Heisz, J. J. *et al.* The Effects of Physical Exercise and Cognitive Training on Memory and Neurotrophic Factors. *Journal of Cognitive Neuroscience* 29, 1895–1907 (2017).

76.   Gibala, M. J. Interval Training for Cardiometabolic Health. *Current Sports Medicine Reports* 17, 148–150 (2018).

77.   Kalliokoski, K. *et al.* Opioid Release after High-Intensity Interval Training in Healthy Human Subjects. *Neuropsychopharmacology* 43, 246–254 (2017).

78.   Dietrich, A. & McDaniel, W. F. Endocannabinoids and exercise. *British Journal of Sports Medicine* 38, 536–541 (2004).

79.   Brooks, G. A., Mercier, J., Thomas, C., Bishop, D. J. & Lambert, K. Effects of acute and chronic exercise on sarcolemmal MCT1 and MCT4 contents in human skeletal muscles: current status. *American Journal of Physiology-Regulatory, Integrative and Comparative Physiology* 302, R1–R14 (2011).

80.   Flann, K. L., LaStayo, P. C., Lindstedt, S. L., Hazel, M. & McClain, D. A. Muscle damage and muscle remodeling: no pain, no gain? *Journal of Experimental Biology* 214, 674–679 (2011).

81.   Boisseau, N. & Delamarche, P. Metabolic and Hormonal Responses to Exercise in Children and Adolescents. *Sports Medicine* 30, 405–422 (2000).

82.   Smith, C. M. Origin and Uses of Primum Non Nocere -Above All, Do No Harm! *The Journal of Clinical Pharmacology* 45, 371–377 (2005).

83.   Patikas, D. A., Williams, C. A. & Ratel, S. Exercise-induced fatigue in young people: advances and future perspectives. *European Journal of Applied Physiology* 118, 899–910 (2018).

84.   Difiori, J. P. *et al.* Overuse injuries and burnout in youth sports: A position statement from the American Medical Society for Sports Medicine. *British Journal of Sports Medicine* 48, 287–288 (2014).

85.   Laursen, P. B. Training for intense exercise performance: High-intensity or high-volume training? *Scandinavian Journal of Medicine and Science in Sports* 20, 1-10 (2010).

86. García-Pinillos, F., Soto-Hermoso, V. M. & Latorre-Román, P. A. Do running kinematic characteristics change over a typical hiit for endurance runners? *Journal of Strength and Conditioning Research* 30, 2907–2917 (2016).

87. Buchheit, M. & Laursen, P. B. High-intensity interval training, solutions to the programming puzzle: Part II: Anaerobic energy, neuromuscular load and practical applications. *Sports Medicine* 43, 927–954 (2013).

88. Impellizzeri, F. M., Rampinini, E. & Marcora, S. M. Physiological assessment of aerobic training in soccer. *Journal of Sports Sciences* 23, 583–592 (2005).

89. Stagno, K. M., Thatcher, R. & van Someren, K. A. A modified TRIMP to quantify the in-season training load of team sport players. *Journal of Sports Sciences* 25, 629–634 (2007).

90. Mujika, Í. The alphabet of sport science research starts with Q. *International Journal of Sports Physiology and Performance* 8, 465–466 (2013).

91. Borresen, J. & Lambert, M. I. The Quantification of Training Load, Effect on Performance. *Sports Med* 39, 779–795 (2009).

92. Mujika, I. & Padilla, S. Detraining: Loss of Training-Induced Physiological and Performance Adaptations. Part II. *Sports Medicine* 30, 145–154 (2000).

93. J., A. & A.E., J. Heart rate monitoring: Applications and limitations. *Sports Medicine* 33, 517–538 (2003).

94. Coyle, E. F. & González-Alonso, J. Cardiovascular Drift during Prolonged Exercise: New Perspectives. *Exercise and Sport Sciences Reviews* 29, 88–92 (2001).

95. Nybo, L., Rasmussen, P. & Sawka, M. N. Performance in the heat-physiological factors of importance for hyperthermia-induced fatigue. *Comprehensive Physiology* 4, 657–689 (2014).

96. Holland, J. J., Skinner, T. L., Irwin, C. G., Leveritt, M. D. & Goulet, E. D. B. The Influence of Drinking Fluid on Endurance Cycling Performance: A Meta-Analysis. *Sports Medicine* 47, 2269–2284 (2017).

97. Andreato, L. V., Esteves, J. V., Coimbra, D. R., Moraes, A. J. P. & Carvalho, T. The influence of high intensity interval training on anthropometric variables of adults with overweight or obesity: a systematic review and network meta analysis. *Obesity Reviews* 20, 142–155 (2019).

98. Aucouturier, J. *et al.* High-intensity interval training in overweight and obese children and adolescents: systematic review and meta-analysis. *The Journal of Sports Medicine and Physical Fitness* 59, (2019).

99. ZELASKO, C. J. Exercise for Weight Loss. *Journal of the American Dietetic Association* 95, 1414–1417 (1995).

100. Ph, D., Church, T. S. & Ph, D. The Role of Exercise and Physical Activity in Weight Loss and Maintenance. *Prog Cardiovasc Dis* 56, 441–447 (2014).

101. Clark, J. E. Diet, exercise or diet with exercise: Comparing the effectiveness of treatment options for weight-loss and changes in fitness for adults (18-65 years old) who are overfat, or obese; systematic review and meta-analysis. *Journal of Diabetes and Metabolic Disorders* 14, (2015).

102. Johns, D. J., Hartmann-Boyce, J., Jebb, S. A. & Aveyard, P. Diet or Exercise Interventions vs Combined Behavioral Weight Management Programs: A

Systematic Review and Meta-Analysis of Direct Comparisons. *Journal of the Academy of Nutrition and Dietetics* 114, 1557–1568 (2014).

103.   Dawson, R. S. The Truth About Obesity, Exercise, and Nutrition. *Pediatric Annals* 47, e427–e430 (2018).

104.   Maillard, F., Pereira, B. & Boisseau, N. Effect of High-Intensity Interval Training on Total, Abdominal and Visceral Fat Mass: A Meta-Analysis. *Sports Medicine* 48, 269–288 (2018).

105.   Wewege, M., van den Berg, R., Ward, R. E. & Keech, A. The effects of high-intensity interval training vs. moderate-intensity continuous training on body composition in overweight and obese adults: a systematic review and meta-analysis. *Obesity Reviews* 18, 635–646 (2017).

106.   Keating, S. E., Johnson, N. A., Mielke, G. I. & Coombes, J. S. A systematic review and meta-analysis of interval training versus moderate-intensity continuous training on body adiposity. *Obesity Reviews* 18, 943–964 (2017).

107.   Dewal, R. S. & Stanford, K. I. Effects of exercise on brown and beige adipocytes. *Biochimica et Biophysica Acta (BBA) - Molecular and Cell Biology of Lipids* 1864, 71–78 (2019).

108.   Arner, P. Catecholamine-induced lipolysis in obesity. *International journal of obesity and related metabolic disorders : journal of the International Association for the Study of Obesity* 23 Suppl 1, 10–3 (1999).

109.   Horowitz, J. F. & Klein, S. Lipid metabolism during endurance exercise. *The American Journal of Clinical Nutrition* 72, 558S–563S (2000).

110.   Astorino, T. A. & Schubert, M. M. Changes in fat oxidation in response to various regimes of high intensity interval training (HIIT). *European Journal of Applied Physiology* 118, 51–63 (2018).

111.   Boutcher, S. H. High-intensity intermittent exercise and fat loss. *Journal of Obesity* 2011, (2011).

112.   Braunstahl, G. J. *et al.* High intensity training in obesity: a Meta-analysis. *Obesity Science & Practice* 3, 258–271 (2017).

113.   Delamarche, P., Gratas-Delamarche, A., Jacob, C. & Zouhal, H. Catecholamines and the effects of exercise, training and gender. *Sports Medicine* 38, 401–423 (2008).

114.   Wang, Q. *et al.* Brown Adipose Tissue in humans is activated by elevated plasma catecholamines levels and is inversely related to central obesity. *PLoS ONE* 6, (2011).

115.   Purdom, T., Kravitz, L., Dokladny, K. & Mermier, C. Understanding the factors that effect maximal fat oxidation. *Journal of the International Society of Sports Nutrition* 15, 1–10 (2018).

116.   Maehlum, S., Grandmontagne, M., Newsholme, E. A. & Sejersted, O. M. Magnitude and duration of excess postexercise oxygen consumption in healthy young subjects. *Metabolism: clinical and experimental* 35, 425–9 (1986).

117.   Gaesser, G. A. & Brooks, G. A. Metabolic bases of excess post-exercise oxygen consumption: a review. *Medicine and science in sports and exercise* 16, 29–43 (1984).

118. Grassi, B., Porcelli, S., Salvadego, D. & Zoladz, J. A. Slow V O2 kinetics during moderate-intensity exercise as markers of lower metabolic stability and lower exercise tolerance. *European Journal of Applied Physiology* 111, 345–355 (2011).

119. KRUSTRUP, P. *et al.* Slow Component of V'O2 Kinetics. *Medicine & Science in Sports & Exercise* 43, 2046–2062 (2011).

120. do Nascimento Salvador, P. C. *et al.* Are the oxygen uptake and heart rate off-kinetics influenced by the intensity of prior exercise? *Respiratory Physiology and Neurobiology* 230, 60–67 (2016).

121. Børsheim, E. & Bahr, R. Effect of Exercise Intensity, Duration and Mode on Post-Exercise Oxygen Consumption. *Sports Medicine* 33, 1037–1060 (2003).

122. Laforgia, J., Withers, R. T. & Gore, C. J. Effects of exercise intensity and duration on the excess post-exercise oxygen consumption. *Journal of Sports Sciences* 24, 1247–1264 (2006).

123. Jentjens, R. & Jeukendrup, A. E. Determinants of Post-Exercise Glycogen Synthesis During Short-Term Recovery. *Sports Medicine* 33, 117–144 (2003).

124. Mann, T. N., Webster, C., Lamberts, R. P. & Lambert, M. I. Effect of exercise intensity on post-exercise oxygen consumption and heart rate recovery. *European Journal of Applied Physiology* 114, 1809–1820 (2014).

125. Mann, T., Lamberts, R., Nummela, A. & Lambert, M. Relationship between perceived exertion during exercise and subsequent recovery measurements. *Biology of Sport* 1, 3–9 (2017).

126. MacInnis, M. J. & Gibala, M. J. Physiological adaptations to interval training and the role of exercise intensity. *The Journal of Physiology* 595, 2915–2930 (2017).

127. Burgomaster, K. A. *et al.* Similar metabolic adaptations during exercise after low volume sprint interval and traditional endurance training in humans. *Journal of Physiology* 586, 151–160 (2008).

128. Coffey, V. G. & Hawley, J. A. The molecular bases of training adaptation. *Sports Medicine* 37, 737–763 (2007).

129. Granata, C., Jamnick, N. A. & Bishop, D. J. Training-Induced Changes in Mitochondrial Content and Respiratory Function in Human Skeletal Muscle. *Sports Medicine* 48, 1809–1828 (2018).

130. Sabag, A. *et al.* The compatibility of concurrent high intensity interval training and resistance training for muscular strength and hypertrophy: a systematic review and meta-analysis. *Journal of Sports Sciences* 36, 2472–2483 (2018).

131. Wilson, J. M. *et al.* Concurrent training: A meta-analysis examining interference of aerobic and resistance exercises. *Journal of Strength and Conditioning Research* 26, 2293–2307 (2012).

132. Rønnestad, B. R. & Mujika, I. Optimizing strength training for running and cycling endurance performance: A review. *Scandinavian Journal of Medicine and Science in Sports* 24, 603–612 (2014).

133. Coffey, V. G. & Hawley, J. A. Concurrent exercise training: do opposites distract? *Journal of Physiology* 595, 2883–2896 (2017).+

134.   Petré, H., Löfving, P. & Psilander, N. The effect of two different concurrent training programs on strength and power gains in highly-trained individuals. *Journal of Sports Science and Medicine* 17, 167–173 (2018).

135.   Methenitis, S. A Brief Review on Concurrent Training: From Laboratory to the Field. *Sports* 6, 127 (2018).

136.   Van Proeyen, K. *et al.* Training in the fasted state improves glucose tolerance during fat-rich diet. *Journal of Physiology* 588, 4289–4302 (2010).

137.   Aragon, A. A., Wilborn, C. D., Krieger, J. W., Sonmez, G. T. & Schoenfeld, B. J. Body composition changes associated with fasted versus non-fasted aerobic exercise. *Journal of the International Society of Sports Nutrition* 11, 1–7 (2014).

138.   Bachman, J. L., Deitrick, R. W. & Hillman, A. R. Exercising in the Fasted State Reduced 24-Hour Energy Intake in Active Male Adults. *Journal of Nutrition and Metabolism* 2016, (2016).

139.   Aird, T. P., Davies, R. W. & Carson, B. P. Effects of fasted vs fed-state exercise on performance and post-exercise metabolism: A systematic review and meta-analysis. *Scandinavian Journal of Medicine and Science in Sports* 28, 1476–1493 (2018).

140.   Patterson, R. E. *et al.* Intermittent Fasting and Human Metabolic Health. *Journal of the Academy of Nutrition and Dietetics* 115, 1203–1212 (2015).

141.   Patterson, R. E. & Sears, D. D. Metabolic Effects of Intermittent Fasting. *Annual Review of Nutrition* 37, 371–393 (2017).

142.   Cherif, A., Roelands, B., Meeusen, R. & Chamari, K. Effects of Intermittent Fasting, Caloric Restriction, and Ramadan Intermittent Fasting on Cognitive Performance at Rest and During Exercise in Adults. *Sports medicine (Auckland, N.Z.)* 46, 35–47 (2016).

143.   Ganesan, K., Habboush, Y. & Sultan, S. Intermittent Fasting: The Choice for a Healthier Lifestyle. *Cureus* 10, (2018).

144.   Heilbronn, L. K. Fasting during exercise for fitness during feasting? *Journal of Physiology* 588, 4613–4614 (2010).

145.   Vieira, A. F., Costa, R. R., Macedo, R. C. O., Coconcelli, L. & Kruel, L. F. M. Effects of aerobic exercise performed in fasted v. fed state on fat and carbohydrate metabolism in adults: A systematic review and meta-analysis. *British Journal of Nutrition* 116, 1153–1164 (2016).

146.   Jeukendrup, A. E. Modulation of carbohydrate and fat utilization by diet, exercise and environment. *Biochemical Society Transactions* 31, 1270–1273 (2008).

147.   Zemp, M., Ogden, H. B., Stocks, B., Philp, A. & Dent, J. R. Postexercise skeletal muscle signaling responses to moderate- to high-intensity steady-state exercise in the fed or fasted state. *American Journal of Physiology-Endocrinology and Metabolism* 316, E230–E238 (2018).

148.   Tinsley, G. M. & La Bounty, P. M. Effects of intermittent fasting on body composition and clinical health markers in humans. *Nutrition Reviews* 73, 661–674 (2015).

149.   Midgley, A. W., McNaughton, L. R. & Wilkinson, M. Is there an Optimal Training Intensity for Enhancing the Maximal Oxygen Uptake of Distance Runners? *Sports Medicine* 36, 117–132 (2006).

150. Midgley, A. W., McNaughton, L. R. & Jones, A. M. Training to Enhance the Physiological Determinants of Long-Distance Running Performance. *Sports Medicine* 37, 857–880 (2007).

151. Rushall, B. Swimming Energy Training in the 21 St Century : the justification for radical changes. 1–55 (2013).

152. Marcora, S. M., Staiano, W. & Manning, V. Mental fatigue impairs physical performance in humans. *Journal of Applied Physiology* 106, 857–864 (2009).

153. Van Cutsem, J. *et al.* The Effects of Mental Fatigue on Physical Performance: A Systematic Review. *Sports Medicine* 47, 1569–1588 (2017).

154. Sackett, D. L., Rosenberg, W. M., Gray, J. A., Haynes, R. B. & Richardson, W. S. Evidence based medicine: what it is and what it isn't. *BMJ (Clinical research ed.)* 312, 71–2 (1996).

155. Hankemeier, D. A. *et al.* Use of Evidence-Based Practice Among Athletic Training Educators, Clinicians, and Students, Part 1: Perceived Importance, Knowledge, and Confidence. *Journal of Athletic Training* 48, 394–404 (2013).

156. W. McCarty, C., Hankemeier, D. A., Walter, J. M., Newton, E. J. & Van Lunen, B. L. Use of Evidence-Based Practice Among Athletic Training Educators, Clinicians, and Students, Part 2: Attitudes, Beliefs, Accessibility, and Barriers. *Journal of Athletic Training* 48, 405–415 (2013).

157. Fox. Dr.House. (2004). Available at: https://www.fox.com/house/.

158. Pescatello, L. S., Arena, R., Riebe, D. & Thompson, P. D. *ACSM's Guidelines for Exercise Testing and Prescription 9th Ed. 2014.* (Wolters Kluwer/Lippincott Williams & Wilkins, Philadelphia, PA, 2014).

159. Salute, M. della-D. 24 aprile 2013. No Title. (2013).

160. *Global atlas on cardiovascular disease prevention and control.*

161. Lee, I.-M. *et al.* Effect of physical inactivity on major non-communicable diseases worldwide: an analysis of burden of disease and life expectancy. *The Lancet* 380, 219–229 (2012).

162. Helgi, G. *Little Lessons on HIIT: A Research-based Guide for Fitness Pros to Bring Back the Fun to Fitness.* (CreateSpace Independent Publishing Platform, 2016).

163. Barret, S. *The HIIT Bible: Supercharge Your Body and Brain.* (2017).

164. Barret, S. *HIIT Bible.* (2017).

165. Guiraud, T. *et al.* High-intensity interval training in cardiac rehabilitation. *Sports Medicine* 42, 587–605 (2012).

166. Laughlin, M. H. Cardiovascular response to exercise. *Advances in Physiology Education* 277, S244 (1999).

167. Gleim, G. W., Coplan, N. L. & Nicholas, J. A. Acute Cardiovascular Response To Exercise. 62, 211–218 (1986).

168. Oka, R. K. Cardiovascular response to exercise. *Cardio-vascular nursing* 26, 31–6 (2014).

169. Zakynthinaki, M. S. Modelling heart rate kinetics. *PLoS ONE* 10, 1–26 (2015).

170. Tanaka, H., Monahan, K. D. & Seals, D. R. Age-predicted maximal heart rate revisited. *Journal of the American College of Cardiology* 37, 153–6 (2001).

171. VERSCHUREN, O., MALTAIS, D. B. & TAKKEN, T. The 220-age equation does not predict maximum heart rate in children and adolescents. *Developmental Medicine & Child Neurology* 53, 861–864 (2011).

172. Roy, S. & McCrory, J. Validation of Maximal Heart Rate Prediction Equations Based on Sex and Physical Activity Status. *International journal of exercise science* 8, 318–330

173. Nikolaidis, P. T., Rosemann, T. & Knechtle, B. Age-Predicted Maximal Heart Rate in Recreational Marathon Runners: A Cross-Sectional Study on Fox's and Tanaka's Equations. *Frontiers in physiology* 9, 226 (2018).

174. Arena, R., Myers, J. & Kaminsky, L. A. Revisiting age-predicted maximal heart rate: Can it be used as a valid measure of effort? *American Heart Journal* 173, 49–56 (2016).

175. L. Andrade, E. *et al.* Does Stroke Volume Increase During an Incremental Exercise? A Systematic Review. *The Open Cardiovascular Medicine Journal* 10, 57–63 (2016).

176. Carpio-Rivera, E., Moncada-Jiménez, J., Salazar-Rojas, W. & Solera-Herrera, A. Acute Effects of Exercise on Blood Pressure: A Meta-Analytic Investigation. *Arquivos Brasileiros de Cardiologia* 422–433 (2016). doi:10.5935/abc.20160064

177. Way, K. L., Sultana, R. N., Sabag, A., Baker, M. K. & Johnson, N. A. The effect of High Intensity interval training versus moderate intensity continuous training on arterial stiffness and 24 h blood pressure responses: A systematic review and meta-analysis. *Journal of Science and Medicine in Sport* (2018). doi:10.1016/j.jsams.2018.09.228

178. Laughlin, M. H., Bowles, D. K. & Duncker, D. J. The coronary circulation in exercise training. *American Journal of Physiology-Heart and Circulatory Physiology* 302, H10–H23 (2011).

179. Whipp, B. J. Determinants and control of breathing during muscular exercise. *British Journal of Sports Medicine* 32, 199–211 (1998).

180. Turner, D. L. *et al.* Modulation of ventilatory control during exercise. *Respiration Physiology* 110, 277–285 (1997).

181. Turner, D. L. Cardiovascular and respiratory control mechanisms during exercise: an integrated view. *The Journal of experimental biology* 160, 309–40 (1991).

182. Xu, F. & Rhodes, E. C. Oxygen Uptake Kinetics During Exercise. *Sports Medicine* 27, 313–327 (1999).

183. Burnley, M. & Jones, A. M. Oxygen uptake kinetics as a determinant of sports performance. *European Journal of Sport Science* 7, 63–79 (2007).

184. Jones, N. L. & Ehrsam, R. E. The anaerobic threshold. *Exercise and sport sciences reviews* 10, 49–83 (1982).

185. Wasserman, K., Whipp, B. J., Koyl, S. N. & Beaver, W. L. Anaerobic threshold and respiratory gas exchange during exercise. *Journal of Applied Physiology* 35, 236–243 (1973).

186. Heck, H. *et al.* Justification of the 4-mmol/l Lactate Threshold. *International Journal of Sports Medicine* 06, 117–130 (1985).

187. Connolly, D. A. J. The anaerobic threshold. *Current Opinion in Clinical Nutrition and Metabolic Care* 15, 430–435 (2012).

188. Prampero, P. E. di. The Anaerobic Threshold Concept: A Critical Evaluation. in 24–34 doi:10.1159/000413436

189. Wasserman, K. The anaerobic threshold: definition, physiological significance and identification. *Advances in cardiology* 35, 1–23 (1986).

190. Wasserman, K. Anaerobiosis, lactate, and gas exchange during exercise: the issues. *Federation proceedings* 45, 2904–9 (1986).

191. Walsh, M. L. & Banister, E. W. Possible Mechanisms of the Anaerobic Threshold. *Sports Medicine* 5, 269–302 (1988).

192. Anderson, G. S. & Rhodes, E. C. A Review of Blood Lactate and Ventilatory Methods of Detecting Transition Thresholds. *Sports Medicine* 8, 43–55 (1989).

193. Ohira, Y. & Tabata, I. Muscle metabolism during exercise: anaerobic threshold does not exist. *The Annals of physiological anthropology = Seiri Jinruigaku Kenkyukai kaishi* 11, 319–23 (1992).

194. Myers, J. & Ashley, E. Dangerous Curves. *Chest* 111, 787–795 (1997).

195. Lorenzo, S., Minson, C. T., Babb, T. G. & Halliwill, J. R. Lactate threshold predicting time-trial performance: impact of heat and acclimation. *Journal of Applied Physiology* 111, 221–227 (2011).

196. Robergs, R. A., Ghiasvand, F. & Parker, D. Biochemistry of exercise-induced metabolic acidosis. *American Journal of Physiology-Regulatory, Integrative and Comparative Physiology* 287, R502–R516 (2004).

197. Kraemer, W. J. & Ratamess, N. A. Hormonal responses and adaptations to resistance exercise and training. *Sports medicine (Auckland, N.Z.)* 35, 339–61 (2005).

198. Peake, J. M. *et al.* Metabolic and hormonal responses to isoenergetic high-intensity interval exercise and continuous moderate-intensity exercise. *American Journal of Physiology-Endocrinology and Metabolism* 307, E539–E552 (2014).

199. Kaspar, F. *et al.* Acute-Phase Inflammatory Response to Single-Bout HIIT and Endurance Training: A Comparative Study. *Mediators of Inflammation* 2016, 1–6 (2016).

200. Pedersen, B. K. & Hoffman-Goetz, L. Exercise and the Immune System: Regulation, Integration, and Adaptation. *Physiological Reviews* 80, 1055–1081 (2017).

201. Brolinson, P. G. & Elliott, D. Exercise and the Immune System. *Clinics in Sports Medicine* 26, 311–319 (2007).

202. Nieman, D. C. *Exercise, Infection, and Immunity: Practical Applications.* (1999).

203. Hawley, J. A., Hargreaves, M., Joyner, M. J. & Zierath, J. R. Integrative Biology of Exercise. *Cell* 159, 738–749 (2014).

204. Egan, B. & Zierath, J. R. Exercise Metabolism and the Molecular Regulation of Skeletal Muscle Adaptation. *Cell Metabolism* 17, 162–184 (2013).

205. Flück, M. & Hoppeler, H. Molecular basis of skeletal muscle plasticity-from gene to form and function. in *Reviews of Physiology, Biochemistry and Pharmacology* 159–216 (Springer Berlin Heidelberg). doi:10.1007/s10254-002-0004-7

206. Pilegaard, H., Saltin, B. & Neufer, P. D. Exercise induces transient transcriptional activation of the PGC-1alpha gene in human skeletal muscle. *The Journal of physiology* 546, 851–8 (2003).

207. Locke, M. The cellular stress response to exercise: role of stress proteins. *Exercise and sport sciences reviews* 25, 105–36 (1997).

208. Chamari, K. & Padulo, J. 'Aerobic' and 'Anaerobic' terms used in exercise physiology: a critical terminology reflection. *Sports Medicine - Open* 1, 9 (2015).

209. Kilpatrick, M. W., Jung, M. E. & Little, J. P. High-intensity interval training: A review of physiological and psychological responses. *ACSM's Health and Fitness Journal* 18, 11–16 (2014).

210. Kessler, H. S., Sisson, S. B. & Short, K. R. The Potential for High-Intensity Interval Training to Reduce Cardiometabolic Disease Risk. *Sports Medicine* 42, 489–509 (2012).

211. Wisløff, U., Ellingsen, Ø. & Kemi, O. J. High-Intensity Interval Training to Maximize Cardiac Benefits of Exercise Training? *Exercise and Sport Sciences Reviews* 37, 139–146 (2009).

212. da Silva, D. E. *et al.* High-Intensity Interval Training in Patients with Type 2 Diabetes Mellitus: a Systematic Review. *Current Atherosclerosis Reports* 21, 8 (2019).

213. Bird, S. R. & Hawley, J. A. Update on the effects of physical activity on insulin sensitivity in humans. *BMJ Open Sport & Exercise Medicine* 2, e000143 (2017).

214. Cassidy, S., Thoma, C., Houghton, D. & Trenell, M. I. High-intensity interval training: a review of its impact on glucose control and cardiometabolic health. *Diabetologia* 60, 7–23 (2017).

215. Jelleyman, C. *et al.* The effects of high-intensity interval training on glucose regulation and insulin resistance: a meta-analysis. *Obesity Reviews* 16, 942–961 (2015).

216. Jessen, N. *et al.* Exercise increases TBC1D1 phosphorylation in human skeletal muscle. *American Journal of Physiology-Endocrinology and Metabolism* 301, E164–E171 (2011).

217. Keteyian, S. J. *et al.* Peak aerobic capacity predicts prognosis in patients with coronary heart disease. *American Heart Journal* 156, 292–300 (2008).

218. Reed, J. L. & Pipe, A. L. The talk test. *Current Opinion in Cardiology* 29, 475–480 (2014).

219. Tanasescu, M. Exercise Type and Intensity in Relation to Coronary Heart Disease in Men. *JAMA* 288, 1994 (2002).

220. Ito, S., Mizoguchi, T. & Saeki, T. Review of High-intensity Interval Training in Cardiac Rehabilitation. *Internal Medicine* 55, 2329–2336 (2016).

221. Wewege, M. A., Ahn, D., Yu, J., Liou, K. & Keech, A. High Intensity Interval Training for Patients With Cardiovascular Disease—Is It Safe? A Systematic Review. *Journal of the American Heart Association* 7, (2018).

222. Pagan, L. U., Gomes, M. J. & Okoshi, M. P. Endothelial Function and Physical Exercise. *Arquivos Brasileiros de Cardiologia* (2018). doi:10.5935/abc.20180211

223. Kolmos, M., Krawcyk, R. S. & Kruuse, C. Effect of high-intensity training on endothelial function in patients with cardiovascular and cerebrovascular disease: A systematic review. *SAGE Open Medicine* 4, 205031211668225 (2016).

224. Mattar, R., Mazo & Carrilho. Lactose intolerance: diagnosis, genetic, and clinical factors. *Clinical and Experimental Gastroenterology* 113 (2012). doi:10.2147/CEG.S32368

225. Bangsbo, J., Mohr, M. & Krustrup, P. Physical and metabolic demands of training and match-play in the élite football player. *Nutrition and Football: The FIFA/FMARC Consensus on Sports Nutrition* 24, 1–18 (2006).

226. MacDougall, J. D. *et al.* Muscle performance and enzymatic adaptations to sprint interval training. *Journal of applied physiology (Bethesda, Md. : 1985)* 84, 2138–42 (1998).

227. Mohr, M. *et al.* Effect of two different intense training regimens on skeletal muscle ion transport proteins and fatigue development. *American Journal of Physiology-Regulatory, Integrative and Comparative Physiology* 292, R1594–R1602 (2006).

228. Roberts, A., Billeter, R. & Howald, H. Anaerobic Muscle Enzyme Changes After Interval Training. *International Journal of Sports Medicine* 03, 18–21 (1982).

229. Garrido, N. D. *et al.* Creatine Kinase and Lactate Dehydrogenase Responses After Different Resistance and Aerobic Exercise Protocols. *Journal of Human Kinetics* 58, 65–72 (2017).

230. Guimarães-Ferreira, L. Role of the phosphocreatine system on energetic homeostasis in skeletal and cardiac muscles. *Einstein (Sao Paulo, Brazil)* 12, 126–31

231. Borg, G. *Physical Performance and Perceived Exertion.* (1962).

232. Linossier, M. T., Denis, C., Dormois, D., Geyssant, A. & Lacour, J. R. Ergometric and metabolic adaptation to a 5-s sprint training programme. *European Journal of Applied Physiology and Occupational Physiology* 67, 408–414 (1993).

233. Holloszy, J. O. Biochemical adaptations in muscle. Effects of exercise on mitochondrial oxygen uptake and respiratory enzyme activity in skeletal muscle. *The Journal of biological chemistry* 242, 2278–82 (1967).

234. Holloway, G. P. Nutrition and Training Influences on the Regulation of Mitochondrial Adenosine Diphosphate Sensitivity and Bioenergetics. *Sports Medicine* 47, 13–21 (2017).

235. Hoshino, D., Kitaoka, Y. & Hatta, H. High-intensity interval training enhances oxidative capacity and substrate availability in skeletal muscle. *The Journal of Physical Fitness and Sports Medicine* 5, 13–23 (2016).

236. Iaia, M. F., Rampinini, E. & Bangsbo, J. High-intensity training in football. *International Journal of Sports Physiology and Performance* 4, 291–306 (2009).

237. Little, J. P., Safdar, A., Wilkin, G. P., Tarnopolsky, M. A. & Gibala, M. J. A practical model of low-volume high-intensity interval training induces mitochondrial biogenesis in human skeletal muscle: Potential mechanisms. *Journal of Physiology* 588, 1011–1022 (2010).

238. Juel, C. Training-induced changes in membrane transport proteins of human skeletal muscle. *European Journal of Applied Physiology* 96, 627–635 (2006).

239. Bonen, A. Lactate transporters (MCT proteins) in heart and skeletal muscles. *Medicine and science in sports and exercise* 32, 778–89 (2000).

240. Timmons, J. A. *et al.* Extremely short duration high intensity interval training substantially improves insulin action in young healthy males. *BMC Endocrine Disorders* 9, 1–8 (2009).

241.   Hearris, M. A., Hammond, K. M., Fell, J. M. & Morton, J. P. Regulation of muscle glycogen metabolism during exercise: Implications for endurance performance and training adaptations. *Nutrients* 10, 1–21 (2018).

242.   Nybo, L., Thomassen, M., Gunnarsson, T. P., Bangsbo, J. & Wendell, J. Reduced volume and increased training intensity elevate muscle Na + -K + pump α 2 -subunit expression as well as short- and long-term work capacity in humans. *Journal of Applied Physiology* 107, 1771–1780 (2009).

243.   Meckel, Y. *et al.* Hormonal and inflammatory responses to different types of sprint interval training. *Journal of strength and conditioning research* 25, 2161–9 (2011).

244.   Lira, F. S. *et al.* Short-Term High- and Moderate-Intensity Training Modifies Inflammatory and Metabolic Factors in Response to Acute Exercise. *Frontiers in Physiology* 8, 1–8 (2017).

245.   Pedersen, B. K., Steensberg, A. & Schjerling, P. Exercise and interleukin-6. *Current opinion in hematology* 8, 137–41 (2001).

246.   Philip, C. & Fischer, P. Fischer CP. Interleukin-6 in acute exercise and training : what is the biological relevance. 1991, 6–33 (2016).

247.   Zwetsloot, K. A., John, C. S., Lawrence, M. M., Battista, R. A. & Shanely, R. A. High-intensity interval training induces a modest systemic inflammatory response in active, young men. *Journal of Inflammation Research* 7, 9–17 (2014).

248.   Harnish, C. R. & Sabo, R. T. Comparison of Two Different Sprint Interval Training Work-to-Rest Ratios on Acute Inflammatory Responses. *Sports Medicine - Open* 2, 2–9 (2016).

249.   Farzad, B. *et al.* Physiological and performance changes from the addition of a sprint interval program to wrestling training. *Journal of Strength and Conditioning Research* 25, 2392–2399 (2011).

250.   Bracken, R. M., Linnane, D. M. & Brooks, S. Plasma catecholamine and nephrine responses to brief intermittent maximal intensity exercise. *Amino Acids* 36, 209–217 (2009).

251.   Koh, H.-C. E. *et al.* High-intensity interval, but not endurance, training induces muscle fiber type-specific subsarcolemmal lipid droplet size reduction in type 2 diabetic patients. *American Journal of Physiology-Endocrinology and Metabolism* 315, E872–E884 (2018).

252.   Décombaz, J. *et al.* Postexercise fat intake repletes intramyocellular lipids but no faster in trained than in sedentary subjects. *American Journal of Physiology-Regulatory, Integrative and Comparative Physiology* 281, R760–R769 (2017).

253.   Sjöros, T. *et al.* Intramyocellular lipid accumulation after sprint interval and moderate-intensity continuous training in healthy and diabetic subjects. *Physiological Reports* 7, e13980 (2019).

254.   Gist, N. H., Fedewa, M. V., Dishman, R. K. & Cureton, K. J. Sprint interval training effects on aerobic capacity: A systematic review and meta-analysis. *Sports Medicine* 44, 269–279 (2014).

255.   Tucker, L. A. Physical activity and telomere length in U.S. men and women: An NHANES investigation. *Preventive Medicine* 100, 145–151 (2017).

256. Knechtle, B. *et al.* Exercise, Telomeres, and Cancer: "The Exercise-Telomere Hypothesis". *Frontiers in Physiology* 9, 1–5 (2018).

257. Robinson, M. M. *et al.* Enhanced Protein Translation Underlies Improved Metabolic and Physical Adaptations to Different Exercise Training Modes in Young and Old Humans. *Cell Metabolism* 25, 581–592 (2017).

258. Sleiman, S. F. *et al.* Exercise promotes the expression of brain derived neurotrophic factor (BDNF) through the action of the ketone body β-hydroxybutyrate. *eLife* 5, 1–21 (2016).

259. Rattray, B., Smee, D. J., Northey, J. M., Cherbuin, N. & Pumpa, K. L. Exercise interventions for cognitive function in adults older than 50: a systematic review with meta-analysis. *British Journal of Sports Medicine* 52, 154–160 (2017).

260. Ding, Q., Vaynman, S., Akhavan, M., Ying, Z. & Gomez-Pinilla, F. Insulin-like growth factor I interfaces with brain-derived neurotrophic factor-mediated synaptic plasticity to modulate aspects of exercise-induced cognitive function. *Neuroscience* 140, 823–833 (2006).

261. Svedahl, K. & MacIntosh, B. R. Anaerobic threshold: the concept and methods of measurement. *Canadian journal of applied physiology = Revue canadienne de physiologie appliquee* 28, 299–323 (2003).

262. Karvonen, J. & Vuorimaa, T. Heart Rate and Exercise Intensity During Sports Activities. *Sports Medicine* 5, 303–312 (1988).

263. Mann, T., Lamberts, R. P. & Lambert, M. I. Methods of Prescribing Relative Exercise Intensity: Physiological and Practical Considerations. *Sports Medicine* 43, 613–625 (2013).

264. Billat, V. L., Sirvent, P., Py, G., Koralsztein, J. P. & Mercier, J. The concept of maximal lactate steady state: A bridge between biochemistry, physiology and sport science. *Sports Medicine* 33, 407–426 (2003).

265. Borg, G. Psychophysical scaling with applications in physical work and the perception of exertion. *Scandinavian Journal of Work, Environment and Health* 16, 55–58 (1990).

266. Pereira, G., Souza, D. M. de, Reichert, F. F. & Smirmaul, B. P. C. Evolution of perceived exertion concepts and mechanisms: a literature review Evolução. *Revista Brasileira de Cineantropometria e Desempenho Humano* 16, 579 (2014).

267. Haddad, M., Stylianides, G., Djaoui, L., Dellal, A. & Chamari, K. Session-RPE method for training load monitoring: Validity, ecological usefulness, and influencing factors. *Frontiers in Neuroscience* 11, (2017).

268. Wittekind, A. L. & Beneke, R. Effect of warm-up on run time to exhaustion. *Journal of Science and Medicine in Sport* 12, 480–484 (2009).

269. Lima-Silva, A. E., De-Oliveira, F. R., Nakamura, F. Y. & Gevaerd, M. S. Effect of carbohydrate availability on time to exhaustion in exercise performed at two different intensities. *Brazilian Journal of Medical and Biological Research* 42, 404–412 (2009).

270. Sawyer, B. J. *et al.* Strength training increases endurance time to exhaustion during high-intensity exercise despite no change in critical power. *Journal of strength and conditioning research* 28, 601–9 (2014).

271. Vanhatalo, A., Jones, A. M. & Burnley, M. INVITED COMMENTARY Application of Critical Power in Sport. *International Journal of Sports Physiology and Performance* 6, 128–136 (2011).

272. Jones, A. M., Vanhatalo, A., Burnley, M., Morton, R. H. & Poole, D. C. Critical power: Implications for determination of VO_2max and exercise tolerance. *Medicine and Science in Sports and Exercise* 42, 1876–1890 (2010).

273. AINSWORTH, B. E. *et al.* Compendium of Physical Activities: an update of activity codes and MET intensities. *Medicine & Science in Sports & Exercise* 32, S498–S516 (2003).

274. Foster, C., Rodriguez-marroyo, J. A., Foster, C., Rodriguez-marroyo, J. A. & Koning, J. J. De. Monitoring Training Loads : The Past, the Present, and the Future Monitoring Training Loads : The Past, the Present, and the Future. (2017).

275. Foster, C. *et al.* A new approach to monitoring exercise training. *Journal of strength and conditioning research* 15, 109–15 (2001).

276. Maher, M., Foster, C., Mikat, R., Porcari, J. & Herman, L. Validity and reliability of the session RPE method for monitoring exercise training intensity. *South African Journal of Sports Medicine* 18, 14 (2017).

277. Impellizzeri, F. M., Rampinini, E., Coutts, A. J., Sassi, A. & Marcora, S. M. Use of RPE-based training load in soccer. *Medicine and Science in Sports and Exercise* 36, 1042–1047 (2004).

278. Morton, R. H., Fitz-Clarke, J. R. & Banister, E. W. Modeling human performance in running. *Journal of Applied Physiology* 69, 1171–1177 (2017).

279. Mujika, I. Intense training: the key to optimal performance before and during the taper. *Scandinavian Journal of Medicine & Science in Sports* 20, 24–31 (2010).

280. Huston, T. P., Puffer, J. C. & Rodney, W. M. The Athletic Heart Syndrome. *New England Journal of Medicine* 313, 24–32 (1985).

281. Zinner, C. & Sperlich, B. *Marathon running: Physiology, psychology, nutrition and training aspects. Marathon Running: Physiology, Psychology, Nutrition and Training Aspects* (2016). doi:10.1007/978-3-319-29728-6

282. Willy, R. W. & Paquette, M. R. The Physiology and Biomechanics of the Master Runner. *Sports medicine and arthroscopy review* 27, 15–21 (2019).

283. Maric, M. *La Scienza del Respiro.* (2018).

284. Faria, E. W., Parker, D. L. & Faria, I. E. The science of cycling: physiology and training - part 1. *Sports Medicine* 35, 285–312 (2005).

285. Seiler, S., Jøranson, K., Olesen, B. V. & Hetlelid, K. J. Adaptations to aerobic interval training: interactive effects of exercise intensity and total work duration. *Scandinavian Journal of Medicine & Science in Sports* 23, 74–83 (2013).

286. Rønnestad, B. R., Hansen, J., Vegge, G., Tønnessen, E. & Slettaløkken, G. Short intervals induce superior training adaptations compared with long intervals in cyclists - An effort-matched approach. *Scandinavian Journal of Medicine & Science in Sports* 25, 143–151 (2015).

287. Millet, G. P., Vleck, V. E. & Bentley, D. J. Physiological requirements in triathlon. *Journal of Human Sport and Exercise* 6, 184–204 (2011).

288. Hausswirth, C. & Brisswalter, J. Strategies for improving performance in long duration events: Olympic distance triathlon. *Sports Medicine* 38, 881–891 (2008).

289. Vleck, V., Millet, G. P. & Alves, F. B. The impact of triathlon training and racing on Athletes' General Health. *Sports Medicine* 44, 1659–1692 (2014).

290. Issurin, V. B. Training transfer: Scientific background and insights for practical application. *Sports Medicine* 43, 675–694 (2013).

291. Bentley, D. J., Millet, G. P., Vleck, V. E. & McNaughton, L. R. Specific Aspects of Contemporary Triathlon. *Sports Medicine* 32, 345–359 (2006).

292. O'Toole, M. L. & Douglas, P. S. Applied Physiology of Triathlon. *Sports Medicine* 19, 251–267 (1995).

293. Turnbull, J. R., Kilding, A. E. & Keogh, J. W. L. Physiology of alpine skiing. *Scandinavian Journal of Medicine & Science in Sports* 19, 146–155 (2009).

294. Kandou, T. W. *et al.* Comparison of physiology and biomechanics of speed skating with cycling and with skateboard exercise. *Canadian journal of sport sciences* 12, 31–36 (1987).

295. Konings, M. J. *et al.* Performance Characteristics of Long-Track Speed Skaters: A Literature Review. *Sports Medicine* 45, 505–516 (2015).

296. Muehlbauer, T., Schindler, C. & Panzer, S. Pacing and performance in competitive middle-distance speed skating. *Research Quarterly for Exercise and Sport* 81, 1–6 (2010).

297. Malcata, R. M. & Hopkins, W. G. Variability of Competitive Performance of Élite Athletes: A Systematic Review. *Sports Medicine* 44, 1763–1774 (2014).

298. Hrysomallis, C. Balance Ability and Athletic Performance. *Sports Medicine* 41, 221–232 (2011).

299. Pendergast, D. R., Moon, R. E., Krasney, J. J., Held, H. E. & Zamparo, P. Human Physiology in an Aquatic Environment. in *Comprehensive Physiology* 1705–1750 (John Wiley & Sons, Inc., 2015). doi:10.1002/cphy.c140018

300. Gatta, G. *et al.* The development of swimming power. *Muscles, ligaments and tendons journal* 4, 438–45

301. Costa, M. J., Balasekaran, G., Vilas-Boas, J. P. & Barbosa, T. M. Physiological Adaptations to Training in Competitive Swimming: A Systematic Review. *Journal of Human Kinetics* 49, 179–194 (2015).

302. Rodríguez, F. *et al.* VO2 Kinetics in All-out Arm Stroke, Leg Kick and Whole Stroke Front Crawl 100-m Swimming. *International Journal of Sports Medicine* 37, 191–196 (2015).

303. Troup, J. P. THE PHYSIOLOGY AND BIOMECHANICS OF COMPETITIVE SWIMMING. *Clinics in Sports Medicine* 18, 267–285 (1999).

304. Woorons, X. *et al.* Cardiovascular Responses During Hypoventilation at Exercise. *International Journal of Sports Medicine* 32, 438–445 (2011).

305. Stavrou, V., Toubekis, A. G. & Karetsi, E. Changes in Respiratory Parameters and Fin-Swimming Performance Following a 16-Week Training Period with Intermittent Breath Holding. *Journal of Human Kinetics* 49, 89–98 (2015).

306. Steinacker, J. M. Physiological aspects of training in rowing. *International journal of sports medicine* 14 Suppl 1, S3-10 (1993).

307. Michael, J. S., Rooney, K. B. & Smith, R. The metabolic demands of kayaking: a review. *Journal of sports science & medicine* 7, 1–7 (2008).

308. Tesch, P. A. Physiological characteristics of élite kayak paddlers. *Canadian journal of applied sport sciences. Journal canadien des sciences appliquees au sport* 8, 87–91 (1983).

309. Bishop, D. Physiological predictors of flat-water kayak performance in women. *European Journal of Applied Physiology* 82, 91–97 (2000).

310. Bishop, D., Bonetti, D. & Dawson, B. Supramaximal Kayak Performance. *Medicine & Science in Sports & Exercise* 1041–1047 (2002). doi:1041-1047

311. Pinna, M. *et al.* Assessment of the specificity of cardiopulmonary response during tethered swimming using a new snorkel device. *The Journal of Physiological Sciences* 63, 7–16 (2013).

312. Chaabène, H. *et al.* Amateur Boxing: Physical and Physiological Attributes. *Sports Medicine* 45, 337–352 (2015).

313. Davis, P., Wittekind, A. & Beneke, R. Amateur boxing: Activity profile of winners and losers. *International Journal of Sports Physiology and Performance* 8, 84–91 (2013).

314. El-Ashker, S. & Nasr, M. Effect of boxing exercises on physiological and biochemical responses of Egyptian élite boxers. *Journal of Physical Education and Sport* 12, 111–116 (2012).

315. Davis, P. *et al.* Performance Aspects and Physiological Responses in Male Amateur Boxing Competitions. *Journal of Strength and Conditioning Research* 31, 1132–1141 (2017).

316. Negra, Y. *et al.* Tests for the Assessment of Sport-Specific Performance in Olympic Combat Sports: A Systematic Review With Practical Recommendations. *Frontiers in Physiology* 9, 1–18 (2018).

317. James, L. P., Haff, G. G., Kelly, V. G. & Beckman, E. M. Towards a Determination of the Physiological Characteristics Distinguishing Successful Mixed Martial Arts Athletes: A Systematic Review of Combat Sport Literature. *Sports Medicine* 46, 1525–1551 (2016).

318. Degoutte, F. Energy demands during a judo match and recovery. *British Journal of Sports Medicine* 37, 245–249 (2003).

319. Franchini, E., Del Vecchio, F. B., Matsushigue, K. A. & Artioli, G. G. Physiological profiles of élite judo athletes. *Sports Medicine* 41, 147–166 (2011).

320. Chaouachi, A. *et al.* Physical and physiological characteristics of high-level combat sport athletes. *Journal of Combat Sports and Martial Arts* 5, 1–5 (2014).

321. Roi, G. S. & Bianchedi, D. Implications for Performance and Injury Prevention This material is original publisher. *Sports Medicine* 38, 465–481 (2008).

322. Iglesias, X. & Rodríguez, F. *1st International Congress on Science and Technology in Fencing.* (2008).

323. Milia, R. *et al.* Physiological responses and energy expenditure during competitive fencing. *Applied Physiology, Nutrition, and Metabolism* 39, 324–328 (2014).

324. Turner, A. *et al.* Determinants of Olympic Fencing Performance and Implications for Strength and Conditioning Training. *Journal of Strength and Conditioning Research* 28, 3001–3011 (2014).

325. McHardy, A. & Pollard, H. Muscle activity during the golf swing. *British Journal of Sports Medicine* 39, 799–804 (2005).

326. Wells, G. D., Elmi, M. & Thomas, S. Physiological Correlates of Golf Performance. *Journal of Strength and Conditioning Research* 23, 741–750 (2009).

327. Smith, M. F. The Role of Physiology in the Development of Golf Performance. *Sports Medicine* 40, 635–655 (2010).

328. Kovacs, M. S. Applied physiology of tennis performance. *British Journal of Sports Medicine* 40, 381–386 (2006).

329. Kovacs, M. S. Tennis Physiology. *Sports Medicine* 37, 189–198 (2007).

330. Kondrič, M., Zagatto, A. M. & Sekulić, D. The physiological demands of table tennis: a review. *Journal of sports science & medicine* 12, 362–70 (2013).

331. Padulo, J. *et al.* Lower Arm Muscle Activation during Indirect-Localized Vibration: The Influence of Skill Levels When Applying Different Acceleration Loads. *Frontiers in Physiology* 7, (2016).

332. Zagatto, A. M., Kondric, M., Knechtle, B., Nikolaidis, P. T. & Sperlich, B. Energetic demand and physical conditioning of table tennis players. A study review. *Journal of Sports Sciences* 36, 724–731 (2018).

333. Storey, A. & Smith, H. K. Unique Aspects of Competitive Weightlifting. *Sports Medicine* 42, 769–790 (2012).

334. Romero-Arenas, S. *et al.* Neuromuscular and Cardiovascular Adaptations in Response to High-Intensity Interval Power Training. *Journal of Strength and Conditioning Research* 32, 130–138 (2018).

335. Castagna, O., Brisswalter, J., Lacour, J.-R. & Vogiatzis, I. Physiological demands of different sailing techniques of the new Olympic windsurfing class. *European Journal of Applied Physiology* 104, 1061–1067 (2008).

336. Vogiatzis, I. & De Vito, G. Physiological assessment of Olympic windsurfers. *European Journal of Sport Science* 15, 228–234 (2015).

337. Gobbi, A. W. Physiological characteristics of top level off-road motorcyclists * Commentary. *British Journal of Sports Medicine* 39, 927–931 (2005).

338. Ascensão, A. *et al.* Physiological, biochemical and functional changes induced by a simulated 30 min off-road competitive motocross heat. *The Journal of sports medicine and physical fitness* 48, 311–9 (2008).

339. Simões, V. R., Crisp, A. H., Verlengia, R. & Pellegrinotti, I. L. Neuromuscular and blood lactate response after a motocross training session in amateur riders. *Asian Journal of Sports Medicine* 7, (2016).

340. Grange, J. T., Bodnar, J. A. & Corbett, S. W. Motocross Medicine. *Current Sports Medicine Reports* 8, 125–130 (2009).

341. Cipryan, L., Tschakert, G. & Hofmann, P. Acute and Post-Exercise Physiological Responses to High-Intensity Interval Training in Endurance and Sprint Athletes. *Journal of sports science & medicine* 16, 219–229 (2017).

342. Maté-Muñoz, J. L. *et al.* Muscular fatigue in response to different modalities of CrossFit sessions. *PLOS ONE* 12, e0181855 (2017).

343. Butcher, S., Neyedly, T., Horvey, K. & Benko, C. Do physiological measures predict selected CrossFit® benchmark performance? *Open Access Journal of Sports Medicine* 241 (2015). doi:10.2147/OAJSM.S88265

344. Claudino, J. G. *et al.* CrossFit Overview: Systematic Review and Meta-analysis. *Sports Medicine - Open* 4, 11 (2018).

345. Feito, Y., Heinrich, K., Butcher, S. & Poston, W. High-Intensity Functional Training (HIFT): Definition and Research Implications for Improved Fitness. *Sports* 6, 76 (2018).

346. Poston, W. S. C. *et al.* Is High-Intensity Functional Training (HIFT)/CrossFit Safe for Military Fitness Training? *Military Medicine* 181, 627–637 (2016).

347. Haddock, C. K., Poston, W. S. C., Heinrich, K. M., Jahnke, S. A. & Jitnarin, N. The Benefits of High-Intensity Functional Training Fitness Programs for Military Personnel. *Military Medicine* 181, e1508–e1514 (2016).

348. Gentil, P. *et al.* Nutrition, pharmacological and training strategies adopted by six bodybuilders: case report and critical review. *European Journal of Translational Myology* 27, (2017).

349. Mangine, G. T. *et al.* The effect of training volume and intensity on improvements in muscular strength and size in resistance-trained men. *Physiological reports* 3, (2015).

350. Hackett, D. A., Johnson, N. A. & Chow, C.-M. Training practices and ergogenic aids used by male bodybuilders. *Journal of strength and conditioning research* 27, 1609–17 (2013).

351. Knechtle, B. & Nikolaidis, P. T. Physiology and pathophysiology in ultra-marathon running. *Frontiers in Physiology* 9, (2018).

352. Laursen, P. B. & Rhodes, E. C. Factors affecting performance in an ultraendurance triathlon. *Sports Medicine* 31, 195–209 (2001).

353. Hausswirth, C. & Lehénaff, D. Physiological demands of running during long distance runs and triathlons. *Sports Medicine* 31, 679–689 (2001).

354. Aguiar, M., Botelho, G., Lago, C., MaçAs, V. & Sampaio, J. A review on the effects of soccer small-sided games. *Journal of Human Kinetics* 33, 103–113 (2012).

355. Delextrat, A., Gruet, M. & Bieuzen, F. Effects of Small-Sided Games and High-Intensity Interval Training on Aerobic and Repeated Sprint Performance and Peripheral Muscle Oxygenation Changes in Élite Junior Basketball Players. *Journal of Strength and Conditioning Research* 32, 1882–1891 (2018).

356. Girard, O., Mendez-Villanueva, A. & Bishop, D. Repeated-Sprint Ability – Part I. *Sports Medicine* 41, 673–694 (2011).

357. Bishop, D., Girard, O. & Mendez-Villanueva, A. Repeated-Sprint Ability – Part II. *Sports Medicine* 41, 741–756 (2011).

358. Impellizzeri, F. M. *et al.* Physiological and performance effects of generic versus specific aerobic training in soccer players. *International Journal of Sports Medicine* 27, 483–492 (2006).

359. Halouani, J., Chtourou, H., Gabbett, T., Chaouachi, A. & Chamari, K. Small-Sided Games in Team Sports Training. *Journal of Strength and Conditioning Research* 28, 3594–3618 (2014).

360. Reilly, T. & White, C. *Small-sided games as an alternative to interval-training for soccer players. World congress on science and football* (Routledge, 2005).

361. St??len, T., Chamari, K., Castagna, C. & Wisl??ff, U. Physiology of Soccer. *Sports Medicine* 35, 501–536 (2006).

362. Bangsbo, J. The physiology of soccer--with special reference to intense intermittent exercise. *Acta physiologica Scandinavica. Supplementum* 619, 1–155 (1994).

363. Chaouachi, A. *et al.* Anthropometric, physiological and performance characteristics of élite team-handball players. *Journal of Sports Sciences* 27, 151–157 (2009).

364. Barbero, J. C., Granda-Vera, J., Calleja-González, J. & Del Coso, J. Physical and physiological demands of élite team handball players. *International Journal of Performance Analysis in Sport* 14, 921–933 (2014).

365. Hoffman, J. R. Physiology of Basketball. in *Handbook of Sports Medicine and Science: Basketball* 12–24 (Blackwell Science Ltd). doi:10.1002/9780470693896.ch2

366. Narazaki, K., Berg, K., Stergiou, N. & Chen, B. Physiological demands of competitive basketball. *Scandinavian Journal of Medicine & Science in Sports* 19, 425–432 (2009).

367. Duthie, G., Pyne, D. & Hooper, S. Applied Physiology and Game Analysis of Rugby Union. *Sports Medicine* 33, 973–991 (2003).

368. J.M., S. & R.U., N. Long-term training adaptations in élite male volleyball players. *Journal of Strength and Conditioning Research* 26, 2180–2184 (2012).

369. Ronnie Lidor & Gal Ziv. Physical and Physiological Attributes of Female Volleyball Players—Areview. *Journal of Strength and Conditioning Research* 24, 1963–1973 (2010).

370. Bruscia, G. *La verità sull'allenamento funzionale. Il functional training dalla A alla Z.* (2017).

371. Djaoui, L., Haddad, M., Chamari, K. & Dellal, A. Monitoring training load and fatigue in soccer players with physiological markers. *Physiology and Behavior* 181, 86–94 (2017).

372. Saw, A. E., Main, L. C. & Gastin, P. B. Monitoring the athlete training response: Subjective self-reported measures trump commonly used objective measures: A systematic review. *British Journal of Sports Medicine* 50, 281–291 (2016).

373. Bosquet, L., Merkari, S., Arvisais, D. & Aubert, A. E. Is heart rate a convenient tool to monitor overreaching? A systematic review of the literature. *British Journal of Sports Medicine* 42, 709–714 (2008).

374. Nesic, D. *et al.* Heart rate recovery in élite athletes: the impact of age and exercise capacity. *Clinical Physiology and Functional Imaging* 37, 117–123 (2015).

375. Javorka, M., Žila, I., Balhárek, T. & Javorka, K. Heart rate recovery after exercise: Relations to heart rate variability and coplexity. *Brazilian Journal of Medical and Biological Research* 35, 991–1000 (2002).

376. Romero, S. A., Minson, C. T. & Halliwill, J. R. The cardiovascular system after exercise. *Journal of applied physiology (Bethesda, Md. : 1985)* 122, 925–932 (2017).

377. Lamberts, R. P., Rietjens, G. J., Tijdink, H. H., Noakes, T. D. & Lambert, M. I. Measuring submaximal performance parameters to monitor fatigue and predict cycling performance: a case study of a world-class cyclo-cross cyclist. *European Journal of Applied Physiology* 108, 183–190 (2010).

378. Coote, J. H. Recovery of heart rate following intense dynamic exercise. *Experimental Physiology* 95, 431–440 (2010).

379. Borlaug, B. A., Lam, C. S. P., Roger, V. L., Rodeheffer, R. J. & Redfield, M. M. Contractility and Ventricular Systolic Stiffening in Hypertensive Heart Disease. *Journal of the American College of Cardiology* 54, 410–418 (2009).

380. Batacan, R. B., Duncan, M. J., Dalbo, V. J., Tucker, P. S. & Fenning, A. S. Effects of high-intensity interval training on cardiometabolic health: a systematic review and meta-analysis of intervention studies. *British Journal of Sports Medicine* 51, 494–503 (2017).

381. Buchheit, M., Plews, D. J., Kilding, A. E., Stanley, J. & Laursen, P. B. Training Adaptation and Heart Rate Variability in Élite Endurance Athletes: Opening the Door to Effective Monitoring. *Sports Medicine* 43, 773–781 (2013).

382. Plews, D. J., Laursen, P. B., Kilding, A. E. & Buchheit, M. Heart rate variability in élite triathletes, is variation in variability the key to effective training A case comparison. *European Journal of Applied Physiology* 112, 3729–3741 (2012).

383. Grove, R. & Prapavessis, H. Abbreviated POMS Questionnaire (items and scoring key). *International Journal of Sport Psychology* 23, 93.109 (1992).

384. Morfeld, M., Petersen, C., Krüger-Bödeker, A., von Mackensen, S. & Bullinger, M. The assessment of mood at workplace - psychometric analyses of the revised Profile of Mood States (POMS) questionnaire. *Psycho-social medicine* 4, Doc06 (2007).

385. Migliaccio, G. M. & Padulo, J. Effects of circadian rhythms on night-time swimming during the Olympics: will performance be affected? – A pilot study for Rio 2016. in *Conference: ECSS European Congress Sport Science* (ed. Science, E. C. S.) (2016).

386. BrianMac Sports Coach. POMS - Online test. Available at: https://www.brianmac. co.uk/poms.htm.

387. McNair, D., Doppleman, L. F. & Lorr, M. *Manual: Profile of Mood State. Educational and Industrial Testing* (1971).

388. Vitale, J. A. & Weydahl, A. Chronotype, Physical Activity, and Sport Performance: A Systematic Review. *Sports Medicine* 47, 1859–1868 (2017).

389. Online, C. MEQ Morningness-Eveningness Questionnaire. Available at: http:// www.cet-surveys.com/index.php?sid=61524.

390. MACERA, C. A. *et al.* Physical Activity and Public Health in Older Adults. *Medicine & Science in Sports & Exercise* 39, 1435–1445 (2007).

391. Gunnarsson, T. P. & Bangsbo, J. The 10-20-30 training concept improves performance and health profile in moderately trained runners. *Journal of Applied Physiology* 113, 16–24 (2012).

392. Biddle, S. J. H. & Batterham, A. M. High-intensity interval exercise training for public health: A big HIIT or shall we HIIT it on the head? *International Journal of Behavioral Nutrition and Physical Activity* 12, 1–8 (2015).

393.   Hannan, A. *et al.* High-intensity interval training versus moderate-intensity continuous training within cardiac rehabilitation: a systematic review and meta-analysis. *Open Access Journal of Sports Medicine* Volume 9, 1–17 (2018).

394.   Lepers, R. & Stapley, P. J. Master athletes are extending the limits of human endurance. *Frontiers in Physiology* 7, 1–8 (2016).

395.   Herbert, P., Hayes, L., Sculthorpe, N. & Grace, F. HIIT produces increases in muscle power and free testosterone in male masters athletes. *Endocrine Connections* 6, 430–436 (2017).

396.   Sculthorpe, N. F., Herbert, P. & Grace, F. One session of high-intensity interval training (HIIT) every 5 days, improves muscle power but not static balance in lifelong sedentary ageing men A randomized controlled trial. *Medicine (United States)* 96, 1–8 (2017).

397.   Migliaccio, G. M., Padulo, J., Milia, R., Collu, G. & Roberto, S. Detraining effects after 8 weeks of training cessation period in a trained group of elderly. *Cultura, Ciencia y Deporte* (2014).

398.   Mura, G. *et al.* Quality of Life, Cortisol Blood Levels and Exercise in Older Adults: Results of a Randomized Controlled Trial. *Clinical Practice & Epidemiology in Mental Health* 10, 67–72 (2014).

399.   Mura, G., Sancassiani, F., Migliaccio, G. M., Collu, G. & Carta, M. G. The Association Between Different Kinds of Exercise and Quality of Life in the Long Term. Results of a Randomized Controlled Trial on the Elderly. *Clinical Practice & Epidemiology in Mental Health* 10, 36–41 (2014).

400.   Knowles, A. M., Herbert, P., Easton, C., Sculthorpe, N. & Grace, F. M. Impact of low-volume, high-intensity interval training on maximal aerobic capacity, health-related quality of life and motivation to exercise in ageing men. *Age* 37, (2015).

401.   Bartlett, D. B. *et al.* Ten weeks of high-intensity interval walk training is associated with reduced disease activity and improved innate immune function in older adults with rheumatoid arthritis: A pilot study. *Arthritis Research and Therapy* 20, 1–15 (2018).

402.   Reitlo, L. S. *et al.* Exercise patterns in older adults instructed to follow moderate- or high-intensity exercise protocol – the generation 100 study. *BMC Geriatrics* 18, 208 (2018).

403.   Wilson, G. Resistance Training for Children and Youth - Asca Position Stand. *AUSTRALIAN STRENGTH AND CONDITIONING ASSOCIATION (ASCA)* (2017).

404.   Faigenbaum, A. D., Lloyd, R. S. & Myer, G. D. Youth Resistance Training: Past Practices, New Perspectives, and Future Directions. *Pediatric Exercise Science* 25, 591–604 (2016).

405.   Barbieri, D. & Zaccagni, L. Strength training for children and adolescents: benefits and risks. *Collegium antropologicum* 37 Suppl 2, 219–25 (2013).

406.   Jeffreys, I. *et al.* Youth Resistance Training: Updated Position Statement Paper From the National Strength and Conditioning Association. *Journal of Strength and Conditioning Research* 23, S60–S79 (2010).

407.   Lloyd, R. S. *et al.* Position statement on youth resistance training: The 2014 International Consensus. *British Journal of Sports Medicine* 48, 498–505 (2014).

408. Delgado-Floody, P., Latorre-Román, P., Jerez-Mayorga, D., Caamaño-Navarrete, F. & García-Pinillos, F. Feasibility of incorporating high-intensity interval training into physical education programs to improve body composition and cardiorespiratory capacity of overweight and obese children: A systematic review. *Journal of Exercise Science & Fitness* 17, 35–40 (2019).

409. Engel, F. A., Ackermann, A., Chtourou, H. & Sperlich, B. High-Intensity Interval Training Performed by Young Athletes: A Systematic Review and Meta-Analysis. *Frontiers in Physiology* 9, (2018).

410. Matveyev, L. *Fundamentals of Sport Training*. (Progress Publishers, 1981).

411. Pyne, D. B., Mujika, I. & Reilly, T. Peaking for optimal performance: Research limitations and future directions. *Journal of Sports Sciences* 27, 195–202 (2009).

412. BOSQUET, L., MONTPETIT, J., ARVISAIS, D. & MUJIKA, I. Effects of Tapering on Performance. *Medicine & Science in Sports & Exercise* 39, 1358–1365 (2007).

413. Baker, D., Wilson, G. & Carlyon, R. Periodization: The Effect on Strength of Manipulating Volume and Intensity. *Journal of Strength and Conditioning Research* 8, 235–242 (1994).

414. Kiely, J. Periodization paradigms in the 21st century: Evidence-led or tradition-driven? *International Journal of Sports Physiology and Performance* 7, 242–250 (2012).

415. STØREN, Ø., HELGERUD, J., STØA, E. M. & HOFF, J. Maximal Strength Training Improves Running Economy in Distance Runners. *Medicine & Science in Sports & Exercise* 40, 1087–1092 (2008).

416. Kiely, J. New Horizons for the Methodology and Physiology of Training Periodization. *Sports Medicine* 40, 803–805 (2010).

417. Smith, D. J. A Framework for Understanding the Training Process Leading to Élite Performance. *Sports Medicine* 33, 1103–1126 (2003).

418. Jaskólski, A. *et al.* Age, sex, race, initial fitness, and response to training: the HERITAGE Family Study. *Journal of Applied Physiology* 90, 1770–1776 (2017).

419. Issurin, V. B. Benefits and Limitations of Block Periodized Training Approaches to Athletes' Preparation: A Review. *Sports Medicine* 46, 329–338 (2016).

420. Hartmann, H. *et al.* Short-term Periodization Models: Effects on Strength and Speed-strength Performance. *Sports Medicine* 45, 1373–1386 (2015).

421. Lee, E. C. *et al.* Biomarkers in Sports and Exercise. *Journal of Strength and Conditioning Research* 31, 2920–2937 (2017).

422. Maunder, E., Plews, D. J. & Kilding, A. E. Contextualising maximal fat oxidation during exercise: Determinants and normative values. *Frontiers in Physiology* 9, 1–13 (2018).

423. Armstrong, L. E. & Johnson, E. C. Water intake, water balance, and the elusive daily water requirement. *Nutrients* 10, 1–25 (2018).

424. Sawka, M. N., Cheuvront, S. N. & Kenefick, R. W. Hypohydration and Human Performance: Impact of Environment and Physiological Mechanisms. *Sports Medicine* 45, 51–60 (2015).

425. Trangmar, S. J. & González-Alonso, J. Heat, Hydration and the Human Brain, Heart and Skeletal Muscles. *Sports Medicine* 49, 69–85 (2019).

426.   Ziegenfuss, T. N. *et al.* International society of sports nutrition position stand: nutrient timing. *Journal of the International Society of Sports Nutrition* 14, 1–21 (2017).

427.   Aragon, A. A. & Schoenfeld, B. J. Nutrient timing revisited. Is there an anabolic window - Aragon and Schoenfeld. *Journal of the International Society of Sports Nutrition* (2013).

428.   Howe, S. M., Hand, T. M. & Manore, M. M. Exercise-trained men and women: Role of exercise and diet on appetite and energy intake. *Nutrients* 6, 4935–4960 (2014).

429.   Halson, S. L. Nutrition, sleep and recovery. *European Journal of Sport Science* 8, 119–126 (2008).

430.   Luttrell, M. J. & Halliwill, J. R. Recovery from exercise: Vulnerable state, window of opportunity, or crystal ball? *Frontiers in Physiology* 6, 1–6 (2015).

431.   Naves, J. P. A. *et al.* Tabata protocol: a review of its application, variations and outcomes. *Clinical Physiology and Functional Imaging* 39, 1–8 (2018).

432.   Dupont, G., Akakpo, K. & Berthoin, S. The effect of in-season, high-intensity interval training in soccer players. *Journal of Strength and Conditioning Research* 18, 584–589 (2004).

433.   Bishop, D. *et al.* Sprint vs. Interval Training in Football. *International Journal of Sports Medicine* 29, 668–674 (2008).

434.   Hill-Haas, S. V., Coutts, A. J., Rowsell, G. J. & Dawson, B. T. Generic Versus Small-sided Game Training in Soccer. *International Journal of Sports Medicine* 30, 636–642 (2009).

435.   Milanović, Z., Sporiš, G. & Weston, M. Effectiveness of High-Intensity Interval Training (HIIT) and Continuous Endurance Training for VO_2maxImprovements: A Systematic Review and Meta-Analysis of Controlled Trials. *Sports Medicine* 45, 1469–1481 (2015).

436.   CHRISTENSEN, P. M. *et al.* V̇O2 Kinetics and Performance in Soccer Players after Intense Training and Inactivity. *Medicine & Science in Sports & Exercise* 43, 1716–1724 (2011).

437.   Trapp, E. G., Chisholm, D. J. & Boutcher, S. H. Metabolic response of trained and untrained women during high-intensity intermittent cycle exercise. *American Journal of Physiology-Regulatory, Integrative and Comparative Physiology* 293, R2370–R2375 (2007).

Note

www.ingramcontent.com/pod-product-compliance
Lightning Source LLC
Chambersburg PA
CBHW080606270326
41928CB00016B/2938